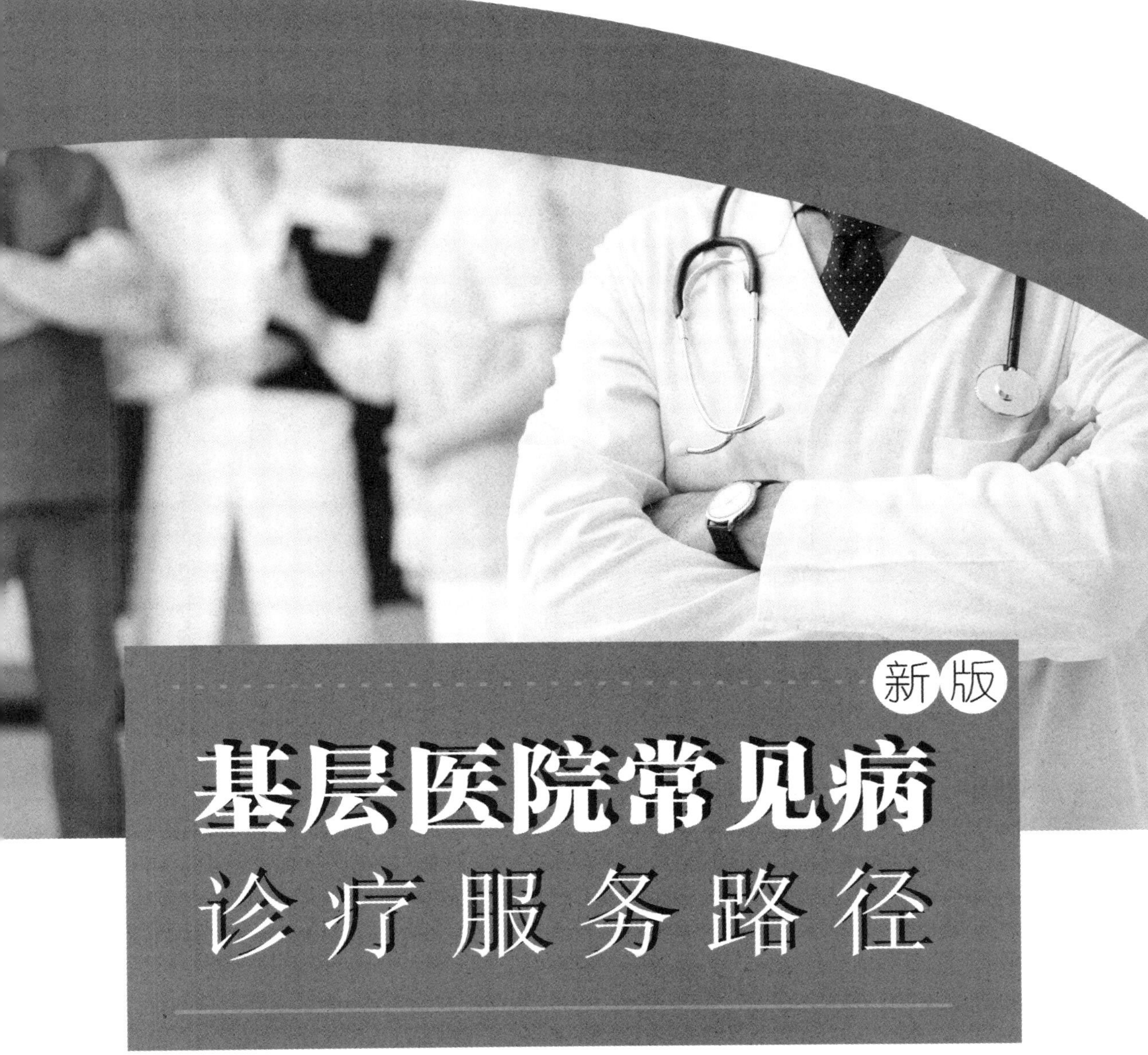

新版

基层医院常见病诊疗服务路径

◎**主编** 赵曙光

U0222015

天津出版传媒集团
天津科学技术出版社

图书在版编目(CIP)数据

基层医院常见病诊疗服务路径 / 赵曙光主编. ——天津：天津科学技术出版社，2023.9

ISBN 978-7-5742-1460-6

Ⅰ.①基… Ⅱ.①赵… Ⅲ.①常见病－诊疗 Ⅳ.①R4

中国国家版本馆CIP数据核字(2023)第139362号

基层医院常见病诊疗服务路径

JICENG YIYUAN CHANGJIANBING ZHENLIAO FUWU LUJING

责任编辑：张　跃

责任印制：兰　毅

出　　版：天津出版传媒集团 / 天津科学技术出版社

地　　址：天津市西康路 35 号

邮　　编：300051

电　　话：(022) 23332377

网　　址：www.tjkjcbs.com.cn

发　　行：新华书店经销

印　　刷：北京厚诚则铭印刷科技有限公司

开本 787×1092　1/16　印张 21.25　字数　470 000

2023 年 9 月第 1 版第 1 次印刷

定价：125.00 元

《基层医院常见病诊疗服务路径》编委会

主审

祝振华

主编

赵曙光

副主编

范吉利　王晓咏　杨惠英

张涤非　孙廷强　张冰荫

编者

孙廷强　薄晓红　李　辉　康廷干　郭爱玲　刘　杰

耿万杰　李正侠　郭庆涛　胡云丽　刘　萍　孙步伟

李　冲　翟永军　陈　云　王　侠　唐广雷　吴　斌

陈　彬　张新春　张冰荫　杨　辉　游　璐　李　钧

杨幸幸　王中华　云玉会　崔　涛　陈　彬　刘　静

王晓咏　范吉利　黄箫琪　李　兵　赵曙光　周立恒

前　言

我国农村人口众多，卫生资源相对贫乏，人均收入水平低，患者医疗费用支付能力差，而医疗费用和成本呈日益高涨之势，造成基层农村人口的医疗水平普遍较低。我们通过对我县代表性的县、乡、村三级医疗机构近几年常见病诊疗进行了回顾性分析，及对农村常见病诊疗现状的进行调查的基础上，组织医疗专家研究制定农村常见病诊疗规范和临床路径为指导，编写了这本《基层医院常见病诊疗服务路径》。

希望通过本书的出版，同时建立基层医疗机构示范应用站，举办学习班，培养基层常见病诊疗技术骨干，推广基层医院常见病诊疗服务路径，提高县级以下基层医疗机构常见病的诊疗水平，达到改善民生的目的。本书的出版，要感谢安徽省太和县人民医院领导的大力支持，感谢所有参与编写的临床医生。本书虽然经过医疗专家多次修正和广大基层医疗机构医生的实际应用，仍难免有不足之处，恳请基层临床医生在使用中提出宝贵意见。

编　者

目　录

第一篇　常见症状门诊和住院诊疗规范

第二篇　常见疾病门诊和住院诊疗规范

第一篇　常见症状门诊和住院诊疗规范

第一章　发　热

<table>
<tr><td>病症</td><td colspan="2">发热</td><td>ICD-10</td><td>R50.900</td></tr>
<tr><td>医疗常规</td><td>临床表现与诊断</td><td colspan="3">以发热为主诉或唯一症状就诊者。病因可分为感染性与非感染性两大类,以前者多见。

一、发热分度

低热:37.3~38℃;中等度热 38.1~39℃。
高热:39.1~41℃;超高热 41℃以上。

二、热型

稽留热:指体温恒定地维持在 39~40℃以上的高水平,达数天或数周,24 小时内体温波动范围不超过 1℃。常见于严重感染,如大叶性肺炎、斑疹伤寒及伤寒高热期。
弛张热:体温常在 39℃以上,波动幅度大,24 小时内波动范围超过 2℃,但都在正常水平以上。常见于败血症、风湿热、重症肺结核、化脓性炎症等。
间歇热:体温骤升达高峰后持续数小时,又迅速降至正常水平,无热期可持续 1 天至数天,如此高热期与无热期反复交替出现。常见于疟疾、急性肾盂肾炎等。
波状热:体温逐渐上升达 39℃或以上,数天后又逐渐下降至正常水平,持续数天后又逐渐升高,如此反复多次。常见于布氏杆菌病。
回归热:体温急剧上升至 39℃或以上,持续数天后又骤然下降至正常水平。高热期与无热期各持续若干天后规律性交替一次。可见于回归热、霍奇金(Hodgkin)病等。
不规则热:发热的体温曲线无一定规律,可见于结核病、风湿热、支气管肺炎、渗出性胸膜炎等。
注:
1.抗菌药物、解热药、糖皮质激素的不正确应用,可影响热型观察,甚延误诊断及病因治疗。
2.热型与个体反应的强弱亦有关,如老年患者。

三、伴随症状

发热伴随症状有利于诊断和鉴别诊断。</td></tr>
</table>

（续表）

医疗常规	临床表现与诊断	1.寒战　见于败血症、急性肺炎、急性肾盂肾炎、输血反应、疟疾等。 2.皮疹　根据皮疹性质、分布、出现时间协助诊断，见于麻疹、风疹、水痘、药物热等 3.出血　发热伴皮肤黏膜出血可见于重症感染及某些急性传染病。如流行性出血热、病毒性肝炎、败血症等，也可见于某些血液病，如急性白血病、再生障碍性贫血、恶性组织细胞病等。 4.淋巴结肿大　可见于传染性单核细胞增多症、淋巴结核、白血病局限性化脓性感染等。 5.肝脏肿大　见于疟疾、白血病、淋巴瘤、传染性单核细胞增多症等。 6.黄疸　见于肝脏疾病、溶血性疾病或中毒性肝损害。 7.昏迷　先发热后昏迷者常见于颅内感染、中毒性菌痢、脑性疟疾、中暑等。先昏迷后发热常见于脑出血、巴比妥类药物中毒等。 **四、不明原因发热定义** 不明原因发热常见于感染、肿瘤及结缔组织病等。 长期不明原因中高热：指发热在38℃以上，持续2～3周以上。 长期低热：指体温在37.3℃以上至38℃左右，持续在4周以上者。 原因不明发热（FUO）：发热时间持续≥3周；体温多次>38℃；经入院一周以上完整的病史询问、体格检查和常规实验室检查后仍不能确诊。
	入院标准	**通常发热患者多可经门急诊观察处理，有下列情况可收入院诊疗。** 1.高龄发热者。 2.高热。 3.伴有抽搐或休克。 4.慢性发热，诊断不明。 5.诊断明确，原发疾病需要住院。

（续表）

<table>
<tr><td rowspan="2">医疗常规</td><td>辅助检查</td><td>一、必检项
□ 血常规
□ 尿常规
□ X 线检查:如胸透或胸片
二、选检项
□ 大便常规
□ 血沉
□ CRP
□ 血涂片:查疟原虫、狼疮细胞等。
□ PPD 试验:疑结核感染
□ 甲状腺功能测定:疑内分泌疾病
□ 免疫学检查,如 RF、ANA 等:疑缔组织病。
□ 肿瘤标志物检查,如 AFP、CEA 等:疑癌性发热疾患
□ 骨髓穿刺涂片检查:疑白血病、再生障碍性贫血、恶性组织细胞病、骨髓增生异常综合征。
□ 肝功能
□ 肾功能
□ 胸部 CT
□ 腹部 B 超
□ 血、痰、尿、大便、引流物、脑脊液及骨髓等作细菌培养(有条件单位),以确定病原微生物,指导诊疗。</td></tr>
<tr><td>主要治疗</td><td>□ 仔细询问病史和查体,根据患者病情评估危险状态
□ 首诊医师对发热患者,第一时间详细询问病史和体格检查,积极寻找病因,特别注意识别是否属“传染性”疾病,如人禽流感、手足口病、流行性乙型脑炎等,若是,应及时启动传染病管理。
□ 高热和重症患者村医接诊时行对症处理后,尽快转上级医院诊疗;当患者出现神志、呼吸、脉搏、血压及尿量变化者,建议乡镇医生也将患者转有条件的上级医院就诊。
□ 病因明确者,轻症患者可门诊据情处理;需住院者入相应病种路径管理。
□ 感染性发热
□ 根据诊断可以选择合适的抗微生物药。具体参考相应路径。
□ 非感染性发热,明确病因,转入相应科室治疗</td></tr>
</table>

（续表）

<table>
<tr><td rowspan="2">医疗常规</td><td>主要治疗</td><td>□ 对症支持治疗
□ 卧床休息，补充能量，维持水、电解质及酸碱平衡。
□ 重症者有条件氧气吸入
□ 降温
38.5℃以下发热通常不需用解热药降温，采用多饮水及病因处理即可解决。38.5℃以上发热可据情选用以下方法降温。
若患者出现下列任一种情况应及时解热。
1.体温过高，如达40℃以上。
2.高热并惊厥或谵妄。
3.高热伴休克或心功能不全。
4.高温中暑等。
□ 物理降温
□ 乙醇擦浴：75%乙醇擦拭四肢、胸、背、颈等处。
□ 温水擦浴：用32～36℃温水擦拭四肢、胸、背、颈等处，至皮肤血管扩张发红为度。
□ 冷湿敷法：用冷水或凉水浸湿毛巾或用冰袋，敷于前额或浅表大动脉处，毛巾3～5分钟更换一次。
□ 药物降温
□ 赖氨匹林 0.9g，肌内注射，立即
□ 对乙酰氨基酚 0.5g，口服，立即
□ 吲哚美辛栓 50～100mg，纳肛，立即
□ 伴随基础疾病治疗
□ 评价治疗效果，调整治疗方案</td></tr>
<tr><td>主要护理</td><td>□ 根据病症表现落实相应学科护理常规及护理等级
□ 根据病症表现选择适宜饮食管理
□ 根据病情需要安排陪护
□ 物理降温指导
□ 药物降温指导
□ 可致敏感药物皮试
□ 遵医嘱落实治疗，并注意观察病情变化
□ 协助医师尽快做出临床诊断
□ 健康教育
□ 心理护理
□ 发热基础疾病护理</td></tr>
</table>

（续表）

<table>
<tr><td rowspan="7">医疗安全</td><td>监测强化</td><td>患者有以下情况要加强监测。
患者如果出现皮疹，要注意排除传染病；严重并发症。
□ 监测体温，q * h
□ 观测血压、呼吸、脉搏，q * h
□ 观察神志
□ 心电监测（必要时）
□ 观察病情变化，注意有无寒战、出疹等伴随症状
□ 观察有无并发症出现
□ 根据并发症情况调整治疗方案</td></tr>
<tr><td>用药安全</td><td>□ 退热药：注意出汗、虚脱、低血压等不良反应。观察出汗状况，注意液体补充及电解质补充；注意有无消化道出血；肾功能异常时避免。
□ 糖皮质激素：非必要不用
□ 抗菌药：细菌感染指征时使用
□ 抗病毒药：注意肝功能、心肌酶变化</td></tr>
<tr><td>并发症</td><td>在退热过程中要注意观察有无以下情况。
1.休克。
2.虚脱。
3.肝功能损害等。</td></tr>
<tr><td>警戒值</td><td>□ 体温>38.5℃
□ 呼吸窘迫或急促
□ 胸部影像学明显改变
□ 收缩压<90mmHg</td></tr>
<tr><td>出院标准</td><td>1.诊断明确。
2.无发热。
3.伴随病症消失，一般状况良好。</td></tr>
<tr><td>转院标准</td><td>具备下列 1 项条件者可转上级医院。
1.病因不能明确者。
2.高热持续不退、治疗无效者。
3.严重传染病须转入定点医院者。
□ 具备转院指征者，及时转上级医院
□ 拨打 120 请求支援
注：转出前做好转院途中的应急准备。</td></tr>
</table>

（续表）

<table>
<tr><td rowspan="2">医疗沟通</td><td>病情告知</td><td>□ 解释病情，告知体温、血常规等检查需要动态监测，告知可能的病因及检查方案，告知严重程度及预后
□ 有创检查签署知情同意
□ 签署病重或病危通知
□ 签署转诊风险告知</td></tr>
<tr><td>出院告知</td><td>□ 根据病情和治疗时间确定随访计划
□ 随诊内容：根据基础疾病
□ 出院服药的具体用法
□ 服药可能出现的不良反应
□ 出现何种症状时需要随时来诊</td></tr>
</table>

第二章　咳嗽与咳痰

<table>
<tr><th>病症</th><th colspan="2">发热</th><th>ICD-10</th><th>R05.X00</th></tr>
<tr><td>医疗常规</td><td>临床表现与诊断</td><td colspan="3">咳嗽是由于延髓咳嗽中枢受刺激引起。来自耳、鼻、咽、喉、支气管、胸膜等感受区的刺激传入延髓咳嗽中枢，该中枢再将冲动传向运动神经，引起咽肌、膈肌和其他呼吸肌的运动来完成咳嗽动作，表现为深吸气后，声门关闭，继以突然剧烈的呼气，冲出狭窄的声门裂隙产生咳嗽动作和发出声音。
咳嗽是一种反射性防御动作，通过咳嗽可以清除呼吸道分泌物及气道内异物。但剧烈的咳嗽可导致呼吸道出血，甚至诱发自发性气胸等。则频繁咳嗽影响工作与休息，为病理状态。
痰是气管、支气管的分泌物或肺泡内的渗出液，借助咳嗽将其排出为咳痰。
一、咳嗽性质
干性咳嗽：咳嗽无痰或痰量极少。常见于急性或慢性咽喉炎、喉癌、急性支气管炎初期、气管受压、支气管异物、支气管肿瘤、胸膜疾病、原发性肺动脉高压以及二尖瓣狭窄等。
湿性咳嗽：咳嗽伴有咳痰。常见于慢性支气管炎、支气管扩张、肺炎、肺脓肿、空洞型肺结核等。
二、咳嗽时间
突发性咳嗽：常由于吸入刺激性气体或异物、淋巴结或肿瘤压迫气管或支气管分叉处所引起。
发作性咳嗽：见于百日咳、支气管内膜结核以及以咳嗽为主症的支气管哮喘（变异性哮喘）等。
长期慢性咳嗽：多见于慢性支气管炎、支气管扩张、肺脓肿及肺结核。
夜间咳嗽：常见于左心功能不全和肺结核。
晨起咳嗽：见于慢性支气管炎和支气管扩张。
进食时咳嗽：见于食管气管瘘。
三、咳嗽音色
咳嗽声音嘶哑：多为声带的炎症或肿瘤压迫喉返神经。</td></tr>
</table>

（续表）

医疗常规	临床表现与诊断	鸡鸣样咳嗽：多见于百日咳、会厌、喉部疾患或气管受压。 金属音咳嗽：常见于因纵隔肿瘤、主动脉瘤或支气管癌直接压迫气管所致。 咳嗽声音低微或无力：见于严重肺气肿、声带麻痹及极度衰弱者。 **四、痰的性质和痰量** 黏液性痰：多见于急性支气管炎、支气管哮喘及大叶性肺炎的初期，也可见于慢性支气管炎、肺结核等。 浆液性痰：见于肺水肿。 脓性痰：见于化脓性细菌性下呼吸道感染。 血性痰：由于呼吸道黏膜受侵害、损害毛细血管或血液渗入肺泡所致。 恶臭痰：提示有厌氧菌感染。 铁锈色痰：提示肺炎球菌肺炎特征。 巧克力样痰：见于阿米巴肺脓肿。 黄绿色或翠绿色痰：见于肺部铜绿假单胞菌（绿脓杆菌）感染。 痰白黏稠且牵拉成丝难以咳出：提示有真菌感染。 粉红色泡沫痰：提示肺水肿特征。 **五、伴随症状** 发热：见于急性上、下呼吸道感染、肺结核、胸膜炎等。 胸痛；见于胸膜炎、气胸、血气胸、肺炎、肺癌累及胸膜等。 呼吸困难：见于喉水肿、喉肿瘤、支气管哮喘、慢性阻塞性肺病、重症肺炎、大量胸腔积液、气胸、肺瘀血、肺水肿、气管或支气管异物等。 咯血：见于支气管扩张、肺结核、肺脓肿、支气管肺癌、二尖瓣狭窄等。 大量脓痰：见于支气管扩张、肺脓肿、肺囊肿合并感染等。 杵状指（趾）：见于支气管扩张、慢性肺脓肿、支气管肺癌、脓胸等。 **注**：接诊以咳嗽为主诉的患者，注意询问接受过何种诊疗措施，以排除医源性因素。 1.应用血管紧张素转达换酶抑制剂可引起咳嗽。 2.应用细胞毒药物（丝裂霉素、环磷酰胺等）和非细胞毒性药物（呋喃坦定、柳氮磺吡啶等）可引起药物性肺损害。 3.接受胸部放射治疗者，应考虑放射性肺炎。 4.胸腔穿刺后应除外气胸。

（续表）

<table>
<tr><td rowspan="3">医疗常规</td><td>入院标准</td><td>通常咳嗽咳痰患者多可经门急诊观察处理，有下列情况可收入院诊疗。
1.伴有呼吸困难。
2.伴有喉鸣。
3.临床怀疑有较重器质性病变。
4.诊断明确，基础疾病需要住院。</td></tr>
<tr><td>辅助检查</td><td>必检项
□ 血常规
□ 胸透或胸片
选检项
□ 胸部 CT：疑肺部肿瘤
□ CRP
□ PPD 试验：疑结核感染
□ 痰检查，如结核杆菌涂片或培养、普通细菌培养、脱落细胞检查等
□ 喉镜或气管镜检查：疑喉炎、喉癌、支气管肿瘤
□ 心电图</td></tr>
<tr><td>主要治疗</td><td>□ 仔细询问病史和查体，评估患者病情及危险状态
□ 村医和乡镇卫生院对已明确病因的轻症患者，可先选取择门诊处理；对重症及疑传染性疾病，立即拨打 120 救援电话，尽快转有条件的上级医院；同时对患者先做急救处理。
□ 避免各种刺激物（如吸烟、过敏源等）
□ 病因诊断明确者进入相对应病种路径管理
□ 感染
□ 属感染者给予有效的抗微生物药物（酌情选用）。具体参考相应章节。
□ 过敏
□ 给予抗组胺药（酌情选一）
□ 异丙嗪 12.5mg，tid，口服
□ 西替利嗪 10mg，qd，口服
□ 酮替芬 1mg，bid，口服
□ 给予糖皮质激素
□ 泼尼松 20～30mg，qd，口服
□ 全身性疾病：针对原发病治疗。
□ 对症处理</td></tr>
</table>

（续表）

<table>
<tr><td rowspan="2">医疗常规</td><td>主要治疗</td><td>以咳嗽咳痰为主诉患者，一单纯对症处理。对不能确定病因者，对症处理时要慎重，一般不予强力镇咳药物。
□ 止咳药物（酌情选一）
□ 喷托维林 25mg，tid，口服
□ 盐酸二氧丙嗪片 5mg，bid，口服
□ 止咳祛痰中成药（酌情选一）
□ 急支糖浆 20mL，tid，口服
□ 甘草溶液 10mL，tid，口服
□ 祛痰剂（酌情选一）
□ 氨溴索 30mg，q8h/q12h，静脉滴注
□ 溴己新 4～8mg，q8h/q12h，静脉滴注
□ 羧甲司坦 0.5g，口服，tid
□ 基础疾病治疗
□ 评价治疗效果，调整治疗方案</td></tr>
<tr><td>主要护理</td><td>□ 根据病症表现落实相应学科护理常规及护理等级
□ 根据病症表现选择适宜饮食管理
□ 根据病情需要安排陪护
□ 止咳药服用指导
□ 可致敏感药物皮试
□ 遵医嘱落实治疗，并注意观察病情变化
□ 协助医师尽快做出临床诊断
□ 健康教育
□ 心理护理
□ 基础疾病护理
□ 呼吸困难时氧疗</td></tr>
<tr><td rowspan="2">医疗安全</td><td>监测强化</td><td>□ 观测血压、呼吸、脉搏
□ 观察神志
□ 心电监测（特别是老年、COPD、心脏病等有基础疾病患者）
□ 观察病情变化，注意咳嗽时伴随症状
□ 观察有无并发症出现
□ 根据并发症情况调整治疗方案</td></tr>
<tr><td>用药安全</td><td>□ 止咳药：抑制咳痰，可能掩盖病情
□ 糖皮质激素：非必要不用
□ 抗菌药：细菌感染指征时使用
□ 抗病毒药：注意肝功能、心肌酶等</td></tr>
</table>

（续表）

医疗安全	并发症	□ 基础疾病治疗
	警戒值	□ 伴有呼吸困难或喉鸣 □ 血氧饱和度<95% □ 胸部影像学明显改变
	出院标准	1.诊断明确。 2.咳嗽与咳痰缓解。 3.一般状况良好。
	转院标准	**具备下列1项条件者可转上级医院。** 1.病因不能明确者。 2.药3~5天症状无好转者。 3.出现生命体征不平稳；血压下降、心动过速不能缓解，氧饱和度下降。 4.合并的疾病有加重趋势时，如心脏病、脑血管病后遗症吞咽障碍等。 □ 具备转院指征者，及时转上级医院 □ 拨打120请求支援 **注：**转出前做好转院途中的应急准备。
医疗沟通	病情告知	□ 解释病情，告知可能的病因及检查方案，告知严重程度及预后 □ 有创检查签署知情同意 □ 喉镜或气管镜检查签署知情同意 □ 伴有呼吸困难者签署病重或病危通知 □ 落实转诊风险告知
	出院告知	□ 根据病情和治疗时间确定随访计划 □ 随诊内容：根据基础疾病 □ 出院服药的具体用法 □ 服药可能出现的不良反应 □ 出现何种症状时需要随时来诊

第三章　咯　血

<table>
<tr><td>病症</td><td colspan="2">咯血</td><td>ICD-10</td><td>R04.200</td></tr>
<tr><td>医疗常规</td><td>临床表现与诊断</td><td colspan="3">喉及喉部以下的呼吸道或肺组织出血，经口腔咯出称为咯血。

一、病因
1.支气管疾患　如支气管扩张症（最常见）、支气管肺癌、支气管内膜结核、支气管炎等。
2.肺部疾患　如肺结核（最常见）、肺炎、肺脓肿、肺梗死、肺囊肿等。
3.心血管疾患　如二尖瓣狭窄、先心病、肺动脉高压症等。
4.全身疾患　如血液病、急性传染病（流行性出血热等）、结缔组织病（结节性多动脉炎等）、子宫内膜异位症等。
5.外伤　如肺挫伤。

二、临床表现
表现为痰中带血，或者咯鲜血。大多数是支气管动脉源性出血，少数为肺动脉源性出血。大量咯血可引起急性失血性休克或因血块阻塞大气道引起窒息，需立即抢救，另外还易并发肺不张和肺部感染。
咯血分度如下。
少量咯血——24 小时内咯血量<100mL。
中量咯血——24 小时内咯血量 100~500mL。
大量咯血——24 小时内呼咯血量>500mL，或一次咯血量 100~500mL。
注：
1.临床诊断时注意咯血与呕血的鉴别。咯血为鲜红色，含有泡沫、痰，呈碱性；呕血呈棕色、暗红色，含有食物残渣及胃液，呈酸性。对鉴别困难者，应注意检查口腔、鼻咽、齿龈等部位。
2.青壮年咯血常见于肺结核、支气管扩张、二尖瓣狭窄等。40 岁以上长期吸烟史者，应高度注意支气管肺癌的可能性。</td></tr>
</table>

（续表）

医疗常规	临床表现与诊断	3.大咯血多见于空洞性肺结核、支气管扩张、慢性肺脓肿。当患者咯血时出现面色、脉搏、呼吸、血压的改变和发绀等威胁生命的症状，均应视为大咯血。 4.注意识别全身性血液性疾病。 5.月经期咯血注意子宫内膜异位症可能。 **三、伴随症状** 发热：多见于肺结核、肺炎、肺脓肿、支气管肺癌、流行性出血热等。 胸痛：多见于肺炎球菌肺炎、肺栓塞、肺结核、支气管肺癌等。 脓痰：多见于支气管扩张、肺脓肿。 刺激性干咳：老年人多见于肺癌；青少年多见于支气管内膜结核。 皮肤黏膜出血：可见于血液病、结缔组织病、流行性出血热及肺出血型钩端螺旋体病等。 黄疸：注意钩端螺旋体病、肺炎球菌肺炎、肺栓塞等。 杵状指：多见于支气管扩张、肺脓肿、支气管肺癌等。
	入院标准	1.有活动性出血者。 2.结核、肿瘤、支气管扩张引起的小量咯血，但可能发生大咯血。 3.咯血原因不明。 4.大咯血或大咯血已经停止，但再发风险高者。
	辅助检查	**必检项** ☐ 血常规 ☐ 凝血功能 ☐ 胸片 **选检项** ☐ 痰液检查，如抗酸杆菌、病理细胞、细菌培养等 ☐ 肿瘤标志物检查如 AFP、CEA 等 ☐ PPD 试验 ☐ 胸部 CT ☐ 血型、交叉配血 ☐ 肝功能

（续表）

<table>
<tr><td rowspan="2">医疗常规</td><td>辅助检查</td><td>□ 肾功能
□ 动脉血气检查
□ 心电图
□ 心彩超</td></tr>
<tr><td>主要治疗</td><td>治疗原则
止血、治疗原发病、防治并发症、维持患者生命功能。
□ 仔细询问病史和查体,根据患者病情评估危险状态
□ 村医和乡镇卫生院因诊治条件限制,立即拨打 120 救援电话,尽快转有条件的上级医院;同时对患者先做急救处理。
□ 评定出血量,制定初步治疗方案
□ 病因治疗:病因明确者进入相应病种路径管理。若发现属传染性疾病所致者及时请传染科会诊及落实传染疾病制度管理。
□ 卧床休息,特别是中等量及以上咯血。
□ 嘱患者必须将血痰吐出,避免因恐慌而将血痰停留引发窒息。对精神紧张、恐慌不安者,可给镇静处理。剧咳者给予镇静处理。
□ 镇静(酌情选一)
□ 地西泮 10mg,im(必要时)
□ 苯巴比妥钠 0.1,im(必要时)
□ 镇咳(剧咳者可酌情选一)
□ 喷托维林 25~50mg,tid
□ 可待因 15~3mg,bid~tid
□ 止血处理
□ 小量咯血:无须特殊处理,可据情给予止血措施。
□ 卡巴克洛 10mg,im,Bid
□ 大咯血:
□ 氧疗:给高浓度氧疗(鼻导管 3~6mL)
□ 注意据情输血、补液,补充血容量。
注:大咯血容量减低需输血时,落实输血管理要求。
□ 止血:
□ 垂体后叶素 5U+5%GS20~40mL 缓慢静脉注射(10~15 分钟);然后 10~20U 加入 5%GS/0.9%NS 250~500mL 静脉滴注(0.1U/kg/h),必要时据情调整静脉滴注速度。
注:高血压、冠心病、老年人及孕妇等禁用垂体后叶素。</td></tr>
</table>

（续表）

<table>
<tr><td rowspan="2">医疗常规</td><td>主要治疗</td><td>□ 酚妥拉明 10～20mg+5%GS/0.9%NS 250～500mL，静脉滴注，据情调整静脉滴注速度
□ 其他止血用药（酌情选用）
□ 氨基已酸 4～6g，静脉滴注，q12h/q8h
□ 氨甲苯酸 0.1～0.3g，静脉滴注，q12h
□ 维生素 K_1 10mg，肌内注射 bid
□ 巴曲酶（立止血）1～2KU 静脉注射或肌内注射，qd～bid；或用 2～3KU 加入 5% GS 250mL 静脉滴注，20～30 滴/分。
□ 云南白药 0.5 每日 3 次，口服
□ 有条件单位，可行支气管镜检及介入止血处理。
□ 若发生咯血窒息，立即取头低脚高位，轻拍背部使血块咳出。
□ 基础疾病治疗
□ 评价治疗效果，调整治疗方案
□ 支持治疗，维持酸碱平衡及热量补充</td></tr>
<tr><td>主要护理</td><td>少量咯血非住院患者，要嘱其在家注意休息，遵医嘱用药及观察。对需住院的咯血患者，据情注意做好以下护理。
□ 根据病症表现落实相应学科护理常规及护理等级
□ 根据病症表现选择适宜饮食管理
□ 根据病情需要安排陪护
□ 保持呼吸道通畅
□ 体位护理，取患侧卧位
□ 卧床休息
□ 据情适当镇静
□ 病重/病危（必要时）
□ 建立静脉通道
□ 吸氧（prn）
□ 心电、氧饱和度监测（必要时）
□ 静脉留置针管理
□ 静脉采血，完成相关检查
□ 卫生处置
□ 入院护理评估
□ 身份识别，戴腕带</td></tr>
</table>

<table>
<tr><td rowspan="6">医疗安全</td><td>监测强化</td><td>患者有以下情况要加强监测。
1.生命体征不平稳。
2.大咯血。
3.低血压。
4.老年患者。
5.严重贫血或红细胞压积明显降低。
6.严重并发症。
□ 观测血压、呼吸、脉搏
□ 观察神志
□ 测尿量
□ 测咯血量，并记录次数
□ 心电监测（特别是生命体征不平稳、老年、心脏病患者、休克者）
□ 观察病情变化，注意有无活动性出血
□ 观察有无并发症出现
□ 相关学科医师会诊：如传染科、耳鼻喉科、麻醉科等。
□ 根据并发症情况调整治疗方案</td></tr>
<tr><td>用药安全</td><td>□ 止血药：血栓风险高的患者，尽量避免使用抗纤溶药
□ 垂体后叶素：高血压、冠心病、老年人及孕妇等禁用。
□ 酚妥拉明用于大咯血而不能使用垂体后叶素，通过扩张血管降低肺循环压而终止咯血。用前、用后半小时及用完后均应监测血压，并保持足够血容量。
□ 止咳药：注意呼吸道血痂梗阻的风险
□ 镇静药：小量多次使用，达到抗焦虑目的即可</td></tr>
<tr><td>并发症</td><td>□ 气道梗阻
□ 休克</td></tr>
<tr><td>警戒值</td><td>1.大咯血。
2.呼吸窘迫或急促。
3.三凹征。
4.血氧饱和度<90%。
5.血压<90mmHg。</td></tr>
<tr><td>出院标准</td><td>1.诊断明确，无咯血，基础病无须继续治疗。
2.病情稳定，生命体征平稳。</td></tr>
</table>

（续表）

医疗安全	转院标准	**具备下列1项条件者可转上级医院，特别是村医。** 1.大咯血者。 2.经积极治疗生命体征不稳定者。 3.病因不明确或有其他并发症者。 4.经过治疗后48h出血仍不能停止或血压不稳定者。 5.出现警戒值者。 □ 具备转院指征者，及时转上级医院 □ 拨打120请求支援 **注：**转出前做好转院途中的应急准备，特别注意气道的通畅。
医疗沟通	**病情告知**	□ 解释病情，告知咯血时体位及咯血间隔期体位，告知可能的病因及检查方案，告知严重程度及预后：出现咯血窒息者，立即取头低脚高位，轻拍背部使血块咳出。不能明确出血部位时，暂取平卧。中等量及以上咯血时卧床休息。 □ 有条件卫生院气管镜等有创检查，注意签署知情同意 □ 大咯血或有大咯血风险者签署病重或病危通知 □ 落实转诊风险告知
	出院告知	□ 根据病情和治疗时间确定随访计划 □ 随诊内容：根据基础疾病 □ 出院服药的具体用法 □ 服药可能出现的不良反应 □ 出现何种症状时需要随时来诊

第四章　发　绀

<table>
<tr><td>病症</td><td colspan="2">发绀</td><td>ICD-10</td><td>R23.000</td></tr>
<tr><td>医疗常规</td><td>临床表现与诊断</td><td colspan="3">发绀指血液中还原血红蛋白增多使皮肤和黏膜呈青紫色改变的一种表现,也可称发绀。这种改变常发生在皮肤较薄、色素较少和毛细血管较丰富的部位,如口唇、指(趾)、甲床等。
临床还原血红蛋白浓度用血氧的未饱和度来表示。当毛细血管内的还原血红蛋白超过 50g/L(5g/dl)时,即血氧未饱和度超过 6.5vol/dl 皮肤黏膜可出现发绀。
一、病因与分类
(一)血液中还原血红蛋白增加(真性发绀)
1.中心性发绀　表现为全身性、除四肢及颜面外,也累及躯干和黏膜的皮肤,但受累部位的皮肤是温暖的。原因多由心、肺疾病引起呼吸功能衰竭、通气与换气功能障碍、肺氧合作用不足导致动脉血氧饱和度降低所致。肺性发绀,如喉、气管、支气管的阻塞、肺炎、阻塞性肺气肿、肺瘀血、肺水肿、肺栓塞等;心性混合性发绀如发绀型先天性心脏病 Fallot 四联征等。
2.周围性发绀　表现在发绀常出现于肢体的末端与下垂部位,该部皮肤是冷的,但给予按摩或加温,使皮肤转暖,发绀可消退。常由于周围循环血流障碍所致。瘀血性周围性发绀如右心力衰竭、渗透出性心包炎心包压塞、血栓性静脉炎、上腔静脉阻塞综合征、下肢静脉曲张等;缺血性周围性发绀如严重休克、雷诺病、肢端发绀症等。
3.混合性发绀　中心性发绀与周围性发绀同时存在,如心力衰竭等。
(二)血液中存在异常血红蛋白衍生物
1.高铁血红蛋白血症　由于各种化学物质或药物中毒引起血红蛋白分子中二价铁被三价铁所取代,致使夫去与氧结合的能力。当血中高铁血红蛋白量达到 30g/L 时可出现发绀。常见于苯胺、硝基苯、伯氨 喹、亚硝酸盐、磺胺类等中毒,其特点发绀出现急剧,抽出的静脉血呈深棕色,虽给予氧疗但发绀不能改善。</td></tr>
</table>

（续表）

<table>
<tr><td rowspan="3">医疗常规</td><td>临床表现与诊断</td><td>由于大量进食含亚硝酸盐的变质蔬菜而引起的中毒性高铁血红蛋白血症，也可出现发绀，称“肠原性青紫症”。
2.先天性高铁血红蛋白血症　自幼即有发绀，而无心、肺疾病及引起异常血红蛋白的其他原因，有家族史，身体一般状况较好。
3.硫化血红蛋白血症　为后天获得性。服用某些含硫药物或化学品后，使血液中硫化血红蛋白达到5g/L即可发生发绀。特点为持续时间长，可达数月以上，血液蓝褐色。
二、伴随症状
呼吸困难：常见于重症心、肺疾病及急性呼吸道梗阻、大量气胸等。
杵状指（趾）：提示病程较长，主要见于发绀型先天性心脏病及某些慢性肺部疾病。
意识障碍及衰竭：主要见于某些药物或化学物质中毒、休克、急性肺部感染或急性心功能衰竭等。</td></tr>
<tr><td>入院标准</td><td>□ 急性起病不明原因发绀者
□ 病因明确，基础疾病需要治疗</td></tr>
<tr><td>辅助检查</td><td>必检项
□ 血常规
□ 肝功能
□ 肾功能
□ 血糖
□ 电解质
□ 心肌酶
□ BNP
□ D-二聚体
□ 心电图
选检项
□ 心彩超
□ 胸片
□ 胸部 CT</td></tr>
</table>

（续表）

<table>
<tr><td rowspan="2">医疗常规</td><td>主要治疗</td><td>治疗原则
1.一般治疗　注意休息、保持情绪稳定及大便通畅。
2.吸氧。
3.病因治疗。
4.对症处理。
□ 仔细询问病史和查体，根据患者病情评估危险状态
□ 村医和乡镇卫生院因诊治条件限制，立即拨打 120 救援电话，尽快转有条件的上级医院；同时对患者先做急救处理。
□ 吸氧
□ 保持呼吸道通畅
□ 评估病情，及时明确诊断是治疗的关键
□ 呼吸性疾病
□ 沙丁胺醇气雾剂 1 喷，st
□ 氨茶碱 0.25，静脉滴注，qd
□ 甲泼尼松龙 80mg，静脉滴注，qd
□ 地塞米松 10mg，静脉滴注，qd
□ 心脏疾患
□ 硝酸甘油 5μg/min 开始，根据血压（血压 > 90mmHg）及临床症状每 3～5min 调整一次
□ 呋塞米 20～80mg，静脉注射，st
□ 吗啡 2～10mg，静脉注射或皮下，st
□ 亚硝酸盐中毒
□ 亚甲蓝 1～2mg/kg，静脉注射，st（30 分钟后可以半量重复，先天性 6-磷酸葡萄糖脱氢酶缺乏者禁用）
□ 50%GS+维生素 C 2.0，静脉注射，st
□ 病因明确者，进入相应病种路径管理
□ 基础疾病治疗
□ 评价治疗效果，调整治疗方案
□ 对症支持治疗，维持酸碱平衡</td></tr>
<tr><td>主要护理</td><td>□ 根据病症表现落实相应学科护理常规及护理等级
□ 根据病症表现选择适宜饮食管理
□ 根据病情需要安排陪护
□ 病重/病危
□ 建立静脉通道</td></tr>
</table>

（续表）

医疗常规	主要护理	□ 吸氧 □ 气道管理，注意保持呼吸道通畅 □ 根据病因遵医嘱做好体位管理 □ 心电、氧饱和度监测（必要时） □ 静脉留置针管理 □ 静脉采血，完成相关检查 □ 卫生处置 □ 护理评估 □ 身份识别，戴腕带
医疗安全	监测强化	**患者有以下情况要加强监测。** 生命体征不平稳、氧饱和度不升、低血压、老年患者、高热持续不退、严重贫血或红细胞子压积明显降低、严重并发症。 □ 观测血压、呼吸、脉搏、体温 □ 观察神志 □ 心电监测（特别是老年、慢性肺病、心脏病、呼吸衰竭、意识障碍、休克者） □ 观察病情变化 □ 观察有无并发症出现 □ 根据并发症情况调整治疗方案
	用药安全	□ 不明原因的急性发绀首先考虑中毒：窒息性气体中毒、亚硝酸盐中毒、磺胺类药物、非那西汀等。 □ 参照具体病因的用药安全
	并发症	□ 多继发于心肺功能异常
	警戒值	□ 呼吸窘迫或急促 □ 三凹征 □ 血氧饱和度<90% □ 血压<90mmHg □ 出现意识障碍
	出院标准	□ 诊断明确，基础病无须继续治疗 □ 中毒患者病情稳定，血氧饱和度正常 □ 气道梗阻者，梗阻解除

（续表）

医疗安全	转院标准	**具备下列 1 项条件者可转上级医院。** 1.出现呼吸衰竭、意识障碍、休克者等危急值，无救治条件者。 2.出现生命体征不平稳；血压下降、心动过速不能缓解，氧饱和度下降。 3.症状不能缓解，及家人要求转院时。 4.不能及时明确诊断者。 □ 具备转院指征者，及时转上级医院 □ 拨打 120 请求支援 注：转出前做好转院途中的应急准备，特别注意气道的通畅。
医疗沟通	病情告知	□ 病情相对稳定后解释病情，告知可能的病因及检查方案，告知严重程度及预后 □ 气管插管等有创治疗签署知情同意 □ 出现危急值者签署病重或病危通知 □ 签署转诊风险告知
	出院告知	□ 根据病情和治疗时间确定随访计划 □ 随诊内容：根据基础疾病 □ 出院服药的具体用法 □ 服药可能出现的不良反应 □ 出现何种症状时需要随时来诊

第五章　呼吸困难

<table>
<tr><td>病症</td><td colspan="2">呼吸困难</td><td>ICD-10</td><td>R06.000</td></tr>
<tr><td>医疗常规</td><td>临床表现与诊断</td><td colspan="3">呼吸困难是指患者主观感到空气不足、呼吸费力，客观上表现呼吸运动用力，严重时可出现张口呼吸、鼻翼翕动、端坐呼吸、甚至发绀、呼吸辅助肌参与呼吸运动，并且可有呼吸频率、深度、节律的改变。
一、诱发因素
1.劳动的活动后出现，常是心力衰竭的早期表现，也可见于肺功能不全者。
2.剧烈咳嗽后出现伴胸痛，应除外气胸。
3.长期卧床、手术后、持续性房颤等，突然出现胸痛伴气急、呼吸困难，要注意肺栓塞。
4.吸入有害、有毒气体、过多或过快输血或输液后出现，要考虑急性肺水肿。
5.精神刺激后，要考虑癔症。
二、特点
1.呼气性呼吸困难　见于慢性支气管炎、阻塞性肺气肿和支气管哮喘等周围气道阻塞或肺弹性减弱的疾病。
2.吸气性呼吸困难　见于喉水肿、喉异物、喉癌、气管肿瘤等大气道狭窄。临床表现严重者可见“三凹征”（表现为胸骨上窝、锁骨上窝和肋间隙明显凹陷）
3.混合性呼吸困难　呼（吸）气期均感费力，呼吸频率增快、深度变浅。见于重症肺炎、重症肺结核、大量胸腔积液、大面积肺栓塞、气胸、弥散性肺间质病变、广泛性胸膜增厚等。
4.急性起病者　见于呼吸道异物、张力性气胸、肺梗死、急性呼吸窘迫综合征、左心力衰竭、癔症等。
5.缓慢起病者　见于心肺和胸膜的慢性病变。
三、伴随症状
1.发作性呼吸困难伴哮鸣音　多见于支气管哮喘、心源性哮喘；突发性重度呼吸困难见于急性喉水肿、气管异物、大面积肺栓塞、自发性气胸等。</td></tr>
</table>

（续表）

<table>
<tr><td rowspan="3">医疗常规</td><td>临床表现与诊断</td><td>2.呼吸困难伴发热　多考虑肺部感染、胸膜炎、心包炎等。
3.呼吸困难伴一侧胸痛　应考虑自发性气胸、急性渗出性胸膜炎、肺栓塞、急性心肌梗死等。
4.呼吸困难伴咳嗽、咳痰　见于慢性支气管炎、阻塞性肺气肿继发肺部感染、支气管扩张、肺脓肿等；伴大量泡沫痰可见于有机磷中毒；伴粉红色泡沫痰见于急性左心力衰竭。
5.呼吸困难伴意识障碍　见于脑出血、脑膜炎、糖尿病酮症酸中毒、尿毒症、肺性脑病、急性中毒、休克型肺炎等。
注：接诊以呼吸困难为主诉的患者，注意询问接受过何种诊疗措施，以排除医源性因素。
1.用药后，要注意药物反应引起的喉水肿或哮喘发作。
2.输液后，要注意因输液过多或过快而引发的肺水肿。
3.胸部手术后，要注意肺不张或肺部感染。
4.胸部放射治疗者，要注意放射性肺炎。
5.胸腔穿刺抽气抽液后，要注意气胸或复张性肺水肿。
6.气管插管者拔管后，要注意喉部水肿。</td></tr>
<tr><td>入院标准</td><td>1.急性起病不明原因呼吸困难者。
2.病因明确，基础疾病需要治疗。
3.低氧血症伴有或不伴有二氧化碳潴留。
4.血流动力学不稳者。</td></tr>
<tr><td>辅助检查</td><td>必检项
□ 血常规
□ 尿常规
□ 胸部 X 线检查，如胸透或胸片
□ 心电图
选检项
□ 血气分析：疑呼吸衰竭
□ 血糖、尿糖、酮体：疑糖尿病酮症
□ 肝功能
□ 肾功能
□ 电解质
□ 心肌酶
□ D-二聚体
□ BNP</td></tr>
</table>

（续表）

<table>
<tr><td rowspan="3">医疗常规</td><td>辅助检查</td><td>□ 心彩超：疑心脏病变
□ 肺功能检查：疑肺部病变
□ 胸部 CT：疑肺部病变
□ 颅脑 CT：疑颅脑病变</td></tr>
<tr><td>主要治疗</td><td>治疗原则
1.一般治疗　注意休息、保持情绪稳定及大便通畅。
2.吸氧。
3.病因治疗。
4.对症处理。
□ 仔细询问病史和查体，根据患者病情评估危险状态
□ 村医和乡镇卫生院因诊治条件限制，立即拨打 120 救援电话，尽快转有条件的上级医院；同时对患者先做急救处理。
□ 吸氧
□ 保持呼吸道通畅
□ 评估病情，明确病因者，进入相应病种路径管理：
□ 呼吸器官本身病变，应针对病因，采取抗感染、解痉、平喘、胸腔抽气、抽液等措施。发生呼吸衰竭者，必要时气管插管或切开，并进行机械通气治疗。
□ 心源性呼吸困难，采取强心、利尿、扩血管等综合治疗。
□ 中毒性呼吸困难，及时清除毒物，应用相应解毒剂。
□ 对症支持治疗，维持酸碱平衡
□ 评价治疗效果，调整治疗方案</td></tr>
<tr><td>主要护理</td><td>□ 根据病症表现落实相应学科护理常规及护理等级
□ 根据病症表现选择适宜饮食管理
□ 根据病情需要安排陪护
□ 病重/病危
□ 建立静脉通道
□ 吸氧(必要时)
□ 心电、氧饱和度监测(必要时)
□ 静脉留置针管理
□ 静脉采血，完成相关检查
□ 体位护理
□ 卫生处置
□ 入院护理评估
□ 戴腕带</td></tr>
</table>

（续表）

<table>
<tr><td rowspan="7">医疗安全</td><td>监测强化</td><td>患者有以下情况要加强监测。
生命体征不平稳、氧饱和度不升、低血压、老年患者、高热持续不退、严重贫血或红细胞子压积明显降低、严重并发症。
□ 观测血压、呼吸、脉搏、体温
□ 观察神志
□ 心电监测（特别是老年、慢性肺病、心脏病、呼吸衰竭、意识障碍、休克者）
□ 观察病情变化
□ 观察有无并发症出现
□ 根据并发症情况调整治疗方案</td></tr>
<tr><td>用药安全</td><td>□ 不明原因的急性呼吸困难者首先排除：过敏反应、中毒、气胸、急性心肌梗死、肺栓塞等。
□ 参照具体病因的用药安全</td></tr>
<tr><td>并发症</td><td>□ 心脏呼吸骤停</td></tr>
<tr><td>警戒值</td><td>□ 三凹征
□ 血氧饱和度<90%
□ 动脉二氧化碳分压>50mmHg
□ 血压<90mmHg
□ 出现意识障碍</td></tr>
<tr><td>出院标准</td><td>1.诊断明确，基础病无须继续治疗。
2.不需要吸氧，血氧饱和度正常。
3.气道梗阻者，梗阻解除。</td></tr>
<tr><td>转院标准</td><td>具备下列1项条件者可转上级医院。
1.出现呼吸衰竭、意识障碍、休克者。
2.出现生命体征不平稳；血压下降、心动过速不能缓解，氧饱和度下降。
3.症状不能缓解及家人要求转院时。
4.不能及时明确诊断者。
□ 具备转院指征者，及时转上级医院
□ 拨打120请求支援
注：转出前做好转院途中的应急准备，特别注意气道的通畅。</td></tr>
</table>

（续表）

<table>
<tr><td rowspan="2">医疗沟通</td><td>病情告知</td><td>□ 病情相对稳定后解释病情，告知可能的病因及检查方案，告知严重程度及预后
□ 气管插管等有创治疗签署知情同意
□ 出现危急症者签署病重或病危通知
□ 落实转诊风险告知</td></tr>
<tr><td>出院告知</td><td>□ 根据病情和治疗时间确定随访计划
□ 随诊内容：根据基础疾病
□ 出院服药的具体用法
□ 服药可能出现的不良反应
□ 出现何种症状时需要随时来诊</td></tr>
</table>

第六章　恶心与呕吐

<table>
<tr><td>病症</td><td colspan="2">恶心与呕吐</td><td>ICD-10</td><td>R11.X00</td></tr>
<tr><td>医疗常规</td><td>临床表现与诊断</td><td colspan="3">　　呕吐是胃内容物反流入食管，经口吐出的一种反射性动作。可分为恶心、干呕和呕吐三个阶段，但有些无恶心或干呕的先兆。呕吐可将咽入胃内的有害物质吐出，是机体一种防御反射，有一定的保护作用，但大多数并非由此引起，且频繁而剧烈的呕吐可引起脱水、电解质紊乱、酸碱失衡、营养障碍，甚至导致食管贲门黏膜撕裂而出血等并发症。
　　恶心可伴有迷走神经兴奋症状，如皮肤苍白、出汗、流涎、血压降低及心动过缓等，常为呕吐的前奏。
一、病因
　　1.反射性呕吐
　　(1)咽部受刺激：如吸烟、鼻咽部炎症等。
　　(2)消化系统疾病：如急性胃肠炎、慢性胃炎、功能性消化不良、急性胃扩张、幽门梗阻、肠梗阻、急性肝炎、急性胆囊炎或胰腺炎、腹膜炎等。
　　(3)泌尿生殖系统疾病：如肾输尿管结石、急性肾盂肾炎、肾功能不全、盆腔炎等。
　　(4)心血管疾病：如急性心肌梗死早期、心力衰竭、休克等。
　　(5)眼部疾病：如青光眼、屈光不正等。
　　(6)急性传染病：如传染性肝炎、伤寒、霍乱、食物中毒等。
　　2.中枢性呕吐
　　(1)中枢神经系统疾病；如中枢神经系统感染、脑血管疾病、颅脑损害、颅内肿瘤等。
　　(2)药物：如抗癌药、抗生素、呋喃类或磺胺类抗菌药等。
　　(3)中毒：如乙醇、有机磷农药、重金属、鼠药等。
　　(4)全身性疾病：早孕、糖尿病酮症酸中毒、肝昏迷、尿毒症、甲亢危象、低血糖、低钠血症等。
　　(5)精神因素：胃神经症、癔症、神经性厌食等。
　　3.前庭障碍性呕吐　凡呕吐伴有听力障、眩晕等耳科症状者，需考虑前庭障碍性呕吐。如迷路炎、梅尼埃病、晕动病。</td></tr>
</table>

（续表）

<table>
<tr><td rowspan="3">医疗常规</td><td>临床表现与诊断</td><td>二、伴随症状
腹痛、腹泻：多见于急性胃肠炎或细菌性食物中毒、霍乱及各种原因的急性中毒。
右上腹痛及发热、寒战或有黄疸：应考虑胆囊炎或胆石症。
头痛：除需考虑引起颅高压的疾病外，还应想到偏头痛、鼻窦炎、青光眼等。
眩晕、眼颤：见于前庭器官疾病。
应用某些药物后：注意药物不良反应
已婚育龄妇女：早晨呕吐者应注意早孕
注、对以呕吐等为主诉的就诊患者，注意排除以下潜在危及生命的疾病。
1.心脑　脑血管意外、心肌梗死等。
2.腹腔脏器　重症肝炎、化脓性胆管炎胆囊炎、胰腺炎、尿毒症、宫外孕、卵巢肿瘤扭转等。
3.胃肠　消化道穿孔、肠梗阻、肠坏死、化脓性阑尾炎等。
4.各种内分泌危象。
5.药物过量和化学品中毒。
6.急性闭角性青光眼。</td></tr>
<tr><td>入院标准</td><td>病因明确的轻症患者可门诊诊疗，对符合以下情况者建议入院治疗。
1.呕吐不能进食。
2.存在脱水等并发症。
3.基础疾病需要住院。</td></tr>
<tr><td>辅助检查</td><td>必检项
□ 血常规
□ 尿常规
□ 大便常规+潜血
□ 肝功能
□ 肾功能
□ 血糖
□ 电解质</td></tr>
</table>

（续表）

医疗常规	辅助检查	**选检项** ☐ 血清淀粉酶：疑胰腺炎 ☐ 对可疑食物和呕吐物行毒物鉴定：疑食物或毒物中毒 ☐ 对可疑食物、呕吐物或大便行细菌学检查：疑食物中毒 ☐ X 线平片（立位腹部）：疑空腔脏器穿孔 ☐ X 线钡餐：疑胃十二指肠病变 ☐ ^{13}C－或^{14}C－呼气试验：疑胃十二指肠病变 ☐ 内窥镜检查：疑胃十二指肠病变 ☐ 心电图：疑心肌梗死 ☐ 腹部超声：疑肝脏、胆道或胰腺疾患 ☐ 头部 CT/MRI：疑颅内病变 ☐ HCG 测定：疑早孕，建议并做盆腔 B 超 ☐ 甲状腺功能测定：疑甲状腺功能亢进 ☐ 肿瘤标志物筛查：疑肿瘤病变
	主要治疗	**治疗原则** 1.基本治疗　包括调整生活方式、注意饮食、避免应用损害消化道黏膜药物等。 2.药物治疗　根据病情选择降低胃酸药物（质子泵抑制剂和 H2 受体拮抗剂）、胃黏膜保护药物对症治疗药物。 3.明确病因后根据病因治疗。 ☐ 仔细询问病史和查体，根据患者病情评估危险状态 ☐ 村医和乡镇卫生院因诊治条件限制，对重症患者，立即拨打 120 救援电话，尽快转有条件的上级医院；同时对患者做急救处理。 ☐ 病因治疗，病因诊断明确者，入相应路径病种诊疗管理 ☐ 对症治疗 ☐ 止吐（据情选一）： ☐ 甲氧氯普胺 10～20mg，肌内注射 ☐ 异丙嗪 25～50mg，肌内注射 ☐ 昂丹司琼 4～8mg，静脉注射或静脉滴注 ☐ 多潘立酮 10mg，tid，po ☐ 山莨菪碱 10mg，tid，po ☐ 抑酸药物（据情选一） ☐ 奥美拉唑 20mg，po，bid

（续表）

医疗常规	主要治疗	□ 奥美拉唑 40mg/次，静脉滴注，bid □ 兰索拉唑 30mg/次，静脉滴注，bid □ 泮托拉唑 40mg/次，静脉滴注，bid □ 颅内压增高者，应用甘露醇 □ 心因治疗：用于精神性呕吐，地西泮、氯丙嗪、维生素 B_6 等 □ 支持治疗，维持酸碱平衡及热量补充
	主要护理	□ 根据病症表现落实相应学科护理常规及护理等级 □ 根据病症表现选择适宜饮食管理 □ 根据病情需要安排陪护 □ 建立静脉通道 □ 静脉留置针管理 □ 静脉采血，完成相关检查 □ 体位护理，头侧位保持呼吸道通畅； □ 口腔护理 □ 卫生处置 □ 入院护理评估 □ 戴腕带
医疗安全	监测强化	**患者有以下情况要加强监测。** 考虑心血管疾病、DKA、甲亢危象及生命体征不平稳；老年患者；严重电解质紊乱。 □ 记出入量 □ 观测血压、呼吸、脉搏，q * h □ 观察神志 □ 测尿量 □ 心电监测（特别是老年、心脏病患者、休克者） □ 观察病情变化。
	用药安全	1.止吐药：如甲氧氯普胺等可引发椎体外系反应。 2.诊断不明确者，胃肠动力药慎用。 3.补充电解质注意复查。
	并发症	□ 脱水 □ 休克 □ 电解质紊乱

（续表）

医疗安全	并发症	□ 酸碱失衡 □ 食管贲门黏膜撕裂 □ 误吸
	警戒值	□ 血压<90mmHg □ 低钾<3.0mmol/L □ 低钠<130mmol/L □ 呕血 □ 尿量<17mL/小时 □ 意识障碍
	出院标准	1.非危及生命疾病所致。 2.症状缓解。 3.可以口服药物。
	转院标准	**具备下列 1 项条件者可转上级医院。** 1.经治疗症状无缓解。 2.出现危急值,对症治疗无缓解。 3.不能排除危及生命的病因。 □ 具备转院指征者,及时转上级医院。 □ 拨打 120 请求支援 **注**:转出前做好转院途中的应急准备,转运时防止呕吐物误吸。
医疗沟通	病情告知	□ 解释病情,告知可能的风险,告知严重程度及预后 □ 出现危急值者或不能排除危及生命的疾病者签署病重或病危通知 □ 签署转诊风险告知
	出院告知	□ 根据病情和治疗时间确定随访计划 □ 随诊内容:服药情况依从情况,有无药物不良反应,生化等 □ 出院服药的具体用法 □ 服药可能出现的不良反应 □ 出现何种症状时需要随时来诊

第七章　消化道出血

<table>
<tr><td>病症</td><td colspan="2">消化道出血</td><td>ICD-10</td><td>K92.210</td></tr>
<tr><td>医疗常规</td><td>诊断标准</td><td colspan="3">消化道出血指胃肠道及其相关的肝、胆、胰出血。临床表现为呕血、便血或两者皆有。根据出血部位的不同,一般将十二指肠屈氏韧带以上消化器官的出血称为上消化道出血,包括食管、胃、十二指肠、肝、胆、胰疾病的出血。将十二指肠屈氏韧带以下消化道出血称为下消化道出血,如小肠、结肠、直肠、肛管疾病引起的出血。
一、临床表现
1.上消化道出血常以呕血为主,粪便可为黑便(柏油样黑便多呈稀、粘、黑、亮特点)。下消化道出血常以血便为主,可为咖啡色、棕黑色(水冲后带红色)。直肠、肛门出血呈鲜红色。
2.失血性周围循环衰竭
出血量占循环血量10%以下:无明显临床表现。
出血量占循环血量10%~20%:可有头晕、无力等,多无血压、脉搏变化。
出血量占循环血量20%以上:有冷汗、四肢厥冷、心悸,脉搏增快等。
出血量占循环血量30%以上:有神志不清、面色苍白、心率加快、脉搏细弱、血压下降、呼吸急促等急性周围循环衰竭表现。
3.大量呕血可出现氮质血症、发热等。
4.消化道出血可能是全身性疾病的一部分表现,如血小板减少性紫癜、白血病、尿毒症、弥散性血管内凝血等。
5.常见原因
(1)上消化道:消化性溃疡、胃底静脉曲张、急性胃黏膜病变、胃癌等。
(2)下消化道:恶性肿瘤、肠息肉、炎症性肠炎等。
二、伴随症状
表浅淋巴结肿大(多质硬功夫、彼此粘连、固定、无压痛):如左锁骨上淋巴结肿大,注意胃、肠、胰肿瘤转移。</td></tr>
</table>

（续表）

医疗常规	诊断标准	肝掌、蜘蛛痣、黄疸、腹壁静脉曲张、脾肿大及腹腔积液：肝硬化门脉高压食管静脉曲张、脾大及腹腔积液。 腹部压痛：上腹部局限性压痛可能为胃溃疡；脐右上方局限压痛可能为十二指肠环部溃疡。 腹部包块：脐周包块移动度较大者，应考虑小肠肿瘤；右下腹部包块，应考虑回盲部病变，如肿瘤、肠结核或克罗恩病形成的炎性包块等。 肝大、质硬、表面不光滑：多为肝癌。 皮肤黏膜出血：常与血液疾病及凝血功能障碍性疾病有关。 里急后重：提示肛门、直肠疾病，如痢疾、直肠炎及直肠癌。 **三、活动性出血评判** 1.症状　头晕、出冷汗、心悸、口渴、呕血、便血等。 2.体征　血压下降、心率增快、肠鸣音活跃。 3.实验室检查　红细胞及血红蛋白下降、粪隐血试验持续阳性。 4.上消化道出血者　胃管抽吸有鲜红色血液。 **注：** 1.上消化道出血三大常见病因：消化性溃疡、肝硬化门脉高压食管静脉曲张破裂、急性胃黏膜病变。 2.注意识别全身性血液性疾病。 3.消化道出血每日在5mL以下者，无肉眼可见的粪便颜色改变，称隐血便。
	入院标准	1.活动性出血。 2.病因不明。 3.反复出血，需要进一步治疗。 4.基础疾病需要进一步治疗。
	辅助检查	**必检项** □ 血常规 □ 尿常规 □ 大便常规+潜血 □ 凝血功能 □ 肝功能 □ 肾功能 □ 电解质

（续表）

医疗常规	辅助检查	□ 感染指标筛查(乙肝、丙肝、HIV、梅毒) □ 胃镜(有条件单位,可行急诊内镜检查):疑上消化道出血者。 **选检项** □ 结肠镜:疑下消化道出血者。 □ 消化道钡餐检查:可在出血停止后应用寻找病因 □ 胸片 □ 腹部 B 超:疑肝、胆、胰病变 □ 腹部 CT:疑肝、胆、胰病变 □ 血型检,对需输血者急诊备血。 □ CEA □ AFP
	主要治疗	**治疗原则** 1.一般治疗。 2.补充血容量。 3.止血治疗。 □ 仔细询问病史和查体,根据患者病情评估危险状态 □ 村医和乡镇卫生院因诊治条件限制,立即拨打 120 救援电话,尽快转有条件的上级医院;同时对患者先做急救处理。 □ 评定出血量,制定初步治疗方案 □ 对消化道大出血,输血、补液,补充血容量: □ 生理盐水或 5%葡糖盐水或林格液 500~1000mL 快速输注;或血浆、羧甲淀粉、血液等输注;或右旋糖酐-40,静脉滴注。 □ 配血给予紧急输血(有输血条件单位):收缩压<90mmHg 或血红蛋白<70g/L □ 止血 □ 上消化道出血 □ 生理盐水 20mL+奥美拉唑 40mg 静脉推注,qd~bid □ 西咪替丁 0.4~0.6mg+生理盐水 250mL,静脉滴注,bid □ 生理盐水 20mL+凝血酶 2000u,口服,q4~6h □ 去甲肾 8mg 加冰盐水 100mL,混匀后分数次口服或鼻胃管注入胃内。

（续表）

<table>
<tr><td rowspan="2">医疗常规</td><td>主要治疗</td><td>□ 同时可应用止血药：酚磺乙酸、氨甲苯酸、氨基己酸等
□ 血管加压素 10U+5%GS250mL 静脉滴注
□ 下消化道出血
□ 云南白药 1.0 口服，tid
□ 去甲肾上腺素 16mg 加入生理盐水 200mL 反复灌肠
□ 内镜止血（有内镜止血条件单位）
□ 病因明确者，行病因治疗。
□ 请外科会诊处理：经内科治疗 24 小时出血不止或输血 400mL、症状无改善或出血部位不明确者。
□ 基础疾病治疗
□ 评价治疗效果，调整治疗方案
□ 支持治疗，维持酸碱平衡及热量补充</td></tr>
<tr><td>主要护理</td><td>□ 根据病症表现落实相应学科护理常规及护理等级
□ 根据病症表现选择适宜饮食管理
□ 根据病情需要安排陪护
注：大出血 2~3 天禁食、禁饮水；呕血停止、黑便量明显减少或无继续排黑便时温凉流质。
□ 病重/病危
□ 建立静脉通道：患者生命体征不稳或有休克征象时，建议建 2 条
□ 吸氧（prn）
□ 保留胃管（prn）
□ 静脉留置针管理
□ 静脉采血，完成相关检查
□ 体位护理，头侧位保持呼吸道通畅；平卧，抬高下肢
注：患者生命体征平稳，注意体位改变对血压、脉搏的影响。
□ 口腔护理
□ 卫生处置
□ 入院护理评估
□ 戴腕带</td></tr>
</table>

（续表）

<table>
<tr><td rowspan="6">医疗安全</td><td>监测强化</td><td>患者有以下情况要加强监测。
生命体征不平稳；持续出血；低血压；老年患者；严重贫血或红细胞子压积明显降低；严重并发症。
□ 记出入量
□ 观测血压、呼吸、脉搏，q * h
□ 观察神志
□ 测尿量
□ 测呕血及黑便量，并记录次数
□ 心电监测（特别是老年、心脏病患者、休克者）
□ CVP 测定（必要时）
□ 观察病情变化，注意有无再出血情况
□ 观察有无并发症出现
□ 根据并发症情况调整治疗方案</td></tr>
<tr><td>用药安全</td><td>□ 合理用血
□ 凝血酶严禁静脉使用
□ 抗纤溶药合理使用，避免血栓性并发症</td></tr>
<tr><td>并发症</td><td>□ 休克
□ 酸碱失衡
□ 误吸</td></tr>
<tr><td>警戒值</td><td>□ 血压<90mmHg
□ 血红蛋白<100g/L
□ 出血量>1000mL
□ 尿量<17mL/小时</td></tr>
<tr><td>出院标准</td><td>1.出血停止，血压、血红蛋白稳定。
2.正常进食。
3.基础疾病明确，治疗方案可以院外执行。</td></tr>
<tr><td>转院标准</td><td>具备下列 1 项条件者可转上级医院。
1.经治疗症状无缓解。
2.出现警戒值，对症治疗无缓解。
3.基础疾病不明，需要进一步检查。
4.基础疾病需要进一步治疗。
□ 具备转院指征者，及时转上级医院
□ 拨打 120 请求支援
注：转出前做好转院途中的应急准备，转运时防止呕吐物误吸。</td></tr>
</table>

（续表）

医疗沟通	病情告知	□ 解释病情，告知可能的风险，告知严重程度及预后 □ 出现危急值者或不能排除危及生命的疾病者签署病重或病危通知 □ 签署输血知情同意 □ 介入或手术患者签署知情同意 □ 签署转诊风险告知
	出院告知	□ 根据病情和治疗时间确定随访计划 □ 随诊内容：服药情况依从情况，有无药物不良反应，血常规、粪常规等 □ 出院服药的具体用法 □ 服药可能出现的不良反应 □ 出现黑便、呕血、气喘随时来诊

第八章　腹部肿块

<table>
<tr><td>病症</td><td colspan="2">腹部肿块</td><td>ICD-10</td><td>R19.001</td></tr>
<tr><td>医疗常规</td><td>临床表现与诊断</td><td colspan="3">腹腔内脏或组织,由于病变而发生肿大、膨胀、增生、粘连与移位,致形成腹腔内块状物而被触及或经特殊器械检查而被发现者,称腹部肿块。
一、年龄与性别
婴儿:多考虑先天性疾病,如肾胚胎瘤或肠套叠等。
青少年:多为蛔虫性肠梗阻、增生性肠结核等。
中老年:注意恶性肿瘤可能。
女性:注意排除卵巢囊肿、子宫肌瘤、妊娠等。
二、伴随症状
发热、寒战、疼痛:多为炎性包块。
消瘦、食欲缺乏、发热者:可能为恶性肿瘤。
黄疸:提示肝胆或胰腺疾病。如为进行性黄疸,平卧时腹痛加剧,注意胰腺癌可能。
腹腔积液:原发性或继发性肝癌、结核性腹膜炎、腹膜转移癌等
消化道出血:可能是消化道肿瘤。
腹痛、便秘、呕吐:可能为肠梗阻、慢性肠道肉芽肿或肿瘤。
闭经或阴道出血:注意除外妊娠、子宫肌瘤或附件疾患。
注:
1.体检时注意准确掌握腹部包块特征信息,如大小、形态、质地、活动度、压痛、搏动及腹部肿块与腹壁的关系。
2.谨防肿物破裂。有创检查如穿刺注意指征掌握,原则上先进行无创检查。
3.直肠指检对直肠、直肠旁陷凹转移性肿瘤、盆腔脓肿、阑尾脓肿及女性内生殖器病变可提供重要线索。
4.经检查和会诊后仍无法明确者,可手术探查,但探查指征不应扩大。
5.住院期间注意观察病情变化、腹部体征变化,纠正营养不良状态,对症治疗。
6.活检标本需送病理检查。</td></tr>
</table>

（续表）

<table>
<tr><td rowspan="3">医疗常规</td><td>入院标准</td><td>1.性质不明，需要进一步检查。
2.病因明确，接受相应诊疗处理。</td></tr>
<tr><td>辅助检查</td><td>必检项
☐ 血常规
☐ 尿常规+镜检：有助于泌尿系肿瘤的诊断。
☐ 大便常规+隐血：大便隐血检反复阳性，提示腹块来自胃肠道。
☐ 胃镜/肠镜
☐ 腹部声超/CT/MRI：有助于了解腹部包块的部位、性质及包块与周围脏器的关系。
选检项
☐ 肝功能
☐ 肾功能
☐ 电解质
☐ 血糖
☐ 血淀粉酶：疑胰腺病变时。
☐ 感染性疾病筛查（乙肝、丙肝、艾滋病、梅毒）
☐ 肿瘤指标：AFP、CEA、CA199、CA125 等，疑肿瘤病变时。
☐ 心电图
☐ 胸片
☐ X 线钡餐造影检查
☐ 腹腔积液常规检查：伴有腹腔积液时
☐ 腹部包块穿刺活检：适用于肝、胰等脏器的肿块，有条件的医院可在 B 超或 CT 引导下穿刺，将穿刺液涂片做病理学检查。</td></tr>
<tr><td>主要治疗</td><td>治疗原则
1.诊断明确者，评估手术指征和禁忌证，针对病因治疗。
2.不明确者及时转入上级医院。
☐ 仔细询问病史和查体，根据患者病情评估危险状态
☐ 村医和乡镇卫生院因诊治条件限制，立即拨打 120 救援电话，转有条件的上级医院处理。
☐ 明确病因者，主要针对病因治疗
☐ 对症处理
☐ 补液
☐ 止吐药物，酌情选用盐酸甲氧氯普胺 10mg，肌内注射
☐ 止痛药物，吲哚美辛栓 0.1，纳肛</td></tr>
</table>

（续表）

<table>
<tr><td rowspan="1">医疗常规</td><td>主要护理</td><td>□ 根据病症表现落实相应学科护理常规及护理等级
□ 根据病症表现选择适宜饮食管理
□ 根据病情需要安排陪护
□ 入院宣教
□ 入院评估：一般情况、营养状况、心理变化等
□ 基础护理
□ 生命体征监测
□ 遵医嘱用药
□ 静脉通道护理
□ 护理评分
□ 观察患者病情变化
□ 出院指导
□ 协助办理出院手续
□ 相关科室会诊
□ 身份识别、戴腕带</td></tr>
<tr><td rowspan="7">医疗安全</td><td>监测强化</td><td>□ 监测肿块变化
□ 行穿刺者，注意有无出血</td></tr>
<tr><td>用药安全</td><td>□ 取决于肿块的性质及治疗方案</td></tr>
<tr><td>并发症</td><td>□ 肿块出血
□ 卵巢肿块扭转</td></tr>
<tr><td>警戒值</td><td>□ 肿块短期内增大、疼痛
□ 伴有高热</td></tr>
<tr><td>出院标准</td><td>□ 性质明确，治疗方案确定</td></tr>
<tr><td>转院标准</td><td>向上级医院转诊的条件如下。
1.不具备救治能力者。
2.需要手术，但医院不具备手术、麻醉条件者。
3.检查受限，不能明确肿块性质。
□ 具备转院指征者，及时转上级医院
□ 拨打 120 请求支援
注：转出前做好转院途中的应急准备。</td></tr>
</table>

（续表）

<table>
<tr><td rowspan="2">医疗沟通</td><td>病情告知</td><td>□ 解释病情，告知可能的风险，告知检查方案和程序
□ 出现危急值者告知风险，必要时签署病重通知
□ 穿刺、内窥镜等有创检查取得知情同意
□ 签署转诊风险告知</td></tr>
<tr><td>出院告知</td><td>□ 根据病情和治疗时间确定随访计划
□ 随诊内容：服药依从情况，有无药物不良反应，相应的影像学检查等
□ 出院带药的具体用法
□ 服药可能出现的不良反应
□ 出现腹痛、呕吐、黑便、发热等随时来诊</td></tr>
</table>

第九章　腹　痛

<table>
<tr><td>病症</td><td colspan="2">腹痛</td><td>ICD-10</td><td>R10.402</td></tr>
<tr><td>医疗常规</td><td>诊断标准</td><td colspan="3">
腹痛是临床最常见症状之一，常见病因有创伤、炎症、溃疡、结石、肿瘤、脏器破裂及血管病变等，及时而正确地对腹痛做出诊断并进行合理的治疗，有着特别重要意义。因有些腹痛需外科急诊手术处理，如延误诊断，必将造成严重后果，甚至危及生命。

一、年龄与性别
小儿：多见于肠套叠、肠系膜淋巴结结核、肠寄生虫病。
青壮年：多见于胃肠炎、消化性溃疡、胰腺炎、阑尾炎。
中老年：多见于胆石症、胆囊炎，注意除外胆囊癌。
男性：多见于泌尿系结石、肾绞痛等。
女性：多见于黄体破裂、卵巢囊肿扭转。育龄期妇女应考虑宫外孕。

二、伴随症状
发热、寒战：常提示炎症。
黄疸：应考虑肝胆或胰腺疾患；急性溶血时亦可伴有。
呕吐：多见于胃肠及胆道疾病。如阑尾炎、胰腺炎、肠梗阻等。
腹泻：多见于肠道炎症
消化道出血：可见于消化道溃疡、炎症及肿瘤。
腹部包块：注意炎性包块、肠结核、肠套叠及肿瘤等
血尿：多见于泌尿系结石或感染
休克：应注意重症胰腺炎、肠梗阻、腹腔内脏器破裂等，注意除外急性心肌梗死等。

三、诊疗思路
1.是否是腹腔以外的疾病引起的腹痛
注意腹外疾病所致腹痛的识别，有些易误诊急腹症而被剖腹探查。
（1）胸部疾病：如心肌梗死、肺炎、胸膜炎、心包炎等。
（2）中毒代谢疾病：如糖尿病酮症、铅中毒、铊中毒、尿毒
</td></tr>
</table>

（续表）

医疗常规	诊断标准	症、卟啉病等。铅业经营地区来的患者，首诊时注意询问铅接触史。 （3）变态反应或结缔组织病：如过敏性紫癜、大动脉炎、腹型风湿热、系统性红斑狼疮等。 （4）神经、精神因素：如腹型癫痫、功能性腹痛等。 2.是否胸腹壁疾病引起的腹痛 （1）肋间神经疼：老年、神经过敏痛皮肤疱疹、腹痛体征不典型。 （2）流行性胸痛—病毒感染、夏季多见、儿童、发热、肌肉酸痛。 （3）自发性腹直肌损伤断裂—剧烈咳嗽、突发腹痛、活动加剧、肌肉僵直包块、无消化道症状。 3.是否内科急腹症 （1）急性心梗：冠心病史、腹部体征不典型、ECG、心肌酶。 （2）急性胃肠炎——肠梗阻（不接饮食、腹部剧痛、呕吐、腹泻、发热、无体征、大便白/脓球细胞）急性肠系膜淋巴结炎——急性阑尾炎（小儿、发热、腹痛、体征不典型、白细胞正常或略高）。 （3）腹型紫癜——阑尾炎、肠梗阻（过敏史、血便、体征不典型）。 （4）急性非特异性盲肠炎——阑尾炎（少见、腹泻黏液便、压痛点在盲肠、可触及肿大盲肠）。 （5）肠蛔虫症：儿童、绞痛、体征不符、腹部包块。 （6）原发性腹膜炎：恶病质、衰弱、肝硬化失代偿、肺炎。 4.是否是妇科急腹症 （1）滤泡/黄体破裂：未婚/已婚妇女、始于下腹部、剧烈、体征不典型、低血容量体征、腹腔穿刺意义重大。 （2）宫外孕：停经病史、阴道不规则出血、突然发病、腹部体征不典型、腹胀腹腔积液、腹穿。 （3）急性盆腔炎：已婚妇女、发热、病史迁延、下腹广泛压痛、肛门直检。 （4）卵巢囊肿扭转：任何年龄均可发生、腹部肿块、突发、双合诊、超声检查。 5.外科急腹症 （1）阑尾炎：外科急腹症的40%以上。

（续表）

<table>
<tr><td rowspan="3">医疗常规</td><td>诊断标准</td><td>(2)胆道感染:辅助检查意义重大。
(3)穿孔:胃十二指肠溃疡穿孔、肿瘤穿孔、憩室穿孔。
(4)急性胰腺炎:诱因+症状+体征+淀粉酶升高+影像学。
(5)憩室炎:辅助检查意义不大。
(6)肿瘤穿孔:全身症状+肿块+辅助检查。
(7)肠结核:慢性病史。
(8)肿瘤破裂出血、外伤性出血、自发性出血。
(9)血管闭塞:肠系膜动脉闭塞、静脉栓塞、缺血性肠炎。
(10)内脏缺血:肠扭转。
(11)急性肠梗阻:单纯性/绞窄性。</td></tr>
<tr><td>入院标准</td><td>1.持续腹痛,解痉药缓解不明显。
2.病因不明者。
3.需要外科手术者。</td></tr>
<tr><td>辅助检查</td><td>必检项
□ 血常规
□ 尿常规+镜检
□ 大便常规+隐血
□ 血/尿淀粉酶
□ X线腹部平片:有膈下游离气体,提示空腔脏器穿孔;有阶梯状液平,提示肠梗阻。输尿管钙化点或结石影,提示尿路结石。
□ 腹部超声
□ 心电图:识别有无心肌梗死。
选检项
□ 血糖及酮体检测
□ 电解质:疑有电解质紊乱者。
□ 肝肾功能:疑有肝肾疾患者。
□ 血铅或尿铅测定:疑铅中毒者。
□ 腹腔穿刺:对腹腔穿刺液检查,对腹腔内脏破裂及空腔脏器穿孔的诊断有帮助。
□ 肿瘤标志物:疑有肿瘤者,如AFP、CEA等
□ 抗O、抗核抗体、类风湿因子等测定:疑有结缔组织病者。
□ 腹部CT:对腹部占位性病变有价值。</td></tr>
</table>

<table>
<tr><td rowspan="3">医疗常规</td><td>辅助检查</td><td>□ 胃镜/肠镜:对胃及结肠器质病变有确诊价值,但疑有空腔脏器穿孔者,不宜做该项检查。
□ 妇科会诊:疑妇科病变者,必要时行后穹隆穿刺检查,如抽得血液,有助于宫外孕破裂或黄体破裂出血的诊断。
□ 外科会诊:特别对疑急腹症者,以免贻误手术时机。</td></tr>
<tr><td>主要治疗</td><td>治疗原则
病因治疗和对症处理。诊断未明确之前禁用镇痛麻醉药,以免掩盖症状,延误治疗。
□ 仔细询问病史和查体,根据患者病情评估危险状态
□ 村医和乡镇卫生院因诊治条件限制,立即拨打 120 救援电话,尽快转有条件的上级医院;同时对患者先做急救处理。
□ 禁食水
□ 胃肠减压(排除躯体性疼痛)
□ 补充液体
　□ 生理盐水 500mL,静脉滴注
□ 抑酸药(据情选一)
　□ 奥美拉唑 40mg/次,静脉滴注,bid
　□ 西咪替丁 0.4mg,静脉滴注,bid
□ 根据电解质检测给予相应的补充
□ 解痉药(排除牵涉性疼痛)
　□ 山莨菪碱 10mg,肌内注射,st
□ 腹腔穿刺(怀疑内脏性疼痛者)
□ 诊断明确后,按相应病因处理</td></tr>
<tr><td>主要护理</td><td>□ 根据病症表现落实相应学科护理常规及护理等级
□ 根据病症表现选择适宜饮食管理
□ 根据病情需要安排陪护
□ 入院宣教
□ 入院评估:一般情况、营养状况、心理变化等
□ 基础护理
□ 生命体征监测
□ 遵嘱用药
□ 静脉通道护理
□ 护理评分
□ 观察患者病情变化
□ 出院指导
□ 协助办理出院手续
□ 相关科室会诊
□ 身份识别、戴腕带</td></tr>
</table>

（续表）

<table>
<tr><td rowspan="6">医疗安全</td><td>监测强化</td><td>□ 腹部体征监测
□ 体温、血压、血氧饱和度监测
□ 神志监测
□ 呕吐物、胃液、大便监测
□ 尿量、尿色监测
□ 怀疑胰腺病变是反复监测淀粉酶
□ 不能排除心肌梗死时，心电图或心肌酶监测</td></tr>
<tr><td>用药安全</td><td>□ 解痉药：口干、面红、心跳加速
□ 镇疼药：疼痛剧烈，不能耐受，以至于影响检查和治疗给予适当的镇痛。镇痛后，不能因为疼痛的减轻而减少患者的关注。</td></tr>
<tr><td>并发症</td><td>□ 电解质紊乱
□ 休克
□ 严重脓毒症</td></tr>
<tr><td>警戒值</td><td>□ 高热>38.5℃
□ 意识障碍
□ 血压<90mmHg
□ 板状腹
□ 额头、四肢持续冷汗
□ 尿量<17mL/h</td></tr>
<tr><td>出院标准</td><td>□ 病因明确，病因已经处理
□ 疼痛缓解 24 小时以上
□ 无上述警戒值</td></tr>
<tr><td>转院标准</td><td>向上级医院转诊条件如下。
1.不具备救治能力者。
2.需要手术不具备手术、麻醉条件者。
3.诊断不明确者。
4.治疗效果不满意者。
□ 具备转院指征者，及时转上级医院
□ 拨打 120 请求支援
注：转出前做好转院途中的应急准备。</td></tr>
</table>

（续表）

<table>
<tr><td rowspan="2">医疗沟通</td><td>病情告知</td><td>□ 解释病情，告知可能的风险，告知检查方案和程序
□ 出现危急值者告知风险，必要时签署病重通知
□ 穿刺、腹腔镜、肠镜等有创检查取得知情同意
□ 签署转诊风险告知</td></tr>
<tr><td>出院告知</td><td>□ 根据病情和治疗时间确定随访计划
□ 随诊内容：服药依从情况，有无药物不良反应，相应的影像学检查等。
□ 出院服药的具体用法
□ 服药可能出现的不良反应
□ 出现腹痛、呕吐、黑便、发热等随时来诊</td></tr>
</table>

第十章　腹　泻

<table>
<tr><td>病症</td><td colspan="2">腹泻</td><td>ICD-10</td><td>K52.916</td></tr>
<tr><td rowspan="2">医疗常规</td><td>诊断标准</td><td colspan="3">腹泻是指排大便次数增加，大便稀薄或带黏液脓血及未消化的食物等。如解液状便，每日超过 3 次，或每天粪便总量大于 200g，其中粪便含水量大于 80%，称为腹泻。
腹泻分急性腹泻和慢性腹泻，病程超过两个月者为慢性腹泻。
1.排便频次增多，稀水样便或脓血便
2.起病情况及病程　起病急、病程短而腹泻次数频繁者，应考虑各种肠道急性感染或急性食物中毒；起病慢、病程长而腹泻次数相对较少者，多见于慢性炎症性肠病、吸收不良综合征或肿瘤等。功能性腹泻可长达数十年，但一般情况较好。
3.伴随症状
发热：常见于感染等。如急性细菌性痢疾、伤寒或副伤寒、肠结核、肠道恶性淋巴瘤等。
脱水：见于分泌性腹泻，如霍乱、细菌性食物中毒或尿毒症等。
消瘦或营养不良：病变位于小肠。见于肠结核、肠道恶性肿瘤或吸收不良综合征。
里急后重：提示病变以结肠直肠为主，见于细菌性痢疾、直肠炎、直肠肿瘤。
脐周疼痛：多为小肠病变，体检有肠鸣音亢进。
4.常见原因　感染性腹泻、中毒性腹泻、药物性腹泻、肿瘤、炎症性肠病。</td></tr>
<tr><td>入院标准</td><td colspan="3">1.脱水。
2.年老体衰。
3.食物中毒。
4.怀疑非感染性腹泻。</td></tr>
</table>

（续表）

<table>
<tr><td rowspan="2">医疗常规</td><td>辅助检查</td><td>必检项
□ 血常规
□ 大便常规+隐血：大便隐血检有助于消化道出血、炎症及肿瘤的诊断。
□ 大便培养+药敏试验
选检项
□ 肝功能
□ 肾功能
□ 电解质
□ 心电图
□ 血糖
□ 血淀粉酶：疑有胰腺病变者
□ 肿瘤标志物检查（CEA、CA199）
□ 腹部超声
□ 钡剂灌肠或结肠镜及直肠镜检查：疑有结肠或直肠病变者
□ 内分泌功能检查：如疑甲状腺功能亢进、肾上腺皮质功能减退等
□ 粪便找寄生虫/阿米巴/结核菌/真菌：有条件单位</td></tr>
<tr><td>主要治疗</td><td>治疗原则
1.基本治疗　对症治疗：休息、易消化食物、防止水电解质紊乱，解痉止痛，蒙脱石散等药物应用。
2.抗生素治疗　针对病原体，如喹诺酮类药物。
□ 仔细询问病史和查体，根据患者病情评估危险状态
□ 村医和乡镇卫生院因诊治条件限制，对重症患者及疑传染性疾病患者，立即拨打 120 救援电话，尽快转有条件的上级医院；同时对患者先做急救处理。
□ 病因明确者，积极给予相应病因治疗。
　□ 感染性腹泻
　　□ 根据病症选用抗菌药物（酌情选择 1～2 种）
　　　□ 头孢类药物（酌情选一）
　　　　□ 头孢曲松 2.0g，qd，静脉滴注
　　　　□ 头孢哌酮/舒巴坦 2.0～3.0，q12h，静脉滴注</td></tr>
</table>

（续表）

医疗常规	主要治疗	□ 喹诺酮类(酌情选一) □ 左氧氟沙星 0.4～0.6g,q12h/qd,静脉滴注 □ 环丙沙星 0.1～0.4g,q12h/qd,静脉滴注 □ 依诺沙星 0.2g,bid,静脉滴注 □ 抗厌氧菌(酌情选一) □ 甲硝唑 0.5g,q8h,静脉滴注 □ 替硝唑 0.8g,bid,静脉滴注 □ 对症支持处理,根据患者病症选择使用以下措施 □ 维持水、电解质、酸碱平衡(酌情选用) □ 乳酸钠林格 500mL,静脉滴注 □ 5%葡萄糖氯化钠 250～500mL+10%氯化钾 静脉滴注 □ 能量合剂 静脉滴注 □ 解痉药:腹泻伴痉挛性腹痛时可应用。 □ 山莨菪碱 10mg,口服或肌内注射,tid □ 止泻药:在病因未明确之前或腹泻急性期不宜用止泻剂,只有在病因治疗同时或患者因严重腹泻导致脱水时方可应用。 □ 蒙脱石散 3.0,tid □ 洛哌丁胺:成人急性腹泻:口服初量 4mg,以后每次便后服 2mg,每日量不超过 16mg。慢性腹泻:初量 4mg,以后调整剂量到每日大便 1～2 次。一般服 4～8mg/日。 □ 复方地芬诺酯:口服 1 次 2.5～5mg,1 日 2～4 次。至腹泻被控制时,应即减少剂量。 □ 调节肠道菌群 □ 地衣芽孢杆菌胶囊 0.5,tid,po □ 炎症性肠炎(酌情选一) □ 美沙拉嗪 1.0,tid～qid,po □ 柳氮磺胺吡啶 1g,qid,po □ 灌肠(酌情选用) □ 锡类散 2.0,灌肠,bid □ 地塞米松 5mg,灌肠,bid □ 抑酸药物(酌情选一) □ 奥美拉唑 40mg/次,静脉滴注,qd～bid □ 泮托拉唑 40～60mg/次,静脉滴注,qd～bid

（续表）

<table>
<tr><td rowspan="1">医疗常规</td><td>主要护理</td><td>□ 根据病症表现落实相应学科护理常规及护理等级
□ 根据病症表现选择适宜饮食管理
□ 根据病情需要安排陪护
□ 建立静脉通道
□ 保留胃管(prn)
□ 静脉留置针管理
□ 可致敏药物皮试
□ 静脉采血,完成相关检查
□ 口腔护理
□ 卫生处置
□ 入院护理评估
□ 身份识别,戴腕带</td></tr>
<tr><td rowspan="3">医疗安全</td><td>监测强化</td><td>患者有以下情况要加强监测。
生命体征不平稳;持续发热、腹泻;老年患者。
□ 记出入量
□ 观测血压、呼吸、脉搏,q * h
□ 观察神志
□ 测尿量
□ 心电监测(特别是老年、心脏病患者、休克者)
□ 观察病情变化,注意有无休克情况
□ 观察有无并发症出现
□ 根据并发症情况调整治疗方案</td></tr>
<tr><td>用药安全</td><td>□ 抗菌药:感染性腹泻使用
　□ 头孢类:饮酒者禁忌;皮试
　□ 喹诺酮:儿童避免,孕妇禁忌
　□ 厌氧菌:饮酒者禁忌
　□ 注意观察可致敏药物反应
□ 解痉药:口干、面红、心跳加速
□ 止泻药:症状缓解即止</td></tr>
<tr><td>并发症</td><td>□ 电解质紊乱
□ 休克
□ 严重脓毒症</td></tr>
</table>

（续表）

<table>
<tr><td rowspan="3">医疗安全</td><td>警戒值</td><td>☐ 高热>38.5℃
☐ 意识障碍
☐ 血压<90mmHg
☐ 尿量<17mL/h
☐ 低钠<130mmol/L
☐ 低钾<3.0mmol/L</td></tr>
<tr><td>出院标准</td><td>☐ 感染性腹泻，体温正常，无腹泻，正常饮水进食</td></tr>
<tr><td>转院标准</td><td>具备下列 1 项条件者可转上级医院。
1.治疗效果不佳，反复腹泻为脓血便伴有发热、腹痛、腹胀明显。
2.生命体征不稳定，精神意识改变。
3.出现严重水电解质紊乱。
4.怀疑肠道传染病。
☐ 具备转院指征者，及时转上级医院
☐ 拨打 120 请求支援
注：转出前做好转院途中的应急准备。</td></tr>
<tr><td rowspan="2">医疗沟通</td><td>病情告知</td><td>☐ 解释病情，告知可能的风险，告知可能的病因及治疗方案
☐ 出现危急值者告知风险，必要时签署病重通知
☐ 结肠镜检查签署知情同意
☐ 签署转诊风险告知</td></tr>
<tr><td>出院告知</td><td>☐ 根据病情和治疗时间确定随访计划
☐ 随诊内容：服药情况依从情况，有无药物不良反应等
☐ 出院服药的具体用法
☐ 服药可能出现的不良反应
☐ 出现腹痛、腹泻、呕吐、黑便、发热等随时来诊</td></tr>
</table>

第十一章　血　尿

<table>
<tr><td>病症</td><td colspan="2">血尿</td><td>ICD-10</td><td>R31.x00</td></tr>
<tr><td>医疗常规</td><td>临床表现与诊断</td><td colspan="3">血尿包括镜下血尿和肉眼血尿，前者指尿色正常，须经显微镜检查方能确定，通常离心沉淀后的尿液镜检每高倍视野有红细胞 3 个以上。后者指尿呈现洗肉水或血色，肉眼即可见血尿。血尿时如尿色无变化，仅显微镜下见到红细胞者，称为显微镜血尿。当尿呈现明显酸性时，肉眼血尿可呈酱油色。
一、常见原因
1.泌尿系疾病　如急/慢性肾小球肾炎、各种间质性肾炎、尿路感染、泌尿系统结石、肿瘤及外伤等。
2.全身性疾病　如血液病、免疫性疾病、内分泌性疾病等
3.尿路邻近器官疾病　如前列腺炎或肿瘤、急性阑尾炎、直肠或结肠癌、宫颈癌等。
4.化学物品或药品对尿路的损害　如磺胺药、吲哚美辛、甘露醇、汞、铅等对肾小球的损害；环磷酰胺引起出血性膀胱炎；抗凝剂如肝素过量可出现血尿。
5.肾区外伤　如肾挫伤、挤压伤或尿道损伤等可有血尿。
6.功能性血尿　如剧烈运动后血尿（特发性血尿）。
二、临床表现
1.尿液颜色改变，肉眼血尿尿呈淡红色或先肉水样。镜下血尿者尿色正常，借助显微镜检查发现红细胞。
2.尿三杯试验：用三个清洁玻璃杯分别留起始段、中段和末段尿观察，尿道病变者起始段呈血尿；膀胱颈部、三角区或后尿道的前列腺和精囊腺病变者呈终末段血尿；肾脏或输尿管病变者呈全程血尿。
3.症状性血尿：血尿的同时患者伴有全身或局部症状，以泌尿系统症状为主。
4.无症状性血尿：见于某些疾病的早期，如肾结核、肾癌或膀胱癌早期。
三、伴随症状
肾绞痛者：肾或输尿管结石特征。</td></tr>
</table>

（续表）

<table>
<tr><td rowspan="3">医疗常规</td><td>临床表现与诊断</td><td>排尿时痛、尿流突然中断或排尿困难者：常提示膀胱或尿道结石。
尿流细和排尿困难者：多见于前列腺炎、前列腺癌。
尿频、尿急、尿痛者：提示尿路感染。如肾盂肾炎或膀胱炎、尿道炎等。
寒战、高热及腰痛者：可能为肾盂肾炎。
高血压、水肿、蛋白尿者：多见于肾小球肾炎。
肾肿块者：注意肾肿瘤、多囊肾。
皮肤黏膜出血者：多见于血液病、传染病及其他全身性疾病。
乳糜尿者：应先考虑丝虫。
注：
1.临床首诊时，注意询问患者近期有无呼吸道感染史，呼吸道感染1周内出现血尿者，常考虑慢性肾炎急性发作；数小时至3天内发病者，应想到IgA肾病；感染后10～14天血尿者，应多考虑急性链球菌感染后肾炎。
2.临床注意与血红蛋白尿、卟啉尿、利福平药物及食某些红色蔬菜排出的红色尿鉴别。</td></tr>
<tr><td>入院标准</td><td>☐ 反复血尿，病因不明
☐ 基础病需要治疗</td></tr>
<tr><td>辅助检查</td><td>必检项
☐ 血常规：了解有无贫血及有无感染。
☐ 尿常规：不仅可明确有无血尿，还可通过蛋白尿、管型等推测有无肾脏实质损害。
☐ 尿三杯试验：有助于大体确定血尿的来源。
选检项
☐ 尿病源学检查
☐ 尿细胞学检查：疑有泌尿系肿瘤者，可做尿沉渣找病理细胞。
☐ 泌尿系超声：对肾脏大小、肾盂积水及泌尿系结石的诊断有帮助。
☐ 泌尿系平片/静脉肾盂造影：对了解结石、结核、肿瘤、畸形及了解肾功能有帮助。
☐ 肾脏CT：疑肾脏占位性病变时。</td></tr>
</table>

（续表）

<table>
<tr><td rowspan="3">医疗常规</td><td>辅助检查</td><td>□ 膀胱镜检
□ 肾活检：对肾小球疾病有确诊价值。</td></tr>
<tr><td>主要治疗</td><td>治疗原则
1.主要是病因治疗。
2.一般治疗，解痉、止痛、抗感染治疗。
□ 仔细询问病史和查体，根据患者病情评估危险状态
□ 村医和乡镇卫生院因诊治条件限制，立即拨打 120 救援电话，尽快转有条件的上级医院；同时对患者做急救处理。
□ 积极寻找病因，对明确诊断者病因治疗
□ 对症处理
□ 卧床休息
□ 非肾小球源性血尿多为毛细血管、小血管破裂出血所致，治疗可使用止血剂，特别是对明显肉眼血尿时
□ 5%葡萄糖+酚磺乙胺 2.0g，qd，静脉滴注，直至血尿症状缓解。
□ 若出现白细胞升高，合并尿路感染，可用头孢曲松 2g，qd，静脉滴注，行抗感染治疗
□ 解痉、止痛对症治疗
□ 基础疾病治疗
□ 评价治疗效果，调整治疗方案
□ 支持治疗，维持足够液体量</td></tr>
<tr><td>主要护理</td><td>□ 根据病症表现落实相应学科护理常规及护理等级
□ 根据病症表现选择适宜饮食管理
□ 根据病情需要安排陪护
□ 建立静脉通道
□ 静脉采血、完成相关检查
□ 卫生处置
□ 入院护理评估
□ 身份识别，戴腕带</td></tr>
<tr><td>医疗安全</td><td>监测强化</td><td>以下情况要加强监测，患者生命体征不平稳，对症治疗后症状加重，合并严重并发症。
□ 观察血压、体温
□ 观察病情变化，有无血尿症状持续加重
□ 观察有无并发症出现
□ 据情调整治疗方案</td></tr>
</table>

（续表）

医疗安全	用药安全	□ 抗菌药:泌尿系感染使用 □ 头孢类:饮酒者禁忌,皮试 □ 喹诺酮:儿童避免,孕妇禁忌
	并发症	□ 感染性休克 □ 泌尿系大出血
	警戒值	□ 高热>38.5℃ □ 意识障碍 □ 血压<90mmHg □ 血红蛋白<100g/L,或进行性下降 **注**:注意观察有无全身出血性疾病。
	出院标准	□ 病因明确,可以院外治疗 □ 体温正常,症状消失,无明显肉眼血尿,生命体征平稳 □ 复查血、尿常规未见明显异常
	转院标准	**具备下列任一指征可转上级院。** 1.血尿症状持续加重,无明显好转迹象。 2.伴有尿路感染并出现高热症状。 3.病因不明,检查受限。 4.需要介入或手术治疗。 □ 具备转院指征者,及时转上级医院 □ 拨打 120 请求支援 **注**:转出前做好转院途中的应急准备。
医疗沟通	病情告知	□ 解释病情,告知可能的风险,告知可能的病因及治疗方案 □ 出现危急值者告知风险,必要时签署病重通知 □ 手术治疗签署知情同意 □ 签署转诊风险告知
	出院告知	□ 落实随访 □ 随诊内容:服药情况依从情况,有无药物不良反应等 □ 出院服药的具体用法 □ 服药可能出现的不良反应 □ 出现血尿、发热等随时来诊

第十二章　贫　血

<table>
<tr><td>病症</td><td colspan="2">贫血</td><td>ICD-10</td><td>D64.900</td></tr>
<tr><td>医疗常规</td><td>临床表现与诊断</td><td colspan="3">
贫血指外周血单位体积中血红蛋白浓度、红细胞计数和(或)红细胞比积低于参考值的低限。如成年男性血红蛋白低于120g/L、成年女性低于110g/L或血细胞比积分别低于0.40L/L、0.35L/L,即可诊断贫血。贫血不是一个独立疾病,而是很多疾病引起的一个共同的症状或体征。
一、常见病因
造血干细胞异常:再生障碍性贫血。
造血微环境异常:骨髓纤维化。
造血原料不足或利用障碍:巨幼细胞贫血、恶性贫血、缺铁性贫血。
红细胞破坏:溶血性贫血。
红细胞丢失:失血性贫血,如创伤。
二、临床表现
1.神经　头晕、耳鸣、失眠、记忆力减退等。
2.皮肤黏膜苍白。
3.可有活动后呼吸困难。
4.辅助检查 血常规、骨髓象出现贫血征象。
三、伴随症状
易怒、兴奋、烦躁、吞咽困难及异食癖者:有助于缺铁性贫血诊断。
末梢神经炎、四肢麻木、共济失调、锥体束征者:见于维生素 B_{12} 缺乏引起的巨幼红细胞性贫血或恶性贫血。
黄疸、浓茶样尿者:提示慢性溶血性贫血。
反复发作的不明原因的腹痛者:若患者有铅接触史,提示慢性铅中毒。
短期限内贫血进行性加重、伴有发热及出血倾向者:提示急性再生障碍贫血、急性白血病、恶性组织细胞病等。
发热、关节痛、脱发、口腔溃疡、鼻腔溃疡、光过敏及面部皮疹者:提示为风湿性疾病如系统性红斑狼疮、类风湿性关节炎等。
</td></tr>
</table>

（续表）

<table>
<tr><td rowspan="3">医疗常规</td><td></td><td>老年人进行性加重的贫血，伴发热、骨骼疼痛，无其他原因可解释者：注意恶性肿瘤骨髓转移。
高血压、凹陷性浮肿者：提示肾性贫血。
肝掌、蜘蛛痣、男性乳房发育、腹腔积液者：提示慢性肝病、肝硬化等。
低血压、皮肤黏膜色素沉着者：肾上腺皮质功能减退性贫血。
反应迟钝、表情呆滞、面部非凹陷性浮肿者：提示甲状腺功能低下性贫血。</td></tr>
<tr><td>入院标准</td><td>□ 症状明显，影响日常活动
□ 病因不明，需要进一步检查
□ 血液检查：血红蛋白$<70\times10^{9}/L$，或伴有临床表现。或伴有明显缺氧症状，或血红蛋白下降过快。
□ 基础病需要进一步治疗</td></tr>
<tr><td>辅助检查</td><td>必检项
□ 血常规
□ 尿常规
□ 大便常规+隐血
□ 骨髓检查
选检项
□ 外周血涂片检查：根据血涂片有无幼稚细胞排除白血病诊断
□ 血清铁测定
□ 骨髓涂片/活检
□ 肝功能
□ 肾功能
□ 凝血功能
□ Coombs 试验、Ham 试验、Rous 试验等：疑为溶血性贫血者。
□ 内分泌功能：疑内分泌功能低下性疾病时。
□ 胃肠钡餐/内镜检查：疑消化道肿瘤。</td></tr>
</table>

（续表）

<table>
<tr><td rowspan="1">医疗常规</td><td>主要治疗</td><td>

治疗原则

1.针对病因治疗。
2.对严重贫血者，如血红蛋白<60g/L 或有头晕、心悸、呼吸困难者，应予输血。
3.临床上怀疑为缺铁性贫血或巨幼细胞性贫血，而无法进一步明确诊断时，可给予诊断性治疗。前者给予铁剂，后者给予叶酸及维生素 B_{12}。
4.对症支持处理。
□ 仔细询问病史和查体，根据患者病情评估危险状态
□ 村医和乡镇卫生院因诊治条件限制，对重症患者，立即拨打 120 救援电话，尽快转有条件的上级医院；同时对患者做急救处理。
□ 积极寻找病因，对明确诊断者病因治疗
□ 吸氧（必要时）
□ 心电监护（必要时）
□ 纠正贫血
　□ 补充造血物质（酌情选用）
　　□ 叶酸 10mg，tid，口服
　　□ 甲钴胺 0.5mg，口服，tid
　　□ 维生素 B_{12} 0.5mg，肌内注射，qd
　□ 铁剂治疗，酌情选择
　　□ 琥珀酸亚铁 0.1g，tid，po
　　□ 硫酸亚铁 0.3g，tid，po
　　□ 维生素 C 0.2g，tid，po
　□ 中医药（酌情选用）
　　□ 阿胶 3g，tid
　　□ 复方皂矾丸 9 粒 tid，口服
　　□ 再造生血胶囊 5 粒，tid，口服
　□ 输血医嘱
　　□ ABO、Rh 血型鉴定
　　□ 交叉配血
　　□ 不规则抗体筛查
　　□ 感染性疾病筛查（乙肝、丙肝、艾滋病、梅毒）
　　□ 输悬浮红细胞 2U
□ 基础疾病治疗
□ 支持治疗
□ 评价治疗效果，调整治疗方案
</td></tr>
</table>

（续表）

医疗常规	主要护理	□ 根据病症表现落实相应学科护理常规及护理等级 □ 根据病症表现选择适宜饮食管理 □ 根据病情需要安排陪护 □ 介绍病房环境、设施和设备 □ 入院评估 □ 卫生处置 □ 饮食护理 □ 协助患者完成各项检验、检查 □ 观察病情 □ 健康宣教 □ 心理护理 □ 静脉置管护理 □ 氧疗护理 □ 遵医嘱用药观察反应 □ 监测生命体征 □ 心理与生活护理 □ 身份识别，戴腕带
医疗安全	监测强化	□ 测生命体征 □ 观察大小便颜色 □ 饮食以软食为主 □ 监测皮肤、口腔出血
	用药安全	□ 铁剂：不易与牛奶、钙剂、茶同时服用，可有恶心、呕吐 □ 补充治疗效果不佳者，查找原因 □ 恶性贫血补充维生素 B12 只能使用注射治疗 □ 合理用血
	并发症	□ 小儿智力障碍 □ 贫血性心脏病 □ 异嗜症 □ 月经减少或闭经 □ 急性肾功能衰竭
	警戒值	□ 高钾>5.5mmol/L □ 总胆红素>34μmol/L □ 血红蛋白<60g/L □ 尿量<17mL/小时

（续表）

<table>
<tr><td rowspan="2">医疗安全</td><td>出院标准</td><td>□ 病因明确,可以院外治疗
□ 无明显临床症状</td></tr>
<tr><td>转院标准</td><td>转院条件
1.出现警戒值,或合并严重内科疾病。
2.考虑恶性血液病。
3.治疗效果不佳者。
4.无条件检查以明确诊断者(如骨穿、胃镜)。
□ 具备转院指征者,及时转上级医院
□ 拨打 120 请求支援
注:转出前做好转院途中的应急准备。</td></tr>
<tr><td rowspan="2">医疗沟通</td><td>病情告知</td><td>□ 解释病情,告知可能的风险,告知严重程度及预后
□ 出现危急值者或不能排除危及生命的疾病者签署病重或病危通知
□ 需要输血者,签署输血知情同意
□ 签署转诊风险告知</td></tr>
<tr><td>出院告知</td><td>□ 根据病情和治疗时间确定随访计划
□ 随诊内容:服药情况依从情况,有无药物不良反应,血常规等
□ 出院服药的具体用法
□ 服药可能出现的不良反应
□ 出现心悸、胸闷、呼吸困难、少尿、黄疸等症状时需要随时来诊</td></tr>
</table>

第十三章 头 痛

<table>
<tr><td>病症</td><td colspan="2">头痛</td><td>ICD-10</td><td>R51. X00</td></tr>
<tr><td>医疗常规</td><td>临床表现与诊断</td><td colspan="3">
头痛是指额、顶、颞及枕部的疼痛。可见于多种疾病，大多无特异性。临床上往往缺乏客观体征，给医师诊断和治疗造成困难。则要认真检查。

一、病因

颅脑病变：如感染、脑血管病、占位性病变、外伤。还有偏头痛、丛集性头痛、头痛型癫痫、腰椎穿刺后及腰椎麻醉后头痛。

颅外病变：如颅骨疾病、颈椎疾病、三叉神经痛及眼、耳、鼻及齿疾病所致的头痛。

全身性疾病：如急性感染、心血管疾病、中毒、中暑、月经及绝经期头痛等。

神经症：如神经衰弱及癔症性头痛。

二、头痛程度与性质

头痛程度分轻、中、重三种，但与病情的轻重并无平行关系。三叉神经痛、偏头痛及脑膜激的疼痛最为剧烈。脑肿瘤的痛多为中度或轻度，有时神经功能性头痛也较剧。高血压性、血管性及发热性疾病的头痛，往往带搏动性，神经痛多呈电击样痛或刺痛，肌肉收缩性头痛多为重压感、紧箍感或钳夹样痛。

三、原发性或继发性头痛

继发性头痛指有明确病因，且往往伴有神经系统定位体征的一组头痛，如颅内占位性病变、脑血管病、颅内感染性头痛、颅脑外伤及眼、耳鼻科疾病等。其他无明确病因及神经系统阳性特征者，称为原发性头痛，如偏头痛、紧张性头痛、精神性头痛等。临床上绝大部分头痛属原发性头痛。

四、伴随症状

剧烈呕吐：见于颅内压增高，头痛在呕吐后减轻者见于偏头痛。
</td></tr>
</table>

（续表）

<table>
<tr><td rowspan="4">医疗常规</td><td>临床表现与诊断</td><td>眩晕：见于小脑肿瘤、椎基底动脉供血不足等。
发热：见于感染性疾病，包括颅内或全身性感染。
视力障碍：见于青光眼或脑肿瘤。
脑膜刺激征：见于脑膜炎或蛛网膜下隙出血。
癫痫发作：可见于脑血管病、脑内寄生虫病或脑肿瘤。
神经功能紊乱症状：见于神经功能性头痛。
五、年龄与头痛
青春期：见于偏头痛；30～50 岁者多发丛集性头痛；动脉硬化性脑血管性头痛和高血压性头痛，往往年龄偏大。</td></tr>
<tr><td>入院标准</td><td>1.外伤后头痛。
2.突发剧烈头痛。
3.中老年新发头痛。
4.伴有意识障碍或局灶神经体征。
5.伴有发热或脑膜刺激症状。
6.用力后加重。
7.症状经初步处理无缓解。
8.病因明确，需要住院治疗。</td></tr>
<tr><td>辅助检查</td><td>必检项
☐ 血常规：有感染者
☐ 脑电图：有感染者，或疑头痛性癫痫者
☐ 头部 X 线片或头颅 CT：有外伤史者，或长期头痛患者，持续加重者。
选检项
☐ 腰穿
☐ 颈椎 X 线片：疑颈椎病变者</td></tr>
<tr><td>主要治疗</td><td>治疗原则
明确病因，针对病因治疗。对症支持处理。
☐ 仔细询问病史和查体，评估患者病情及危险状态
☐ 村医和乡镇卫生院因诊治条件限制，对重症患者，立即拨打 120 救援电话，尽快转上级医院；同时对患者做急救处理。
☐ 积极寻找病因，对明确诊断者病因治疗</td></tr>
</table>

（续表）

<table>
<tr><td rowspan="2">医疗常规</td><td>主要治疗</td><td>□ 完善常规检查，制定初步治疗方案
□ 对症处理
□ 药物治疗（需排除颅内器质性病变）
□ 非甾体止痛药
□ 对乙酰氨基酚 0.5，口服，tid
□ 布洛芬 0.1～0.2，口服，tid
□ 钙离子拮抗剂
□ 氟桂利嗪 5～10mg，口服，qn
□ 尼莫地平 20mg，口服，tid
□ 止吐药
□ 甲氧氯普胺 10mg，口服，tid
□ 异丙嗪 25mg，肌内注射
□ 抗抑郁药，对精神因素所致的慢性头痛据情选用。
□ 眼科、耳鼻喉科、神经科等专科医师会诊
□ 其他并发症治疗（如应激性溃疡、感染、癫痫等）
□ 维持水电解质内环境平衡</td></tr>
<tr><td>主要护理</td><td>□ 根据病症表现落实相应学科护理常规及护理等级
□ 根据病症表现选择适宜饮食管理
□ 根据病情需要安排陪护
□ 吸氧/监护（根据病情可选）
□ 保留胃管/尿管（根据病情可选）
□ 安静卧床
注：任何功能性头痛都需要适当休息，避免情绪激动。
□ 保持大便通畅
□ 建立静脉通道
□ 静脉采血，完成相关检查
□ 口腔等特殊护理
□ 观察病情变化，正确执行医嘱
□ 卫生处置
□ 入院护理评估
□ 身份识别，戴腕带</td></tr>
</table>

（续表）

<table>
<tr><td rowspan="7">医疗安全</td><td>监测强化</td><td>□ 监测血压、脉搏、瞳孔等变化
□ 观察神志变化
□ 观察病情变化,注意有无症状加重等情况
□ 观察有并发症出现
□ 根据并发症情况调整治疗方案</td></tr>
<tr><td>用药安全</td><td>□ 非甾体止痛药:消化道出血、肾功能损害
□ 氟桂利嗪:抑郁者慎用
□ 止吐药:椎体外系反应
□ 对症治疗前必须排除颅内器质性病变</td></tr>
<tr><td>并发症</td><td>□ 电解质紊乱酸碱失衡(呕吐剧烈者)
□ 应激性溃疡</td></tr>
<tr><td>警戒值</td><td>□ 突发不能忍受的剧烈头痛
□ 意识障碍
□ 脑膜刺激征
□ 局灶神经体征</td></tr>
<tr><td>出院标准</td><td>□ 病因明确,可以院外治疗
□ 无明显临床症状
□ 排除颅内器质性病变</td></tr>
<tr><td>转院标准</td><td>具备下列 1 项条件者可转上级医院。
1.颅内病变者。
2.症状经处理未缓解。
3.症状加重或出现精神神志障碍或神经功能缺损。
4.基础疾病需要治疗。
5.因客观条件需要转诊者。
6.家人或患者有特殊要求者。
□ 具备转院指征者,及时转院
□ 拨打 120 求救支援
注:转出前做好转院途中的应急准备,颅内出血者注意头部平稳固定,呕吐者注意误吸。</td></tr>
</table>

（续表）

<table>
<tr><td rowspan="2">医疗沟通</td><td>病情告知</td><td>□ 解释病情,告知可能的风险,告知严重程度及预后
□ 出现危急值者或不能排除危及生命的疾病者签署病重或病危通知
□ 气道保护能力差者签署气管插管知情同意
□ 签署转诊风险告知</td></tr>
<tr><td>出院告知</td><td>□ 根据病情和治疗时间确定随访计划
□ 随诊内容:服药情况依从情况,有无药物不良反应,血常规等
□ 出院服药的具体用法
□ 服药可能出现的不良反应
□ 出现头痛加重、精神神志障碍、神经功能缺损等症状时需要随时来诊</td></tr>
</table>

第十四章 眩 晕

<table>
<tr><td>病症</td><td colspan="2">眩晕</td><td>ICD-10</td><td>R42. X00</td></tr>
<tr><td rowspan="3">医疗常规</td><td>临床表现与诊断</td><td colspan="3">眩晕是患者感到自身或周围环境物体旋转或摇动的一种主观感觉障碍,常伴有客观的平衡障碍,一般无意识障碍。主要由迷路、脑干及小脑病变引起,亦可由其他系统或全身性疾病而引起。注意,头晕是一种头重脚轻,不伴有周围环境或自身旋转的感觉。
一、病因与临床
1.周围性眩晕(耳性眩晕)　如梅尼埃病、迷路炎、内耳药物中毒、前庭神经元炎、位置性眩晕晕动病等。
2.中枢性眩晕(脑性眩晕)　颅内血管性疾病、颅内占位性病变、感染性病变、颅内脱髓鞘疾病及癫痫等。
3.其他　如低血压、高血压、阵发性心动过速、房室传导阻滞、各种原因贫血、出血、中毒、急性发热疾病等。
二、伴随症状
耳鸣、听力下降:见于前庭器官疾病、第八对脑神经病及肿瘤。
恶心、呕吐:见于梅尼埃病、晕动病。
共济失调:见于小脑、颅后凹或脑干病变。
眼球震颤:见于脑干病变、梅尼埃病。</td></tr>
<tr><td>入院标准</td><td colspan="3">1.症状未缓解。
2.颅脑外伤。
3.合并发热。
4.中枢性眩晕。</td></tr>
<tr><td>辅助检查</td><td colspan="3">必检项
☐ 血常规
☐ 前庭功能试验
☐ 眼震检测
☐ 电测听
☐ 头颅平片
☐ 头颅多普勒超声</td></tr>
</table>

（续表）

<table>
<tr><td rowspan="2">医疗常规</td><td>辅助检查</td><td>选检项
□ 头颅 MRI
□ 腰穿
□ 心电图
□ 头颅 MRI 或 CT(考虑中枢性眩晕或外伤)
□ 颈动脉血管超声
□ 颈椎正侧片
□ 妊娠试验(妊娠期要排除妊娠)</td></tr>
<tr><td>主要治疗</td><td>治疗原则
1.一般处理,卧床休息,呕吐明显者注意水电解质平衡;紧张者给予适量镇静药物。
2.对症治疗,药物治疗眩晕。
3.病因治疗。
注:快速终止或明显缓解眩晕发作,缓解患者紧张情绪,是首诊要解决的第一问题。
□ 仔细询问病史和查体,评估患者病情及危险状态
□ 村医和乡镇卫生院因诊治条件限制,对重症患者立即拨打 120 救援电话,尽快转有条件的上级医院;同时对患者先做急救处理。
□ 卧床休息
□ 对紧张患者给予适量镇静药物
□ 地西泮 10mg,肌内注射,st
□ 止晕(据情选用)
□ 盐酸倍他司汀 500mL,静脉滴注,qd
□ 异丙嗪 25mg,肌内注射,st
□ 盐酸氟桂利嗪胶囊 5~10mg,po,qn
□ 地巴唑片 10~20mg,tid,po
□ 苯海拉明片 40mg,st,po
□ 东莨菪碱片 0.3~0.6mg,bid,po
□ 针对病因治疗
□ 缺血性卒中:溶栓,抗血小板,他汀,抗凝
□ 出血性卒中:控制血压,减轻占位效应,神经保护,手术评估
□ 颅内肿瘤:对症治疗,手术评估</td></tr>
</table>

（续表）

医疗常规	主要治疗	□ 前庭神经元炎：抗病毒，激素，神经保护剂 □ 迷路炎：抗病毒，激素，神经保护剂 □ 梅尼埃病：利尿剂，激素，神经保护剂 □ 良性发作性位置性眩晕：复位治疗
	主要护理	□ 根据病症表现落实相应学科护理常规及护理等级 □ 根据病症表现选择适宜饮食管理 □ 根据病情需要安排陪护 □ 吸氧（酌情） □ 生命体征监护：意识、（卧立位）血压、呼吸、心率、脉搏氧 □ 病重/病危通知（酌情） □ 注意安全防护
医疗安全	监测强化	□ 监测意识、（卧立位）血压、呼吸、心率、脉搏氧
	用药安全	□ 前庭抑制剂：椎体外系反应 □ 止吐药：椎体外系反应 □ 对症治疗前必须排除颅内器质性病变
	并发症	□ 电解质紊乱酸碱失衡（呕吐剧烈者） □ 全身性疾病需要排除 □ 低血压 □ 贫血 □ 感染
	警戒值	□ 血压>180mmHg，或<90mmHg □ 小脑出血或梗死 □ 体温>38.5℃ □ 局灶神经体征
	出院标准	□ 症状消失 □ 周围性眩晕病情稳定 □ 首次发作者，应严密随访
	转院标准	**具备以下指征者转上级医院。** 1.颅内病变者。 2.症状经处理未缓解。 3.基础疾病需要治疗。

（续表）

医疗安全	转院标准	4.诊断不明，需要进一步明确。 □ 具备转院指征者，及时转院 □ 拨打120求救支援 **注：**转出前做好转院途中的应急准备、颅内出血者注意头部平稳固定，呕吐者注意误吸。
医疗沟通	病情告知	□ 解释病情，告知可能的风险，告知严重程度及预后 □ 出现危急值者或不能排除危及生命的疾病者签署病重或病危通知 □ 签署转诊风险告知
	出院告知	□ 根据病情和治疗时间确定随访计划 □ 随诊内容：服药情况依从情况，有无药物不良反应，血常规等 □ 出院服药的具体用法 □ 服药可能出现的不良反应 □ 出现头晕、呕吐等症状时需要随时来诊

第十五章 昏 迷

<table>
<tr><td>病症</td><td>昏迷</td><td>ICD-10</td><td>R40.200</td></tr>
<tr><td rowspan="1">医疗常规</td><td>临床表现与诊断</td><td colspan="2">意识障碍根据其严重程度分为嗜睡、昏睡、昏迷。昏迷是最严重的意识障碍,泛指对外界的一切刺激无自主的反应。昏迷分为浅昏迷和深昏迷,其中浅昏迷可以出现肢体简单防御反射,而深昏迷无任何反应。昏迷多由于高级神经中枢功能活动(意识、感觉和运动)受损所引起。
一、病因与临床
重症急性感染:如败血症、肺炎、中毒型菌痢、伤寒、颅脑感染等。
颅脑非感染性疾病:如脑出血、脑缺血、蛛网膜下隙出血、高血压脑病等脑血管疾病;脑肿瘤、脑脓肿等脑占位性疾病;脑震荡、脑挫裂伤、外伤性颅内血肿、颅骨骨折等颅脑损伤;癫痫。
内分泌与代谢疾病:如尿毒症、肝性脑病、肺性脑病、甲状腺危象、糖尿病性昏迷、低血糖、妊娠中毒症等
心血管疾病:如重度休克、心律失常引发的阿斯综合征等。
水电解质平衡紊乱:如低钠血症、低氯性碱中毒、高氯性酸中毒。
外源性中毒:如安眠药、有机磷杀虫剂、氰化物、一氧化碳、乙醇和吗啡等中毒。
物理性及缺氧性损害:如高温中暑、日射病、触电等。
二、伴随症状
脑膜刺激征:见于脑膜炎、蛛网膜下隙出血。
发热:先发热后有昏迷者可见于重症感染性疾病;先有昏迷后有发热者见于脑出血、蛛网膜下隙出血、巴比妥类药物中毒等。
呼吸缓慢:是呼吸中枢受抑制表现,可见于吗啡、巴比妥类、有机磷类杀虫剂等中毒。
瞳孔散大:多见于颠茄类、乙醇、氰化物等中毒以及癫痫、低血糖状态等
瞳孔缩小:可见于吗啡类、巴比妥类、有机磷杀虫剂等中毒</td></tr>
</table>

（续表）

<table>
<tr><td rowspan="3">医疗常规</td><td>临床表现与诊断</td><td>心动过缓：可见于颅内高压症、房室传导阻滞以及吗啡类毒蕈等中毒。
高血压：可见于高血压脑病、脑血管意外、肾炎尿毒症等。
低血压：见于各种原因的休克。
皮肤黏膜改变：出血点、瘀斑和紫癜可见于严重感染和出血性疾病；口唇呈樱红色提示一氧化碳中毒。
三、临床需对貌似昏迷的情况进行鉴别：
1.癔症　常见于精神刺激后，患者对外界刺激无反应，双目紧闭，用力拨开眼睑时眼球有躲避现象，瞳孔光反应灵敏，无神经系统阳性体征。
2.昏厥　指大脑一过性供血不足，引起短暂意识障碍，往往数秒或数分钟恢复，心源性的因素多见。
3.失语　严重的混合性失语（运动性和感觉性失语）伴有肢体瘫痪时，失去对外界刺激的反应能力。但一般这类患者对疼痛刺激的反应是灵敏的，对表情、示意性动作仍能领会。
4.木僵　见于精神分裂症患者，患者不言、不食、不动，对刺激无反应，极似昏迷。这种患者常有蜡样屈曲、违拗症和空气枕头等体征，或有兴奋躁动的病史。
5.去大脑皮质综合征　又称醒状昏迷，是由于大脑皮质广泛抑制，而皮质下网状结构（如脑干）功能已经恢复，出现皮质与脑干功能分离。患者可出现睁眼睛、吞咽等功能，亦有疼痛刺激反应和对光反射等，但无皮质功能，即无自主有目的的活动。这种状态可能是患者从深昏迷逐步清醒的中间期，亦可能是植物状态。</td></tr>
<tr><td>入院标准</td><td>所有急性昏迷患者均需要住院。</td></tr>
<tr><td>辅助检查</td><td>必检项
☐ 血常规（首诊即刻检查）
☐ 尿常规
☐ 大便常规
☐ 血气分析
☐ 血糖（首诊即刻检查）
☐ 肝功能（急诊）
☐ 肾功能（急诊）
☐ 电解质（急诊）
☐ 心电图</td></tr>
</table>

（续表）

<table>
<tr><td rowspan="2">医疗常规</td><td>辅助检查</td><td>选检项
□ 头颅 CT/MRI
□ 脑电图
□ 腰穿，颅压测量和脑脊液检查
□ 胸片（有条件单位建议床边检查）
□ 心肌酶</td></tr>
<tr><td>主要治疗</td><td>治疗原则
昏迷患者一般病情危重，必须争分夺秒，抓住主要矛盾，先行抢救；同时详细询问病史，抓紧检查，尽快明确病因，指导病因治疗。
□ 仔细询问病史和查体，根据患者病情评估危险状态
□ 村医和乡镇卫生院因诊治条件限制，立即拨打 120 救援电话，尽快转有条件的上级医院；同时对患者先做急救处理。
□ 迅速清理呼吸道，保持气道通畅：患者头偏向一侧利于口腔分泌物引流；口腔放置咽导管，减轻舌后坠对呼吸道的影响。
□ 吸氧（prn）
□ 吸痰（prn）
□ 气管插管/人工或机械辅助呼吸：如呼吸微弱或呛咳反射微弱或消失者。痰多有窒息危险时应作气管切开术。
□ 外伤患者常规颈托
□ GCS 评分并记录
□ 急诊测血压、血糖、心电图
□ 建立静脉通路静脉补液：纠正水、电解质、酸碱失衡，补充和维持热量供应。疑似低血糖昏迷者，首诊给 50%GS 40～80mL，静脉注射。
□ 支持治疗
　□ 颅内高压者
　　□ 20%甘露醇 125～250mL，静脉滴注，q6h
　　□ 呋塞米 20mg，静脉注射，q6～12h
　□ 疑似感染（据情选一）：合理选用抗生素，防止二重感染，感染中毒症状严重者，可用氢化可的松或地塞米松。
　　□ 头孢曲松 2.0g，静脉滴注，qd 或 q12h</td></tr>
</table>

（续表）

<table>
<tr><td rowspan="2">医疗常规</td><td>主要治疗</td><td>□ 头孢他啶 1～2g，静脉滴注，q8h
□ 维持循环功能：收缩压<90mmHg 或尿量少于17mL/h 者，应给予升压药，保证重要脏器血供。如间羟胺、多巴胺等。
□ 呼吸兴奋剂：有呼吸衰竭时可用，如洛贝林、尼可刹米等。
□ 根据病情可选用胞磷胆碱（脑出血急性期不用）、纳洛酮、醋谷胺、甲氯芬酯、醒脑静等。
□ 昏迷时间长者应鼻饲流质饮食或全胃肠外营养。
□ 对症处理
□ 高热
□ 物理降温
□ 氯丙嗪 25mg+异丙嗪 25mg，静脉注射，st（注意血压和呼吸）
□ 抽搐
□ 地西泮 10mg，静脉注射，st（注意呼吸）
□ 防止咬伤或跌伤
□ 病因治疗
□ 疑似地西泮中毒
□ 氟马西尼 0.2mg，静脉注射（癫痫或抽搐者避免）。
□ 胃管引流、洗胃：对误服患者。
□ 一氧化碳中毒
□ 吸氧
□ 高压氧
□ 防治并发症
□ 加强护理，注意保暖，留置导尿，保持皮肤清洁干燥，防止褥疮。</td></tr>
<tr><td>主要护理</td><td>□ 根据病症表现落实相应学科护理常规及护理等级
□ 根据病症表现选择适宜饮食管理
□ 根据病情需要安排陪护
□ 建立静脉通道
□ 吸氧（prn）
□ 吸氧（prn）
□ 生命体征（意识、瞳孔、血压、呼吸、心率、脉搏氧）监护
□ 病重/病危通知
□ 心肺复苏（据情）</td></tr>
</table>

（续表）

医疗常规	主要护理	□ 开通静脉通路及时正确执行医嘱 □ 观察记录患者病情变化，及时和医师沟通 □ 静脉留置针管理 □ 静脉采血，完成相关检查 □ 体位护理，头侧位保持呼吸道通畅； □ 口腔护理 □ 卫生处置 □ 身份识别，戴腕带
医疗安全	监测强化	□ 记出入量 □ 观测血压、呼吸、脉搏，q * h □ 观察神志 □ 测尿量 □ 心电监测 □ 观察病情变化。 □ 根据病因诊断情况调整治疗方案
	用药安全	□ 降颅压药：肾功能损伤 □ 抗癫痫药：呼吸抑制 □ 利尿剂：低钾 □ 抗微生物药：合理使用
	并发症	□ 吸入性肺炎 □ 呼吸衰竭 □ 应激性溃疡
	警戒值	□ 昏迷本身就是危急症状，如若合并其他危急体征，风险加倍
	出院标准	□ 病因明确，意识恢复，生命体征稳定，病症缓解
	转院标准	**具备下列 1 项条件者可转上级医院。** 1.病因诊断不明。 2.合并心肺疾病。 3.考虑为内分泌危象。 4.经过治疗后症状缓解不明显。 □ 若不能满足会诊要求，或无进一步救治条件，转往上级医院。 □ 拨打 120 请求支援 **注：**转出前做好转院途中的应急准备，注意保持呼吸道通畅。

（续表）

医疗沟通	病情告知	□ 解释病情，告知可能的风险，告知严重程度及预后 □ 排除低血糖昏迷、心因性昏迷、癫痫发作后签署病重或病危通知 □ 需要气管插管者签署知情同意 □ 签署转诊风险告知
	出院告知	□ 根据病情和治疗时间确定随访计划 □ 随诊内容：服药情况依从情况，有无药物不良反应，根据病因确定复查项目等 □ 出院服药的具体用法 □ 服药可能出现的不良反应 □ 急性意识障碍随时来诊

第二篇　常见疾病门诊和住院诊疗规范

第十六章　急性上呼吸道感染

<table>
<tr><td>病种</td><td colspan="2">急性上呼吸道感染</td><td>ICD-10</td><td>J06.900</td></tr>
<tr><td>医疗常规</td><td>诊断标准</td><td colspan="3">急性上呼吸道感染简称上感，为外鼻孔至环状软骨下缘包括鼻腔、咽或喉部急性炎症的概称。

一、病因

约70%~80%由病毒引起，包括鼻病毒、冠状病毒、腺病毒、流感和副流感病毒等。另有20%~30%的上感为细菌引起，可单纯发生或继发于病毒感染之后发生，以口腔定植菌溶血性链球菌为多见，其次为流感嗜血杆菌、肺炎链球菌和葡萄球菌等。

二、临床表现

1.普通感冒　为病毒感染引起，俗称伤风，又称急性鼻炎或上呼吸道卡他。起病急，主要表现为鼻部症状，如喷嚏、鼻塞、流清水样鼻涕，也可表现为咳嗽、咽干、咽痒或烧灼感。2~3天后鼻涕变黄，可伴咽痛、头痛、流泪、味觉迟钝、呼吸不畅、声嘶等。有时由于咽鼓管炎致听力减退。严重者有发热等。体检鼻腔黏膜充血、水肿、有分泌物，咽部可为轻度充血。一般经5~7天痊愈。

2.急性病毒性咽炎和喉炎　由鼻病毒、腺病毒、流感病毒、副流感病毒及肠病毒等引起。表现为咽痒和灼热感，咽痛不明显。咳嗽少见。急性喉炎多为流感病毒、副流感病毒及腺病毒等引起，表现为声嘶、讲话困难，可有发热、咽痛或咳嗽。体检见咽部充血、水肿，局部淋巴结轻度肿大和触痛，有时可闻及喉部的喘息声。

3.急性疱疹性咽峡炎　多由柯萨奇病毒A引起，表现为明显咽痛、发热，病程约一周。查体见咽部充血，软腭、腭垂、咽及扁桃体表现有灰白色疱疹及浅表溃疡，周围伴红晕。多见于儿童。

4.急性咽结膜炎　由腺病毒、柯萨奇病毒等引起。表现为发热、咽痛、畏光、流泪、咽及结膜明显充血。病程4~6天，多见于夏季，由游泳传播，儿童多见。</td></tr>
</table>

（续表）

<table>
<tr><td rowspan="3">医疗常规</td><td>诊断标准</td><td>5.急性咽扁桃体炎　多为溶血性链球菌，其次为流感嗜血杆菌、肺炎球菌、葡萄球菌等引发。起病急，咽痛明显、伴发热、畏寒，体温可达 39 度以上。查体咽部明显充血，扁桃体肿大、充血，表现有黄色脓性分泌物。有时伴有颌下淋巴结肿大、压痛，而肺部检查无异常。
辅助检查：白细胞计数常正常或偏低，伴淋巴细胞比例升高；细菌感染者可有白细胞计数与中性粒细胞增多和核左移现象。
三、并发症
急性鼻窦炎、中耳炎、气管支气管炎。部分患者可继发溶血性链球引起的风湿热、肾小球肾炎等。少数患者可并发病毒性心肌炎。
注：详细询问流行病学史，注意排除传染性疾病，如手足口病等。</td></tr>
<tr><td>入院标准</td><td>急性上呼吸道感染多采取门诊处理。对老年患者、出现并发症者及合并其他疾病者（如心脏病、糖尿病等）</td></tr>
<tr><td>辅助检查</td><td>必检项
□ 血常规
□ 胸部 X 线检查
选检项
□ 病原学检查：需确定病毒或细菌类型指导临床用药时，根据条件确定实施。
□ 尿常规
□ ESR
□ CRP
□ 肝功能
□ 肾功能
□ 电解质
□ 心肌酶
□ 心电图
□ 鼻窦 X 线检查</td></tr>
</table>

（续表）

<table>
<tr><td rowspan="2">医疗常规</td><td>主要治疗</td><td>治疗原则
急性上呼吸道感染多经门诊指导治疗就可解决，仅少部分患者需住院处理。主要以对症处理为主，同时戒烟、注意休息、多饮水、保持室内空气流通和防治继发细菌感染等。
□ 仔细询问病史和查体，评估患者病情和危险状态
□ 退热对症处理，必要时适当给予
□ 对乙酰氨基酚 0.5，口服，prn
□ 抗病原体治疗
□ 抗病毒
无发热、免疫功能正常，一般无须应用抗病毒药。有免疫缺陷患者，可早期据情使用金刚烷胺或奥司他韦。
□ 金刚烷胺：100mg 口服，bid，用 5-7 天
□ 奥司他韦：成人和 13 岁以上青少年的推荐口服剂量是每次 75 毫克，每日 2 次，共 5 天。
□ 抗菌药物（酌情选一）
有白细胞升高、咽部脓苔、咯黄痰和流鼻涕等细菌感染证据时可据情选用抗菌药物。
□ 罗红霉素 150mg，bid，口服
□ 阿奇霉素 0.25g，qd，口服
□ 琥乙红霉素 0.5g，tid，口服
□ 阿莫西林 0.5g，tid，口服
□ 中药治疗：如小柴胡冲剂、银翘解毒片等。
□ 评价治疗效果，调整治疗方案</td></tr>
<tr><td>主要护理</td><td>□ 根据病症表现落实相应学科护理常规及护理等级
□ 根据病症表现选择适宜饮食管理
□ 根据病情需要安排陪护
□ 静脉采血，完成相关检查
□ 遵医嘱落实治疗，并注意观察病情变化
□ 协助医师尽快做出临床诊断
□ 保持呼吸道通畅
□ 健康宣教
□ 心理护理
□ 卫生处置
□ 入院护理评估
□ 身份识别，戴腕带</td></tr>
</table>

（续表）

<table>
<tr><td rowspan="7">医疗安全</td><td>监测强化</td><td>当患者有以下情况要加强监测
生命体征不平稳；低血压；老年患者；水电解质紊乱；合并其他疾病者（如心脏病、糖尿病、脑血管病后遗症吞咽障碍等）。
□ 观测体温、血压、呼吸、脉搏、神志
□ 观察有无并发症出现
□ 根据并发症情况调整治疗方案</td></tr>
<tr><td>用药安全</td><td>□ 金刚烷胺：可以出现幻觉、谵妄，老人慎用
□ 对乙酰氨基酚：发热时使用，注意肾功能损害，大汗脱水
□ 抗菌药：要有明确细菌感染指征</td></tr>
<tr><td>并发症</td><td>□ 支气管炎
□ 肺炎
□ 中耳炎
□ 鼻窦炎</td></tr>
<tr><td>警戒值</td><td>□ 体温>38.5℃
□ 出现皮疹（注意除外传染病）</td></tr>
<tr><td>出院标准</td><td>□ 症状消失 24 小时以上
□ 生命体征稳定
□ 基础疾病稳定，无须治疗或可以在社区口服用药</td></tr>
<tr><td>转院标准</td><td>一般无须转院，具备下列情况者可考虑转上级医院
1.合并精神萎靡；持续头痛；高热不退者
2.出现生命体征不平稳；血压下降、心动过速不能缓解，氧饱和度下降。
3.症状不能缓解及家人要求转院时。
4.合并的疾病有加重趋势时，如慢阻肺、心脏病、脑血管病后遗症吞咽障碍等；或合并肺炎、呼吸衰竭时。
5.传染病可能者。
□ 具备转院指征者，及时转院
□ 拨打 120 求救支援
注：转出前做好转院途中的应急准备。</td></tr>
</table>

（续表）

<table>
<tr><td rowspan="2">医疗沟通</td><td>病情告知</td><td>□ 解释病情，告知可能的风险，告知严重程度及预后
□ 需要气管插管者签署知情同意
□ 签署转诊风险告知</td></tr>
<tr><td>出院告知</td><td>□ 根据病情和治疗时间确定随访计划
□ 随诊内容：饮食精神、自觉症状
□ 发热、咳嗽、呼吸困难随时来诊</td></tr>
<tr><td>疾病预防</td><td colspan="2">1.隔离传染源。
2.避免受凉和过度劳累，有助于降低易感性。
3.加强锻炼、增强体质、生活饮食规律、改善营养。
4.改善生活卫生环境，防止空气污染。
5.年老体弱易感者在上呼吸道感染流行时应戴口罩，并避免在人多的公共场合出入。</td></tr>
</table>

第十七章 急性气管-支气管炎

<table>
<tr><td>病种</td><td>急性气管-支气管炎</td><td>ICD-10</td><td>J20.902</td></tr>
<tr><td rowspan="3">医疗常规</td><td>诊断标准</td><td colspan="2">急性气管-支气管炎是由生物、物理、化学刺激或过敏等因素引起的急性气管-支气管黏膜炎症。
1.起病较急,通常全身症状较轻,可有发热;初为干咳或少量黏液痰,随后痰量增多,咳嗽加剧,偶伴血痰。咳嗽、咳痰可延续 2~3 周。如迁延不愈,可演变成慢性支气管炎。伴支气管痉挛时,可出现程度不等的胸闷气促。
2.体检可无明显阳性体征,也可以在两肺听到散在干、湿啰音,部位不固定,咳嗽后可减少或消失。
3.辅助检查:周围血白细胞计数可正常。由细菌感染引起者,可伴白细胞总数和中性粒细胞百分比升高,血沉加快。痰培养可发现致病菌。X 线胸片检查大多为肺纹理增强。少数无异常发现。
4.排除流行性感冒、急性上呼吸道感染、支气管肺炎、肺结核、肺癌、肺脓肿、麻疹、百日咳等。</td></tr>
<tr><td>入院标准</td><td colspan="2">1.心肺部慢性基础疾病史。
2.存在支气管痉挛。</td></tr>
<tr><td>辅助检查</td><td colspan="2">必检项
□ 血常规
□ ESR
□ 胸片
选检项
□ 尿常规
□ CRP
□ 肝功能
□ 肾功能
□ 电解质
□ 胸部 CT
□ 病原学检查</td></tr>
</table>

（续表）

医疗常规	主要治疗	**治疗原则** 急性气管-支气管炎多经门诊指导治疗就可解决，仅少部分患者需住院处理。主要以对症处理为主；有细菌感染者给予抗菌药物治疗；同时戒烟、多休息、多饮水、避免劳累，改善生活卫生环境，防止空气污染。 □ 评估病情，制定初步治疗方案 □ 对症治疗 □ 祛痰剂（酌情选用） □ 氨溴索 30mg，q8h/q12h，静脉滴注 □ 溴己新 4～8mg，q8h/q12h，静脉滴注 □ 羧甲司坦 0.5g，口服，tid □ 止咳药物（酌情选用） □ 喷托维林 25mg，tid，口服 □ 盐酸二氧丙嗪片 5mg，bid，口服 □ 止咳祛痰中成药 □ 急支糖浆 20mL，tid，口服 □ 甘草溶液 10mL，tid，口服 □ 退热（酌情选一）：伴有发热者，必要时予退热对症处理。 □ 对乙酰氨基酚 0.5，口服，prn □ 吲哚美辛栓 50～100mg，纳肛，prn □ 赖氨匹林 0.9，静脉滴注，prn □ 抗组胺药物（酌情选用） □ 异丙嗪 12.5mg，tid，口服 □ 西替利嗪片 10mg，qd，口服 □ 抗病原体治疗 □ 参照上呼吸道感染章节 □ 基础疾病治疗 □ 评价治疗效果，调整治疗方案 □ 支持治疗及维持水、酸碱平衡，纠正电解质紊乱
	主要护理	□ 根据病症表现落实相应学科护理常规及护理等级 □ 根据病症表现选择适宜饮食管理 □ 根据病情需要安排陪护 □ 静脉采血，完成相关检查 □ 保持呼吸道通畅

（续表）

医疗常规	主要护理	□ 可致敏感药物皮试 □ 遵医嘱落实治疗，并注意观察病情变化 □ 健康宣教、心理护理 □ 卫生处置 □ 入院护理评估 □ 身份识别，戴腕带
医疗安全	监测强化	当患者有以下情况要加强监测。 生命体征不平稳；低血压；老年患者；水电解质紊乱；合并其他疾病者（如心脏病、糖尿病、脑血管病后遗症吞咽障碍等）。 □ 观测体温、血压、呼吸、脉搏 □ 观察神志 □ 心电监测 □ 观察有无并发症出现 □ 根据并发症情况调整治疗方案
	用药安全	□ 退热药：发热时使用；注意肾功能损害，大汗脱水 □ 抗菌药：有明确细菌感染指征，尽量避免联合使用 □ 止咳药：嗜睡，避免高空作业及开车
	并发症	□ 肺炎 □ 中耳炎 □ 呼吸衰竭
	警戒值	□ 体温>38.5℃ □ 出现皮疹（注意排除传染病） □ 呼吸频率>20 次/分 □ 肺部听诊哮鸣音
	出院标准	□ 无继发感染 □ 无呼吸衰竭 □ 基础疾病稳定，无须治疗或可以在社区康复处理
	转院标准	**一般无须转院，具备下列 1 项条件者可转上级医院。** 1.有基础肺部疾病史，如慢性阻塞性肺病，支气管哮喘等 2.出现生命体征不平稳；血压下降、心动过速不能缓解，氧饱和度下降 3.症状不能缓解及家人要求转院时

（续表）

<table>
<tr><td rowspan="1">医疗安全</td><td>转院标准</td><td>4.合并的疾病有加重趋势时
□ 具备转院指征者，及时转院
□ 拨打 120 求救支援
注：转出前做好转院途中的应急准备。</td></tr>
<tr><td rowspan="2">医疗沟通</td><td>病情告知</td><td>□ 解释病情，告知可能的风险，告知严重程度及预后
□ 需要气管插管者签署知情同意
□ 签署转诊风险告知</td></tr>
<tr><td>出院告知</td><td>□ 根据病情和治疗时间确定随访计划
□ 随诊内容：自觉症状，精神饮食等
□ 发热、咳嗽、呼吸困难随时来诊</td></tr>
<tr><td>疾病预防</td><td colspan="2">1.预防感冒，隔离传染源。
2.避免受凉和过度劳累，有助于降低易感性。
3.加强锻炼、增强体质、生活饮食规律、改善营养。
4.改善生活卫生环境，防止空气污染。
5.年老体弱易感者在上呼吸道感染流行时应戴口罩，并避免在人多的公共场合出入。
6.清除鼻、咽、喉等部位的病灶。</td></tr>
</table>

第十八章　慢性支气管炎

<table>
<tr><td>病种</td><td colspan="2">慢性支气管炎</td><td>ICD-10</td><td>J42.x00</td></tr>
<tr><td rowspan="2">医疗常规</td><td>诊断标准</td><td colspan="3">慢性支气管炎是气管、支气管黏膜及其周围组织的慢性非特异性炎症。病因可能为有害气体和有害颗粒损害气道上皮细胞;病毒、衣原体等感染细菌;免疫、年龄和气候等因素均与慢性支气管炎有关。
一、临床表现
1.临床上以咳嗽、咳痰为主要症状,或伴有喘息,每年发病持续 3 个月,连续 2 年或 2 年以上者。
2.排除具有咳嗽、咳痰、喘息症状的其他疾病,如肺结核、肺尘埃沉着症、肺脓肿、心脏病、心功能不全、支气管扩张、支气管哮喘、慢性鼻咽炎、食管反流综合征等疾患。
3.体检　早期多无异常。急性发作期可在背部或双肺底听到干、湿啰音,咳嗽后可减少或消失。如合并哮喘可闻及广泛哮鸣音并伴呼气期延长。
4.实验室检查　细菌感染时可出现白细胞总数和/或中性粒细胞增高。X 线检查表现为肺纹理增粗、紊乱,呈网状或条索状、斑点状阴影,以双下肺野明显。有小气道阻塞时,肺功能检查发现最大呼气流速-容量曲线在 75%和 50%肺容量时,流量明显降低。痰检可培养出致病菌。
二、慢性支气管炎临床分期
分为急性发作期、慢性迁延期、临床缓解期。急性加重的主要原因是呼吸道感染,病原体可以是病毒、细菌、支原体、衣原体等。
三、鉴别诊断
需与咳嗽变异型哮喘、嗜酸细胞性支气管炎、肺结核、支气管肺癌、肺间质纤维化、支气管扩张等鉴别。</td></tr>
<tr><td>入院标准</td><td colspan="3">1.症状明显加重,初步治疗疗效不佳。
2.伴新发症状或体征。
3.出现并发症。</td></tr>
</table>

（续表）

<table>
<tr><td rowspan="2">医疗常规</td><td>辅助检查</td><td>必检项
☐ 血常规
☐ ESR
☐ 胸部 X 线平片
选检项
☐ 心电图
☐ 肺功能检查：是判断气流受限的主要客观指标。
☐ 痰病原学检查，痰涂片或培养
☐ 尿常规
☐ 大便常规
☐ CRP
☐ 结核菌素试验
☐ 肿瘤标志物
☐ 胸部 CT</td></tr>
<tr><td>主要治疗</td><td>治疗原则
慢性支气管炎治疗主要是急性加重期及慢性迁延期的控制感染、镇咳祛痰及平喘处理和缓解期的戒烟、加强锻炼、预防复发等。轻症患者可门诊给予对症处理。
☐ 仔细询问病史和查体，评估患者病情及危险状态
☐ 村医和乡镇卫生院因诊治条件限制，对重症及有并发症患者，立即拨打 120 救援电话，尽快转有条件的上级医院处理。
☐ 急性加重期治疗主要是控制感染，根据病原酌情选用抗菌药物 1～2 种
☐ 半合成青霉素（酌情选一）
☐青霉素 480 万 U，q8h/q12h，静脉滴注
☐哌拉西林 4.0，q6h/q12h，静脉滴注
☐阿莫西林 0.5，q8h/q6h，口服
☐ 头孢类药物（酌情选一）
☐ 头孢呋辛 0.75/1.5，q8h/q12h，静脉滴注或 0.25～0.5，bid 口服
☐ 头孢唑林 1.0～2.0g，q8h/q12h，静脉滴注
☐ 头孢曲松 2.0g，qd，静脉滴注
☐ 头孢哌酮/舒巴坦 2.0g，q12h，静脉滴注</td></tr>
</table>

（续表）

<table>
<tr><td rowspan="2">医疗常规</td><td>主要治疗</td><td>□ 喹诺酮类(酌情选一)(哺乳期妇女及小儿忌用)
□ 左氧氟沙星 0.4~0.6g,q12h/qd,静脉滴注
□ 环丙沙星 0.1~0.4g,q12h/qd,静脉滴注
□ 阿奇霉素 0.5g,qd,静脉滴注(青霉素过敏者选用)
□ 阿米卡星 0.4~0.6g,qd,静脉滴注
□ 克林霉素 0.6~0.75,q12h,静脉滴注(青霉素过敏者选用)
□ 复方磺胺甲基异口恶唑(SMZ-co)2 片,bid
□ 病毒感染者给予利巴韦林等治疗
□ 祛痰剂(酌情选用)
□ 氨溴索 30mg,静脉滴注,q8h/q12h
□ 溴己新 16mg,口服,tid 或 4~8mg,静脉滴注,q8h/q12h
□ 羧甲司坦 0.5g,口服,tid
□ 止咳药物(干咳为主者可用)
□ 喷托维林 25mg,tid,口服
□ 右美沙芬 30mg,tid,口服
□ 中药治疗:止咳祛痰中成药
□ 急支糖浆 20mL,tid,口服
□ 复方甘草溶液 10mL,tid,口服
□ 退热对症处理(酌情选一)
□ 对乙酰氨基酚 0.5,口服,prn
□ 赖氨匹林 0.9,静脉滴注,prn
□ 基础疾病治疗
□ 评价治疗效果,调整治疗方案
□ 支持治疗及维持水、酸碱平衡,纠正电解质紊乱
□ 缓解期治疗主要为教育和劝导患者戒烟。因职业和环境因素所致者,建议脱离污染环境。反复感染者,可给予免疫调节剂等处理。</td></tr>
<tr><td>主要护理</td><td>□ 根据病症表现落实相应学科护理常规及护理等级
□ 根据病症表现选择适宜饮食管理
□ 根据病情需要安排陪护
□ 静脉采血,完成相关检查
□ 保持呼吸道通畅</td></tr>
</table>

（续表）

医疗常规	主要护理	□ 可致敏感药物皮试 □ 遵医嘱落实治疗，并注意观察病情变化 □ 协助医师尽快做出临床诊断 □ 健康宣教 □ 心理护理 □ 卫生处置 □ 入院护理评估 □ 身份识别，戴腕带
医疗安全	监测强化	**当患者有以下情况要加强监测。** 生命体征不平稳；低血压；老年患者；水电解质紊乱；合并其他疾病者（如心脏病、糖尿病、脑血管病后遗症等）。 □ 观测体温、血压、呼吸、脉搏 □ 观察神志 □ 心电监测 □ 观察有无并发症出现 □ 根据并发症情况调整治疗方案
	用药安全	□ 退热药：发热时使用注意肾功能损害，大汗脱水 □ 抗菌药：有明确细菌感染指征，尽量避免联合使用 □ 止咳药：嗜睡，避免高空作业及开车
	并发症	□ 慢性肺源性心脏病 □ 酸碱失衡、电解质紊乱 □ 肺性脑病
	警戒值	□ 二氧化碳明显潴留 □ 末梢血氧<90% □ 呼吸频率>20 次/分
	出院标准	1.无发热，症状明显缓解，咳嗽、咳痰好转。 2.生命体征平稳。 3.没有需要住院治疗的并发症和/或并发症。

（续表）

<table>
<tr><td rowspan="1">医疗安全</td><td>转院标准</td><td>具备下列1项条件者可转上级医院
1.在院治疗72小时以上症状不能缓解者。
2.出现生命体征不平稳;血压下降、心动过速不能缓解,氧饱和度下降。
3.家人要求转院时。
4.合并的疾病有加重趋势。
5.出现其他不可预测的并发症或疾病时。
□ 具备转院指征者,及时转院
□ 拨打120求救支援
注:转出前做好转院途中的应急准备,保持呼吸道通畅。</td></tr>
<tr><td rowspan="2">医疗沟通</td><td>病情告知</td><td>□ 解释病情,告知可能的风险,告知严重程度及预后
□ 需要气管插管者签署知情同意
□ 无创通气者,告知相关注意事项
□ 签署转诊风险告知</td></tr>
<tr><td>出院告知</td><td>□ 根据病情和治疗时间确定随访计划
□ 随诊内容:咳、痰、喘等
□ 咳、痰、喘加重时随时来诊</td></tr>
<tr><td>疾病预防</td><td colspan="2">1.戒烟,是最简单易行的预防措施。
2.控制职业和环境污染,减少有害气体或有害颗粒的吸入。
3.注射疫苗,如流感疫苗、肺炎链球菌疫苗、卡介菌多糖核酸等,对防止患者反复感染可能有益。
4.加强体育锻炼,增强体质,提高免疫力。
5.寒冷季节注意保暖。
6.预防感冒等。</td></tr>
</table>

第十九章　慢性阻塞性肺疾病

<table>
<tr><td>病种</td><td colspan="2">慢性阻塞性肺疾病</td><td>ICD-10</td><td>J44.900</td></tr>
<tr><td>医疗常规</td><td>诊断标准</td><td colspan="3">慢性阻塞性肺疾病(COPD)是一组气流受限为特征的肺部疾病,气流受限不完全可逆,呈进行性发展,但是可以预防和治疗的疾病。COPD 病理改变主要表现为慢性支气管炎及肺气肿。体检呈桶状胸、双侧语颤减弱、肺部听诊过清音、两肺呼吸音减弱,部分患者可闻及湿性啰音和(或)干性啰音。
COPD 主要根据吸烟等高危因素史、临床症状、体征及肺功能检查等综合分析确定。不完全可逆的气流受限是 COPD 诊断的必要条件。吸入支气管舒张药后 FEV1/FVC<70%及 FEV1<80%预计值可确定为不完全可逆的气流受限。
一、COPD 严重程度分级
1 级,轻度:FEV1/FVC<70%、FEV1≥80%预计值,有或无慢性咳嗽、咳痰症状。
2 级,中度:FEV1/FVC<70%、50%≤FEV1<80%预计值,有或无慢性咳嗽、咳痰症状。
3 级,重度:FEV1/FVC<70%,30%≤FEV1<50%预计值,有或无慢性咳痰、咳嗽症状。
4 级,极重度:FEV1/FVC<70%,FEV1<30%预计值,或 FEV1<50%预计值,伴有慢性呼吸衰竭。
二、COPD 病程分期
1.急性加重期　指在疾病过程中,短期内咳嗽、咳痰、气短和(或)喘息加重,痰量增多,呈脓性或黏液脓性,可伴发热等症状。
2.稳定期　指患者咳嗽、咳痰、气短等症稳妥定或症状较轻。
三、COPD 鉴别诊断
COPD 需与支气管哮喘、支气管扩张、肺结核、弥散性泛细支气管炎、支气管肺癌等。
四、COPD 并发症
慢性呼吸衰竭、自发性气胸、慢性肺源性心脏病。</td></tr>
</table>

（续表）

<table>
<tr><td rowspan="3">医疗常规</td><td>入院标准</td><td>1.症状明显加重,初步治疗疗效不佳。
2.新发症状或体征。
3.出现并发症。</td></tr>
<tr><td>辅助检查</td><td>必检项
□ 血常规
□ ESR
□ 胸部 X 线平片
□ 心电图
□ 血气分析
选检项
□ 肺功能检查:是判断气流受限的主要客观指标。
□ 痰病原学检查
□ 尿常规
□ 大便常规
□ CRP
□ 结核菌素试验
□ 肿瘤标志物
□ 肝功能
□ 肾功能
□ 电解质
□ 心肌酶
□ 胸部 CT</td></tr>
<tr><td>主要治疗</td><td>治疗原则
COPD 治疗主要是治疗如慢性支气管炎等原发病,祛痰、解痉平喘、抗感染及呼吸功能锻炼等。
□ 仔细询问病史和查体,根据患者病情评估危险状态
急性加重期治疗
□ 评估病情,制定初步治疗方案
□ 对出现低氧血症者可鼻导管低流量吸氧(吸入氧浓度 28%～30%)
□ 急性加重期治疗主要是控制感染,根据病原酌情选用抗菌药物 1～2 种</td></tr>
</table>

（续表）

<table>
<tr><td rowspan="1">医疗常规</td><td>主要治疗</td><td>□ 半合成青霉素（酌情选一）
□青霉素 480 万 U，q8h/q12h，静脉滴注
□哌拉西林 4.0，q6h/q12h，静脉滴注
□阿莫西林 0.5，q8h/q6h，口服
□ 头孢类药物（酌情选一）
□ 头孢呋辛 0.75/1.5，q8h/q12h，静脉滴注或 0.25～0.5，bid 口服
□ 头孢唑林，1.0～2.0g，q8h/q12h，静脉滴注
□ 头孢曲松 2.0g，qd，静脉滴注
□ 头孢哌酮/舒巴坦 2.0g，q12h，静脉滴注
□ 喹诺酮类（酌情选一）（哺乳期妇女及小儿忌用）
□ 左氧氟沙星 0.4～0.6g，q12h/qd，静脉滴注
□ 环丙沙星 0.1～0.4g，q12h/qd，静脉滴注
□ 阿奇霉素 0.5g，qd，静脉滴注（青霉素过敏者选用）
□ 阿米卡星 0.4g～0.6g，qd，静脉滴注
□ 克林霉素 0.6～0.75，q12h，静脉滴注（青霉素过敏者选用）
□ 病毒感染者给予金刚烷胺或奥司他韦等治疗
□ 祛痰剂（酌情选用）
□ 氨溴索 30mg，静脉滴注，q8h/q12h
□ 溴己新 16mg，口服，tid 或 4～8mg，静脉滴注，q8h/q12h
□ 羧甲司坦 0.5g，口服，tid
□ 中药治疗：止咳祛痰中成药
□ 急支糖浆 20mL，tid，口服
□ 复方甘草溶液 10mL，tid，口服
□ 止咳药物（干咳为主者可用）
□ 喷托维林 25mg，tid，口服
□ 右美沙芬 30mg，tid，口服
□ 支气管舒张剂（酌情选用）
□ 氨茶碱 0.25g，q12h/q8h，静脉滴注或 0.1～0.2，tid，口服
□ 特布他林 0.25mg，q12h/q8h，静脉滴注或 2.5mg，bid，口服
□ 沙丁胺醇喷雾剂 1～2 喷/次，必要时</td></tr>
</table>

（续表）

医疗常规	主要治疗	□ 糖皮质激素：对需住院治疗的 COPD 急性加重期患者可考虑口服泼尼松龙 30~40mg/d，也可静脉给予甲泼尼龙 40~80mg，qd，连用 5~7 天。 □ 退热对症处理（酌情选一） □ 对乙酰氨基酚 0.5，口服，Prn □ 赖氨匹林 0.9，静脉滴注，Prn □ 高血压、糖尿病等合并的基础疾病治疗 □ 评价治疗效果，调整治疗方案 □ 支持治疗及维持水、酸碱平衡，纠正电解质紊乱 □ 生理盐水或 5%GNS、5%GS 或林格液 50~1000mL 静脉滴注 **稳定期治疗** □ 教育和劝导患者戒烟。因职业和环境因素所致者，建议脱离污染环境。 □ 参照以上给予处方据情适当给予支气管舒张剂、祛痰药、糖皮质激素等药物 □ 长期家庭氧疗
	主要护理	□ 根据病症表现落实相应学科护理常规及护理等级 □ 根据病症表现选择适宜饮食管理 □ 根据病情需要安排陪护 □ 低氧血症者低流量吸氧 □ 监测氧饱和度、心率、血压（必要时） □ 静脉采血，完成相关检查 □ 保持呼吸道通畅 □ 可致敏感药物皮试 □ 遵医嘱落实治疗，并注意观察病情变化 □ 协助医师尽快做出临床诊断 □ 健康宣教、心理护理 □ 卫生处置 □ 入院护理评估 □ 身份识别，戴腕带

（续表）

<table>
<tr><td rowspan="7">医疗安全</td><td>监测强化</td><td>当患者有以下情况要加强监测。
生命体征不平稳；低血压；老年患者；水电解质紊乱；合并其他疾病者（如心脏病、糖尿病、脑血管病后遗症吞咽障碍等）。
□ 观测体温、血压、呼吸、脉搏
□ 观察神志
□ 心电监测
□ 观察有无并发症出现
□ 根据并发症情况调整治疗方案</td></tr>
<tr><td>用药安全</td><td>□ 退热药：发热时使用；注意肾功能损害，大汗脱水
□ 抗菌药：有明确细菌感染指征，尽量避免联合使用
□ 止咳药：嗜睡，避免高空作业及开车</td></tr>
<tr><td>并发症</td><td>□ 呼吸衰竭
□ 慢性肺源性心脏病
□ 消化道出血
□ 酸碱失衡、电解质紊乱
□ 肺性脑病</td></tr>
<tr><td>警戒值</td><td>□ 二氧化碳明显潴留
□ 末梢血氧<90%
□ 呼吸频率>20 次/分
□ 意识障碍</td></tr>
<tr><td>出院标准</td><td>1.无发热，症状明显缓解，咳嗽、咳痰好转。
2.生命体征平稳。
3.没有需要住院治疗的并发症和/或并发症。</td></tr>
<tr><td>转院标准</td><td>具备下列 1 项条件者可转上级医院。
1.静脉用药 72 小时以上症状不能缓解者。
2.出现生命体征不平稳；血压下降、心动过速不能缓解，氧饱和度下降。
3.家人要求转院时。
4.合并的疾病有加重趋势。
5.出现其他不可预测的并发症或疾病时。
□ 具备转院指征者，及时转院
□ 拨打 120 求救支援
注：转出前做好转院途中的应急准备，保持呼吸道通畅。</td></tr>
</table>

（续表）

<table>
<tr><td rowspan="2">医疗沟通</td><td>病情告知</td><td>□ 解释病情，告知可能的风险，告知严重程度及预后
□ 需要气管插管者签署知情同意
□ 无创通气者，告知相关注意事项
□ 签署转诊风险告知</td></tr>
<tr><td>出院告知</td><td>□ 根据病情和治疗时间确定随访计划
□ 随诊内容：咳、痰、喘等
□ 咳、痰、喘加重时随时来诊</td></tr>
<tr><td>疾病预防</td><td colspan="2">1.戒烟，是预防 COPD 最简单易行措施。
2.控制职业和环境污染，减少有害气体或有害颗粒的吸入。积极防治婴幼儿和儿童期的呼吸系统感染，有助于减少以后 COPD 的发生。
3.注射疫苗，如流感疫苗、肺炎链球菌疫苗、卡介菌多糖核酸等，对防止 COPD 患者反复感染可能有益。
4.加强体育锻炼，增强体质，提高免疫力。
5.寒冷季节注意保暖。
6.预防感冒等。
7.对 COPD 稳定期患者可指导长期家庭氧疗（LTOT），可提高 COPD 慢性呼吸衰竭患者生活质量和生存率。对符合指征者，可用鼻导管吸氧，氧流量为 1～2L/min，吸氧时间 10～15h/d。目的是使患者在静息状态下，达到 PaO_2 大于 60mmHg 和 SaO_2 升至 90%。</td></tr>
</table>

第二十章　支气管哮喘

<table>
<tr><td>病种</td><td colspan="2">支气管哮喘</td><td>ICD-10</td><td>J45.903</td></tr>
<tr><td rowspan="2">医疗常规</td><td>诊断标准</td><td colspan="3">支气管哮喘是由多种细胞(如嗜酸性粒细胞、肥大细胞、T淋巴细胞、中性粒细胞、气道上皮细胞等)参与的气道慢性炎症,患者对各种激发因子具有气道高反应性,引起气道狭窄,表现为反复发作性喘息,呼吸困难、胸闷、咳嗽症状,病情多呈可逆性。
一、诊断标准
1.反复发作喘息、气急、胸闷或咳嗽,多与接触变应原、冷空气、物理、化学性刺激以及病毒性上呼吸道感染、运动等有关。
2.发作时在双肺可闻及散在或弥散性、以呼气相为主的哮鸣音,呼气相延长。
3.上述症状和体征可经治疗缓解或自行缓解。
4.除外其他疾病所引起的喘息、气急、胸闷和咳嗽。
5.临床表现不典型者应有下列三项中至少一项阳性:支气管激发试验阳性;支气管舒张试验阳性;昼夜PEF(呼气峰流速)变异率大于20%。
符合1~4条或4、5条者,可以诊断为支气管哮喘。
二、鉴别诊断
注意与左心力衰竭竭引起的喘息样呼吸困难(即心源性哮喘)、COPD、上气道阻塞、变态反应性肺浸润等鉴别。
三、并发症
发作时可并发气胸、纵隔气肿、肺不张;长期反复发作和感染或并发慢支、肺气肿、支气管扩张、间质性肺炎、肺纤维化和肺源性心脏病。
支气管哮喘临床分为急性发作期、非急性发作期。哮喘急性发作期时严重程度可分为轻度、中度、重度和危重4级。</td></tr>
<tr><td>入院标准</td><td colspan="3">1.重症支气管哮喘。
2.合并感染。</td></tr>
</table>

（续表）

<table>
<tr><td rowspan="2">医疗常规</td><td>辅助检查</td><td>必检项
□ 血常规
□ 尿常规
□ 大便常规
□ 胸片
□ 心电图
□ ESR
选检项
□ 痰病原学检查
□ 血气分析
□ CRP
□ 肝功能
□ 肾功能
□ 电解质
□ 心肌酶
□ 血糖
□ D-二聚体
□ 胸部 CT
□ 超声心动图</td></tr>
<tr><td>主要治疗</td><td>治疗原则
急性发作期主要是尽快缓解气道狭窄，控制哮喘，并依据病情轻重施治。缓解期落实哮喘教育与管理。
□ 仔细询问病史和查体，评估患者病情及危险状态
□ 村医和乡镇卫生院因诊治条件限制，立即拨打 120 救援电话，尽快转有条件的上级医院；同时对患者先做急救处理。
□ 适当吸氧，必要时机械通气。
□ 脱离变应原
□ 药物平喘
□ 支气管舒张剂（酌情选用）
□ 沙丁胺醇每次 2 喷，雾化吸入，必要时
□ 特布他林每次 2 喷，雾化吸入，q12h/q8h，或者特布他林 0.25mg，静脉滴注，q12h/q8h</td></tr>
</table>

（续表）

医疗常规	主要治疗	□ 氨茶碱 0.25g，q12h/q8h，静脉滴注或 0.1～0.2，tid，口服 **注：**氨茶碱每日用量应小于 1 克，静脉注射时，注射时间不少于 10 分钟，静脉点滴时药物浓度不能过高，速度不宜快，以免引起心律失常，血压下降，甚至突然死亡。 □ 糖皮质激素（酌情选用） □ 甲泼尼龙 40mg，静脉滴注，qd/q12h/q8h □ 泼尼松 30～40mg，qd，口服 □ 抗过敏治疗可选择如下 1～2 种药物 □ 异丙嗪 25mg，肌内注射，st □ 酮替芬 1mg，口服，bid □ 祛痰剂（酌情选用） □ 氨溴索 30mg，q8h/q12h，静脉滴注 □ 溴己新 4～8mg，q8h/q12h，静脉滴注 □ 羧甲司坦 0.5g，口服，tid □ 抗白三烯药物：口服孟鲁斯特 10mg，qd □ 合并感染者，使用抗菌药（参照“急性支气管炎”用药） □ 免疫疗法：根据条件实施。 □ 评价治疗效果，调整治疗方案 □ 支持治疗及维持水、酸碱平衡，纠正电解质紊乱 □ 生理盐水或 5%GNS、5%GS 或林格液 500～1000mL 静脉滴注
	主要护理	□ 根据病症表现落实相应学科护理常规及护理等级 □ 根据病症表现选择适宜饮食管理 □ 根据病情需要安排陪护 □ 监测氧饱和度、心率、血压（必要时） □ 吸氧（必要时） □ 建立静脉通道 □ 静脉采血，完成相关检查 □ 保持呼吸道通畅 □ 健康宣教 □ 心理护理 □ 卫生处置 □ 入院护理评估 □ 身份识别，戴腕带

（续表）

医疗安全	监测强化	**当患者有以下情况要加强监测** 生命体征不平稳；低血压；老年患者；水电解质紊乱；合并其他疾病者。 □ 观测体温、血压、呼吸、脉搏 □ 观察神志 □ 心电监测（必要时；特别是老年、合并心脏病脑血管病等患者） □ 观察有无并发症出现 □ 根据并发症情况调整治疗方案
	用药安全	□ 糖皮质激素：使用原则，适时、足量、短程、阶梯，长期使用，骨质疏松、消化性溃疡 □ 茶碱：恶心、呕吐、失眠、心动过速 □ 受体激动剂：心动过速
	并发症	□ 呼吸衰竭 □ 慢性肺源性心脏病 □ 消化道出血 □ 酸碱失衡、电解质紊乱 □ 肺性脑病
	警戒值	□ 二氧化碳潴留 □ 末梢血氧<90% □ 呼吸频率>30 次/分 □ 意识障碍
	出院标准	□ 呼吸困难明显缓解 □ 双肺哮鸣音消失
	转院标准	**具备下列 1 项条件者可转上级医院。** 1.静脉用药 72 小时以上症状不能缓解者。 2.出现生命体征不平稳；意识障碍、血压下降、心动过速不能缓解，氧饱和度下降。 3.家人要求转院时。 4.合并的疾病有加重趋势时，如心脏病、脑血管病后遗症吞咽障碍等；或合并肺炎、呼吸衰竭时。

（续表）

医疗安全	转院标准	5.出现其他不可预测的并发症或疾病时。 □ 具备转院指征者，及时转院 □ 拨打120求救支援 **注：**转出前做好转院途中的应急准备，保持呼吸道通畅。
医疗沟通	病情告知	□ 解释病情，告知可能的风险，告知严重程度及预后 □ 需要气管插管者签署知情同意 □ 无创通气者，告知相关注意事项 □ 签署转诊风险告知
	出院告知	□ 根据病情和治疗时间确定随访计划 □ 随诊内容：哮喘病教育、缓解症状药物与控制发作药物使用等 □ 哮喘发作加重时随时来诊
疾病预防	1.哮喘患者在缓解期，医师给予哮喘防控相关知识的教育与管理 2.避免和控制哮喘激发因素，减少复发。 3.加强体育锻炼，增强体质，提高免疫力。	

第二十一章　社区获得性肺炎

<table>
<tr><td>病种</td><td>社区获得性肺炎</td><td>ICD-10</td><td>J15.902</td></tr>
<tr><td rowspan="2">医疗常规</td><td>诊断标准</td><td colspan="2">社区获得性肺炎是指在医院外罹患的感染性肺实质炎症,包括具有明确潜伏期的病原体感染而在入院后平均潜伏期内发病的肺炎,是威胁人群健康的常见感染性疾病之一。细菌、病毒、衣原体和支原体等多种微生物均可引起。肺炎链球菌感染多见,呈现起病突然、高热、寒战、咳嗽、咳铁锈色痰及胸痛为特征。
社区获得性肺炎发病前常有受凉、淋雨、疲劳、醉酒、病毒感染史,多有上呼吸道感染的前驱症状。
一、诊断
1.咳嗽、咳痰,或原有呼吸道疾病症状加重,并出现脓性痰,伴或不伴胸痛。
2.发热、畏寒、寒战、头昏、头痛、全身肌肉和关节酸痛等全身毒血症样症状明显。体温常在数小时内升至39~40度。
3.肺实变体征和(或)闻及湿性啰音。
4.白细胞数量$>10\times10^9/L$或$<4\times10^9/L$,伴或不伴细胞核左移。
5.胸部影像学检查显示片状、斑片状浸润性阴影或间质性改变。
以上1-4项中任何1项加第5项,并除外肺部其他疾病后,可临床诊断。
二、并发症
严重败血症或毒血症患者易发生感染性休克,尤其老年人。表现为血压降低、四肢厥冷、多汗、发绀、心动过速、心律失常等。而高热、胸痛、咳嗽等症状并不突出。其他并发症有胸膜炎、脓胸、心包炎、脑膜炎和关节炎等。
注:严格询问流行病学史,注意传染性疾病。</td></tr>
<tr><td>入院标准</td><td colspan="2">1.老年患者,年龄>65岁
2.基础病,如COPD、糖尿病、脏器功能不全等
3.呼吸>30次/分,体温>39℃、血压<90mmHg
4.意识障碍
5.低氧血症,末梢血氧<90%</td></tr>
</table>

（续表）

<table>
<tr><td rowspan="2">医疗常规</td><td>辅助检查</td><td>必检项
□ 血常规
□ 胸片
□ ESR
□ 痰涂片镜检或培养:查病原体,并指导抗感染处理。取痰是深部咳出的脓性或铁锈色痰。
选检项
□ 血培养
□ 尿常规
□ 大便常规
□ CRP
□ 肝功能
□ 肾功能
□ 电解质
□ 血糖
□ 心肌酶
□ 胸部 CT
□ 心电图</td></tr>
<tr><td>主要治疗</td><td>治疗原则
1.一般治疗　多休息,多饮水,避免劳累
2.对症治疗
3.抗菌药物治疗　抗感染治疗是肺炎治疗的最主要环节。细菌性肺炎的治疗包括经验性治疗和针对病原体治疗。还应该根据患者的年龄、有无基础疾病、是否有误吸及肺炎的严重程度等,选择抗菌药物和给药途径。
肺炎的抗菌药物治疗应尽早进行,一旦怀疑为肺炎即给予首剂抗菌药物。病情稳定后可从静脉途径转为口服治疗。
□ 仔细询问病史和查体,根据患者病情评估危险状态。
□ 村医和乡镇卫生院因诊治条件限制,立即拨打 120 救援电话,尽快转有条件的上级医院;同时对患者先做急救处理。
□ 退热对症处理(酌情选一)
□ 高热者给予乙醇擦浴及冰袋降温
□ 对乙酰氨基酚 0.5,口服
□ 赖氨匹林 0.9,静脉滴注</td></tr>
</table>

（续表）

医疗常规	主要治疗	□ 有条件者吸氧：高热重症患者 □ 应用抗菌药物 先经验试治疗，2~3 天后根据患者病情及病原学检查，据情调整有针对性的抗生素。通常肺炎链球菌感染首选青霉素，次选大环内酯类、林可霉素、一代头孢菌素及氟喹诺酮类；流感嗜血杆菌感染首选氨苄西林，产酶菌可用二、三代头孢菌素；葡萄球菌感染选用青霉素、一代头孢菌素、克林霉素及大环内酯类；肺炎克雷伯菌、大肠杆菌感染首选氨基糖苷类与哌拉西林配合应用；支原体、衣原体感染选大环内酯类、氟喹诺酮类；军团菌感染首选大环内酯类。 推荐以下处方供选用（酌情选择 1~2 种） □ 青霉素类（酌情选一） □ 青霉素 480 万 U，q8h/q12h，静脉滴注 □ 哌拉西林 2.0~3.0g，q6h/q8h，静脉滴注 □ 阿莫西林/克拉维酸钾 1.2g，q8h/q12h，静脉滴注 □ 头孢类药物（酌情选一） □ 头孢克洛 0.25~0.5，tid，口服 □ 头孢呋辛 0.75/1.5，q8h/q12h，静脉滴注或 0.25~0.5，bid 口服 □ 头孢唑林 1.0~2.0g，q8h/q12h，静脉滴注 □ 头孢曲松 2.0g，qd，静脉滴注 □ 喹诺酮类，酌情选一 □ 左氧氟沙星 0.4~0.6g，q12h/qd，静脉滴注 □ 环丙沙星 0.1~0.4g，q12h，静脉滴注 □ 阿奇霉素 0.5g，qd，静脉滴注 □ 阿米卡星 0.4~0.6g，qd，静脉滴注 □ 祛痰剂，酌情选择 □ 氨溴索 30mg，q8h/q12h，静脉滴注 □ 溴己新 4~8mg，q8h/q12h，静脉滴注 □ 羧甲司坦 0.5g，口服，tid □ 支气管舒张剂（酌情选用） □ 氨茶碱 0.25g，q12h/q8h，静脉滴注或 0.1~0.2，tid，口服 □ 特布他林 0.25mg，q12h/q8h，静脉滴注或 2.5mg，bid，口服

（续表）

医疗常规	主要治疗	☐ 基础疾病治疗 ☐ 评价治疗效果，调整治疗方案 ☐ 支持治疗及维持水、酸碱平衡，纠正电解质紊乱 ☐ 生理盐水或 5%GNS、5%GS 或林格液 50～1000mL 静脉滴注 **注：** 1.抗菌药物治疗 48～72 小时后应对病情进行评价，治疗有效表现体温下降、症状改善、临床状态稳定、白细胞逐渐降低或恢复正常，而 X 线胸片病灶吸收较迟。 2.除积极抗感染治疗外，对症支持处理不能忽视，重症者及时认的有无中毒性休克存在，抢救休克补充血容量至关重要。
	主要护理	☐ 根据病症表现落实相应学科护理常规及护理等级 ☐ 根据病症表现选择适宜饮食管理 ☐ 根据病情需要安排陪护 ☐ 吸氧（必要时） ☐ 建立静脉通道 ☐ 静脉采血，完成相关检查 ☐ 保持呼吸道通畅 ☐ 可致敏感药物皮试 ☐ 遵医嘱落实治疗，并注意观察病情变化 ☐ 协助医师尽快做出临床诊断 ☐ 健康宣教 ☐ 心理护理 ☐ 卫生处置 ☐ 入院护理评估 ☐ 身份识别，戴腕带
医疗安全	监测强化	☐ 观测体温、血压、呼吸、脉搏 ☐ 观察神志 ☐ 心电监测、氧饱和度监测（必要时；特别是老年、心脏病患者、休克者） ☐ 观察有无并发症出现 ☐ 根据并发症情况调整治疗方案

（续表）

医疗安全	用药安全	□ 合理使用抗菌药
	并发症	□ 呼吸衰竭 □ 感染性休克
	警戒值	□ 二氧化碳潴留 □ 末梢血氧<90% □ 呼吸频率>30 次/分 □ 体温>39.0℃ □ 血压<90mmHg □ 意识障碍
	出院标准	□ 基础疾病稳定 □ 生命体征正常 □ 可以口服药
	转院标准	**具备下列 1 项条件者可转上级医院。** 1.静脉用药 48~72 小时不能退热。 2.出现生命体征不平稳;血压下降、心动过速不能缓解,氧饱和度下降。 3.症状不能缓解及家人要求转院时。 4.合并的疾病有加重趋势时,如慢阻肺、心脏病、脑血管病后遗症等;或合并呼吸衰竭时。 5.怀疑传染病者。 □ 具备转院指征者,及时转院 □ 拨打 120 求救支援 **注:**转出前做好转院途中的应急准备,保持呼吸道通畅,途中注意神志、呼吸、脉搏、血压及尿量变化。
医疗沟通	病情告知	□ 解释病情,告知可能的风险,告知严重程度及预后 □ 需要气管插管者签署知情同意 □ 无创通气者,告知相关注意事项 □ 签署转诊风险告知
	出院告知	□ 根据病情和治疗时间确定随访计划 □ 随诊内容:口服药使用情况等 □ 发热时随时来诊
疾病预防	1.加强体育锻炼,增强体质。 2.减少危险因素如吸烟、酗酒。 3.年龄大于 65 岁者可注射流感疫苗或肺炎疫苗。	

第二十二章　原发性高血压

<table>
<tr><td>病种</td><td colspan="2">原发性高血压</td><td>ICD-10</td><td>I10.X09</td></tr>
<tr><td rowspan="2">医疗常规</td><td>诊断标准</td><td colspan="3">原发性高血压是指原因未完全阐明的高血压，是我国最常见的心血管疾病，是脑卒中、冠心病的主要危险因素。血压增高与交感神经兴奋性增高，或血容量增多或全身小动脉痉挛引起周围动脉阻力增高有关。成人血压为收缩压 $<$ 140mmHg，舒张压 $<$ 90mmHg。若静息时成人收缩压 $>$ 140mmHg，舒张压 $>$ 90mmHg 可诊断为高血压。
轻度高血压：收缩压 140～159mmHg 和/或舒张压 90～99mmHg。
中度高血压：收缩压 160～179mmHg 和/或舒张压 100～109mmHg。
重度高血压：收缩压 ≥ 180mmHg 和/或舒张压 ≥ 110mmHg。
单纯收缩期高血压：收缩压 ≥ 140mmHg，而舒张压 $<$ 90mmHg，多见于老年人。
一、鉴别诊断
高血压应鉴别继发性高血压，常见的有肾脏病、肾动脉狭窄、原发性醛固酮增多症、嗜铬细胞瘤、皮质醇增多症、大动脉疾病、睡眠呼吸暂停综合征、药物引起的高血压等。
二、并发症
高血压可引发高血压危象、高血压脑病、脑血管病（如脑出血、脑血栓形成、腔隙性脑梗死、短暂性脑缺血发作等）、心力衰竭、慢性肾衰竭、主动脉夹层等
三、高血压急症
高血压急症是指原发性或继发性高血压患者，在某些诱因作用下，血压突然和明显升高（一般超过 180/120mmHg），同时伴有进行性心、脑、肾等重要靶器官功能不全的表现。</td></tr>
<tr><td>入院标准</td><td colspan="3">☐ 高血压急症经初步处理无好转
☐ 病因不明需要进一步检查</td></tr>
</table>

（续表）

医疗常规	辅助检查	**必检项** ☐ 血常规 ☐ 尿常规 ☐ 大便常规+隐血 ☐ 肝功能 ☐ 肾功能 ☐ 血脂 ☐ 血糖 ☐ 电解质 ☐ 心电图 **选检项** ☐ 血同型半胱氨酸 ☐ 糖化血红蛋白 ☐ 凝血功能 ☐ 心彩超 ☐ 眼底检查 ☐ 双肾超声 ☐ 颈动脉超声 ☐ 肾动脉超声 ☐ 肾上腺彩超
	主要治疗	**高血压控制目标值** 一般主张血压控制目标值至少<140/90mmHg。 糖尿病或慢性肾脏病合并高血压者:<130/80mmHg。 老年收缩期性高血压:收缩压 140～150mmHg,舒张压<90mmHg 但不低于 65～70mmHg。 ☐ 仔细询问病史和查体,根据患者病情评估危险状态。 ☐ 村医和乡镇卫生院因诊治条件限制,对高血压急症者,立即拨打 120 救援电话,尽快转有条件的上级医院;同时对患者先做急救处理。 **一、高血压急症** 伴有急性脏器功能不全者建议在 1 小时内将血压降到安全范围(160～170/100～110mmHg),继后改为口服降压药治疗。(酌情选用) ☐ 有条件吸氧

（续表）

医疗常规	主要治疗	□ 卡托普利 25～50mg，咬碎后舌下含服 □ 硝普钠 25～50mg+5%G 250mL 静脉滴注（6～8 滴/分钟）立即，根据血压 3～5 分钟调整一次 □ 酚妥拉明 10 mg+5%GS 250mL，静脉滴注（15～30 滴/分钟）立即，根据血压 3～5 分钟调整一次（嗜铬细胞瘤所致高血压首选） □ 25%硫酸镁 10mL，肌肉深部注射（可用于妊娠高血压子痫患者） □ 硝酸甘油 10mg+5%G 250mL，10～20 滴/分，根据血压 3～5 分钟调整一次 **二、轻、中度高血压** 可先采用非药物治疗 3～6 个月，如低盐低脂饮食、减肥、戒烟酒、适当运动及生活有规律等，无效后才应用降压药。 □ 卡托普利 25～50mg，bid，口服 □ 吲达帕胺 2.5mg，qd，口服 □ 尼群地平 10mg，tid，口服 □ 美托洛尔 25～50mg，bid，口服 **三、重度高血压** □ 利尿剂 □ 排钾利尿剂（酌情选一） □ 呋塞米 20mg，bid，口服 □ 氢氯噻嗪 25mg，bid，口服 □ 吲达帕胺 2.5mg，qd，口服 □ 保钾利尿剂 □ 螺内酯 20～40mg，tid，口服 □ ACEI 类（酌情选一） □ 卡托普利 6.25～50mg，bid/tid，口服 □ 贝那普利 5～10mg，qd，口服 □ β 受体阻滞药（酌情选一） □ 美托洛尔 25～50mg，bid，口服 □ ARB（酌情选一） □ 坎地沙坦 2～8mg，qd，口服 □ 厄贝沙坦 75～150mg，qd，口服 □ 缬沙坦 80～160mg，qd，口服

（续表）

<table>
<tr><td rowspan="2">医疗常规</td><td>主要治疗</td><td>□ 钙拮抗(酌情选一)
□ 盐酸地尔硫卓 30～60mg,tid,口服
□ 硝苯地平缓释片 20～40mg,qd,口服
□ 硝苯地平控释片 30～60mg,qd,口服
□ 苯磺酸氨氯地平 5～10mg,qd,口服
□ 非洛地平缓释片 5～10mg,qd,口服
□ 固定复方制剂(酌情选一)
□ 珍菊降压片 1～2 片,tid,口服
□ 厄贝沙坦氢氯噻嗪 1 片,qd,口服
□ 合并高脂血症者或动脉粥样硬化给予相应处理</td></tr>
<tr><td>主要护理</td><td>□ 根据病症表现落实相应学科护理常规及护理等级
□ 根据病症表现选择适宜饮食管理
□ 根据病情需要安排陪护
□ 病重/病危
□ 建立静脉通道
□ 吸氧(prn)
□ 静脉采血,完成相关检查
□ 体位护理,头侧位保持呼吸道通畅;平卧
□ 健康宣教
□ 心理护理
□ 卫生处置
□ 入院护理评估
□ 身份识别,戴腕带</td></tr>
<tr><td>医疗安全</td><td>监测强化</td><td>□ 记出入量
□ 观测血压、呼吸、脉搏,q * h
□ 观察神志
□ 测尿量
□ 心电监测(特别是老年、心脏病患者)
□ 观察病情变化
□ 观察有无并发症出现
□ 根据并发症情况调整治疗方案</td></tr>
</table>

（续表）

<table>
<tr><td rowspan="5">医疗安全</td><td>用药安全</td><td>□ 利尿药：脂质代谢紊乱、低血钾，痛风者禁忌
□ β 受体阻滞药：支气管哮喘、房室传导阻滞、心动过缓禁忌
□ CCB：急性心肌梗死、心力衰竭慎用
□ ACEI：咳嗽，双侧肾动脉狭窄、孕妇禁忌
□ ARB：高血钾、直立性低血压
□ 高血压急诊注意降压药滴速</td></tr>
<tr><td>并发症</td><td>□ 心肌梗死
□ 脑卒中
□ 肾功能损害
□ 眼底出血</td></tr>
<tr><td>警戒值</td><td>□ 血压>180/120mmHg
□ 出现心力衰竭、心肌梗死
□ 出现抽搐、意识障碍
□ 出现少尿</td></tr>
<tr><td>出院标准</td><td>□ 诊断明确，危象缓解 24 小时以上
□ 临床评估无靶器官受损证据</td></tr>
<tr><td>转院标准</td><td>出现以下病症者建议及时转上级医院处理。
1.经治疗症状无缓解。
2.出现危急值，对症治疗无缓解。
3.靶器官功能受损。
□ 具备转院指征者，及时转院
□ 拨打 120 求救支援
注：转出前做好转院途中的应急准备，保持呼吸道通畅。</td></tr>
<tr><td rowspan="2">医疗沟通</td><td>病情告知</td><td>□ 解释病情，告知可能的风险，告知严重程度及预后
□ 出现危急值者签署病重或病危通知
□ 签署转诊风险告知</td></tr>
<tr><td>出院告知</td><td>□ 根据病情和治疗时间确定随访计划
□ 随诊内容：服药情况依从情况，有无药物不良反应，生化等
□ 出院服药的具体用法
□ 服药可能出现的不良反应
□ 出现何种症状时需要随时来诊</td></tr>
</table>

第二十三章　心律失常

<table>
<tr><td>病症</td><td colspan="2">心律失常</td><td>ICD-10</td><td>I49.900</td></tr>
<tr><td>医疗常规</td><td>诊断标准</td><td colspan="3">心律失常诊断根据临床表现,结合心电图特点即可做出。则应从详尽的采集病史入手,让患者客观描述发生心悸等症状时的感受。主要症状是心悸,部分患者可出现胸闷、气促,头晕、乏力,恶心、呕吐,甚有昏厥。诊断心律失常最重要的一项无创性检查技术是心电图检查。以心悸等为主诉的患者首诊时应记录 12 导联心电图。
一、阵发性室上性心动过速
病因多见于无器质性心脏病者,部分患者可有肺心病、冠心病、心肌病、预激综合征以及电解质紊乱等。多在情绪激动、体位改变、过度疲劳、过量吸烟等诱发。
临床表现:心动过速反复发作、常突然发作突然终止、持续时间长短不一。发作时可心悸、眩晕、心绞痛、低血压、多尿、偶发心力衰竭。
心电图特点:心室率一般在 160~250 次/分,节律规则,QRS 波群形态与时限正常,P'波可为逆行或与 T 波融合。
二、心房扑动、心房颤动
常见于风心病、甲状腺机能亢进、冠心病、高血压性心脏病、心肌病、先天性心脏病、感染性心内膜炎、预激综合征、肺栓塞、急性乙醇中毒等。
临床表现:心悸、胸闷,如心室率过快并伴有心力衰竭时可出现休克、昏厥或心绞痛作用,部分患者可因此引发体循环动脉栓塞。
心电图特点:
1.心房扑动　P 波消失、代之以每分钟 250~350 次的 F 波;F 波大小、形态完全相同,节律规整,呈锯齿状,等电位线消失;F 波在Ⅱ、Ⅲ、aVF、V1 导联上最明显;F 波与 QRS 波之比多为 2∶1 或 4∶1。QRS 波形呈室上型图形。
2.心房颤动　P 波消失,代之以心房颤动的小 f 波、频率为 350~600 次/分,形态、振幅、相互间距离绝对不等,等电位</td></tr>
</table>

（续表）

<table>
<tr><td>医疗常规</td><td>诊断标准</td><td>线消失。f 波在Ⅱ及Ⅵ导联上最明显；R-R 间距绝对不等，频率多在 70～160 次/分，偶尔心室率可达 200 次/分以上；QRS 波群呈室上性图形，若心房颤动合并室内差异传导，则 QRS 波群呈畸形。
三、房室传导阻滞
常见病因为急性风湿性、细菌性、病毒性心肌炎，急性心肌梗死、冠心病、心肌病、先天性心脏病及影响心脏传导系统功能病变如甲亢、缺氧、高血钾等。
临床表现：一度房室传导阻滞无特殊症状，二度、三度房室传导阻滞严重者可头晕、眼花、心绞痛及昏厥。心脏听诊第一心音减弱或心动过缓。
心电图特点：
一度房室传导阻滞：P-R 间期延长，成人 P-R 间期>0.20 秒；每个 P 波后，均有 QRS 波群。
二度Ⅰ型房室传导阻滞：二度Ⅰ型（文氏现象）P 波规律出现，P-R 间期逐渐延长，直至 P 波受阻与心室脱漏；R-R 间期逐渐缩短，直至 P 波受阻
二度Ⅱ型房室传导阻滞：二度Ⅱ型（莫氏Ⅱ型）P-R 间期恒定，部分 P 波后无 QRS 波群
三度房室传导阻滞（又称完全性房室传导阻滞）：P 波与 QRS 波群相互无关；心房率比心室率快，心房心律可能为窦性或起源于异位；3.心室心律由交界区或心室自主起搏点维持。
四、室性心动过速
室性心动过速分为持续性室性心动过速和非持续性室性心动过速。病因见于器质性心脏病如心肌梗死、心肌病、心肌炎、低血钾和洋地黄中毒、电解质紊乱等，故必须紧急处理，控制发作。
临床表现：发作时可有头晕、黑蒙、低血压、少尿、休克、心绞痛、甚至昏厥。心脏听诊第一心音强弱略有不等，颈动脉搏动与心搏可不一致。
心电图特点：持续性心动过速时间大 30 秒、非持续性者小于 30 秒；QRS 波宽大畸形、时限大于 0.12 秒，ST-T 与 QRS 波群主波相反；心室率通常在 140～250 次/分；可有房室分离、心室夺获及室性融合波。</td></tr>
</table>

（续表）

<table>
<tr><td rowspan="3">医疗常规</td><td>入院标准</td><td>1.血流动力学不稳定。
2.病因不明，需要住院治疗。
3.基础疾病需要治疗。</td></tr>
<tr><td>辅助检查</td><td>必检项
□ 血常规
□ 心电图
选检项
□ 尿常规
□ 肝功能
□ 肾功能
□ 电解质
□ C 反应在蛋白
□ 心肌酶
□ 心脏彩超
□ 动态心电图
□ 胸部 X 线检查：稳定后可据需实施。</td></tr>
<tr><td>主要治疗</td><td>治疗原则
首先是正确做出诊断，并判断其对血流动力学的影响；其次是处理发生的原因与诱因，并对症支持处理。并非每种心律失常均需使用抗心律失常药物治疗，但某些严重的心律失常可危及生命，必须立即采取紧急救治措施，并尽快转上级医院处理。
□ 仔细询问病史和查体，评定心律失常种类和发生原因，评定对血流动力学的影响，并根据患者病情评估危险状态
□ 村医和乡镇卫生院因诊治条件限制，对心律失常发作时血流动力学不稳定患者（如心力衰竭、心绞痛、昏厥、休克等）及恶性心律失常，立即拨打 120 救援电话，尽快转有条件的上级医院；同时对患者先做急救处理。
□ 病因治疗，并去除诱因
□ 针对心律失常的心电诊断类型，选用相应抗心律失常药物
□ 窦性心动过速（据情选一）
窦性心动过速常是继发性的，应针对原发病进行治疗。</td></tr>
</table>

（续表）

医疗常规	主要治疗	□ 美托洛尔 12.5~25mg，po，bid □ 阿替洛尔 12.5~25mg，po，bid □ 毛花苷 C 0.2~0.4mg，加葡萄糖水 20mL 缓慢静脉注射（心力衰竭患者的窦性心　　动过速应用） □ 窦性心动过缓（据情选一） 窦性心动过缓心率低于 50 次/分，并有心绞痛甚至昏厥、抽搐时，可用药物治疗，同时应针对病因治疗 □ 阿托品 0.3mg，po，tid~qid □ 麻黄碱 12.5~25mg，po，bid~tid □ 异丙肾上腺素 5mg，含服，每 3~4 小时 1 次 □ 安装人工心脏起搏器（必要时） □ 房性期前收缩或房室交界性期前收缩（据情选一） 房性期前收缩或房室交界性期前收缩一般不需治疗。当该类期前收缩过多则予治疗。维拉帕米无效时可用普罗帕酮。 □ 维拉帕米 40~80mg，po，tid □ 普罗帕酮 150mg，po，tid，控制后改为 100mg，bid 或 tid 维持。 □ 心房扑动、心房颤动 □ 心房颤动绝大多数为器质性心脏病引起，常见于风心病、冠心病和高血压心脏病等。心房扑动常自动转变为心房颤动，持续性心房扑动少见，可用毛花苷 C 静脉注射，使其转达为窦性心律。 □ 阵发性心房颤动 □ 毛花苷 C 0.4mg 加葡萄糖水 20mL 缓慢静脉注射：用于不伴预激综合征，且近 2 周没有过洋地黄类药物者。心室率控制在 100 次/分以下后改用地高辛 0.25mg 每日一次维持。 **注**：用洋地黄不能使心室率减慢者，可加美托洛尔 12.5~25mg，po，bid，但应注意心电图变化，如出现房室传导阻滞，则及时减量乃至停药。 □ 持续性心房颤动 □ 当上述方法使心室率稳定于 70~80 次/分时，停用洋地黄，用胺碘酮 0.2，tid。 **注**： 1.注意预防房颤血栓栓塞并发症。

（续表）

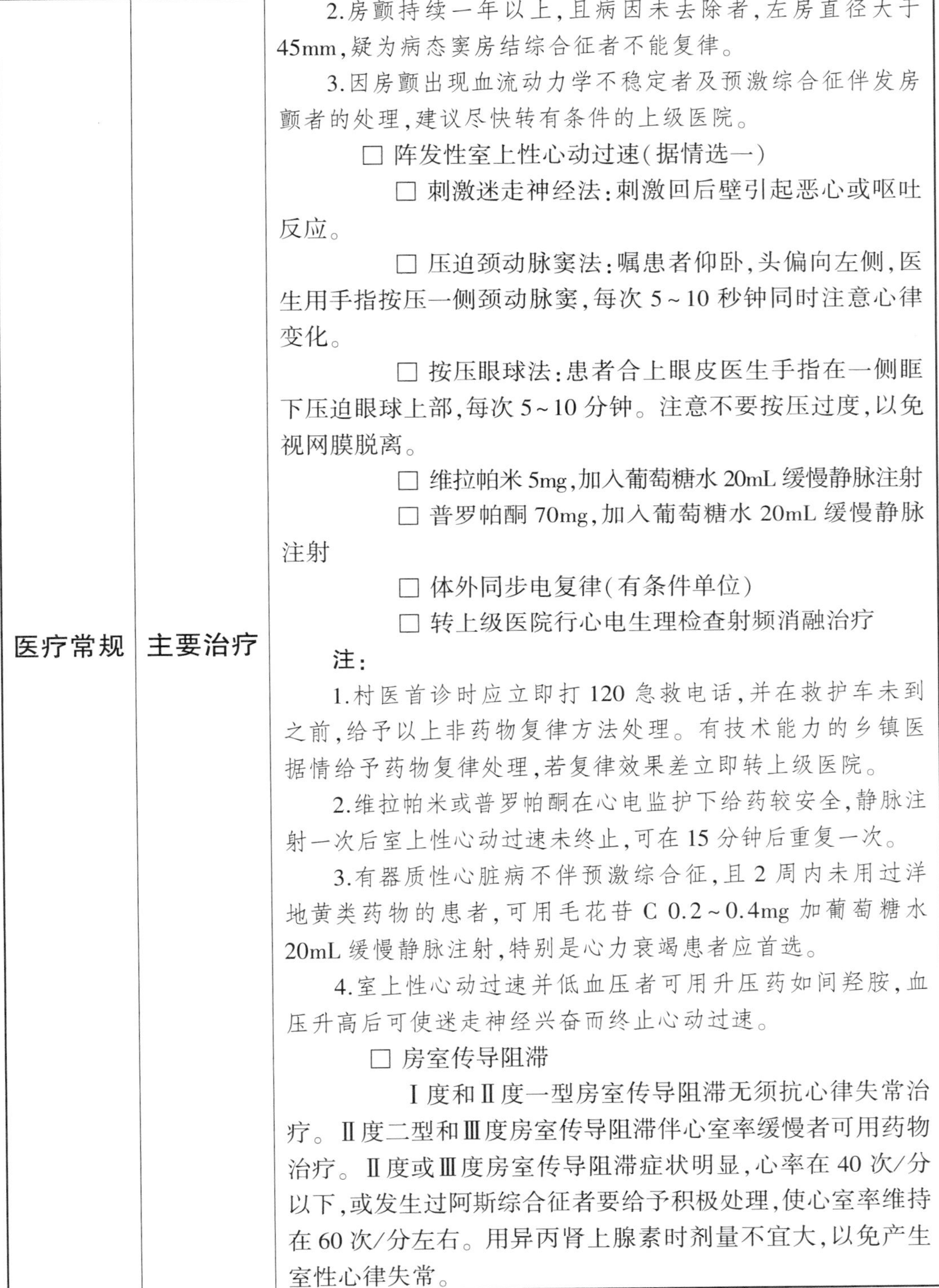

医疗常规	主要治疗	2.房颤持续一年以上，且病因未去除者，左房直径大于45mm，疑为病态窦房结综合征者不能复律。 3.因房颤出现血流动力学不稳定者及预激综合征伴发房颤者的处理，建议尽快转有条件的上级医院。 □ 阵发性室上性心动过速（据情选一） □ 刺激迷走神经法：刺激回后壁引起恶心或呕吐反应。 □ 压迫颈动脉窦法：嘱患者仰卧，头偏向左侧，医生用手指按压一侧颈动脉窦，每次5～10秒钟同时注意心律变化。 □ 按压眼球法：患者合上眼皮医生手指在一侧眶下压迫眼球上部，每次5～10分钟。注意不要按压过度，以免视网膜脱离。 □ 维拉帕米5mg，加入葡萄糖水20mL缓慢静脉注射 □ 普罗帕酮70mg，加入葡萄糖水20mL缓慢静脉注射 □ 体外同步电复律（有条件单位） □ 转上级医院行心电生理检查射频消融治疗 **注：** 1.村医首诊时应立即打120急救电话，并在救护车未到之前，给予以上非药物复律方法处理。有技术能力的乡镇医据情给予药物复律处理，若复律效果差立即转上级医院。 2.维拉帕米或普罗帕酮在心电监护下给药较安全，静脉注射一次后室上性心动过速未终止，可在15分钟后重复一次。 3.有器质性心脏病不伴预激综合征，且2周内未用过洋地黄类药物的患者，可用毛花苷C 0.2～0.4mg加葡萄糖水20mL缓慢静脉注射，特别是心力衰竭患者应首选。 4.室上性心动过速并低血压者可用升压药如间羟胺，血压升高后可使迷走神经兴奋而终止心动过速。 □ 房室传导阻滞 Ⅰ度和Ⅱ度一型房室传导阻滞无须抗心律失常治疗。Ⅱ度二型和Ⅲ度房室传导阻滞伴心室率缓慢者可用药物治疗。Ⅱ度或Ⅲ度房室传导阻滞症状明显，心率在40次/分以下，或发生过阿斯综合征者要给予积极处理，使心室率维持在60次/分左右。用异丙肾上腺素时剂量不宜大，以免产生室性心律失常。

（续表）

医疗常规	主要治疗	□ 阿托品 0.3mg，tid，po □ 异丙肾上腺素 0.5mg 缓慢静脉滴注：用于Ⅱ度或Ⅲ度房室传导阻滞症状明显，心室率在 40 次/分以下。 □ 安装人工心脏起搏器：用于Ⅱ度Ⅱ型或Ⅲ度房室传导阻滞患者，转上级有条件医院实施。 □ 室性期前收缩（据情选一） 功能性室性期前收缩如无症状，不一定需治疗。器质性室性期前收缩，如果是发生于急性心梗、严重心力衰竭、心肌病及药物中毒或低钾时，应考虑先静脉给药治疗，再口服维持。一般室性期前收缩则可口服药治疗。 □ 利多卡因 50～100mg 加入葡萄糖水 20mL 静脉注射，继后以利多卡因 1～4mg 静脉滴注维持。1～2 天后改为口服一种抗室性期前收缩药物维持。 □ 美托洛尔 12.5～25mg，po，bid □ 普罗帕酮 100～200mg，po，tid □ 美西律 100～200mg，po，tid **注：**洋地黄中毒引起的室性期前收缩应立即停用洋地黄和利尿剂，静脉滴注钾盐及镁盐，口服苯妥英钠 0.5，po，tid，或用利多卡因或美西律。 □ 室性心动过速 □ 首选药物：利多卡因 50～100mg 加入葡萄糖水 20mL 静脉滴注，继后以利多卡因 1～4mg 静脉滴注维持。1～2 天后改为口服一种抗室性期前收缩药物维持。 □ 无效时改用药物： □ 胺碘酮 150mg 缓慢静脉注射，然后静脉滴注维持，头 6 小时每分钟 1mg，以后每分钟 0.5mg。 □ 普鲁卡因胺 0.5～1.0g 加入 5%葡萄糖液 500mL 静脉滴注，每分钟 5～10mg，总量不超过 1.0～2.0g。 □ 有条件单位可选同步直流电复律：药物无效时或血流动力学障碍者。但洋地黄中毒所致者不宜用。 □ 洋地黄中毒所致者：苯妥英钠 100mg 加入葡萄糖水 20mL 静脉注射，5 分钟注完。 □ 病因治疗和诱因去除 □ 尽快拨打 120 急救电话，转上级医院处理 **注：** 1.普鲁卡因胺毒不良反应大，用药时随时注意血压和心电图变化，血压下降可用升压药，心电图 QRS 波群增宽时立即停止注射。

（续表）

医疗常规	主要治疗	2.尖端扭转型室速用硫酸镁 1~2g 静脉注射。 ☐ 室颤或无脉室速（酌情选用） ☐ 电除颤 150~200 焦耳，立即 ☐ 胺碘酮 300mg，静脉推注，立即 ☐ 利多卡因 100mg，静脉推注，立即 ☐ 心肺复苏，立即 ☐ 必要时，请心血管内管医师会诊 ☐ 积极寻找病因，明确病因者，进入相应病种诊疗路径管理 ☐ 评价治疗效果，调整治疗方案 ☐ 支持治疗，维持酸碱平衡及热量补充
	主要护理	☐ 根据病症表现落实相应学科护理常规及护理等级 ☐ 根据病症表现选择适宜饮食管理 ☐ 根据病情需要安排陪护 ☐ 病重/病危 ☐ 建立静脉通道 ☐ 吸氧（prn） ☐ 需静脉给药及血流动力学不稳定者，建立静脉通道 ☐ 静脉采血，完成相关检查 ☐ 健康宣教、心理护理 ☐ 体位护理 ☐ 卫生处置 ☐ 入院护理评估 ☐ 身份识别，戴腕带
医疗安全	监测强化	**患者有以下情况要加强监测。** 生命体征不平稳；低血压；老年患者；既往合并心脏并发症。 ☐ 记出入量 ☐ 观测血压、呼吸、脉搏，q * h ☐ 观察神志 ☐ 测尿量 ☐ 心电监测 ☐ CVP 测定 ☐ 观察病情变化，注意有无再复发情况 ☐ 观察有无并发症出现 ☐ 根据并发症情况调整治疗方案

（续表）

<table>
<tr><td rowspan="6">医疗安全</td><td>用药安全</td><td>☐ 抗心律失常药合理使用
☐ 非紧急情况，静脉用药应缓慢推注</td></tr>
<tr><td>并发症</td><td>☐ 心脏骤停
☐ 心源性休克</td></tr>
<tr><td>警戒值</td><td>☐ 血压<90mmHg
☐ 心率<50 次/分，心率>120 次/分
☐ 意识障碍</td></tr>
<tr><td>出院标准</td><td>☐ 症状消失 24 小时以上
☐ 生命体征稳定
☐ 基础疾病稳定，无须治疗或可以在社区口服用药</td></tr>
<tr><td>转院标准</td><td>具备下列 1 项条件者可转上级医院。
1.血流动力学仍不稳定。
2.病因不明，需进一步检查。
3.病因明确，需进一步治疗。
☐ 具备转院指征者，及时转院
☐ 拨打 120 求救支援
注：转出前做好转院途中的应急准备，必要时途中给予复苏处理。</td></tr>
<tr><td colspan="2" style="display:none"></td></tr>
<tr><td rowspan="2">医疗沟通</td><td>病情告知</td><td>☐ 解释病情，告知可能的风险，告知严重程度及预后
☐ 出现危急值者签署病重或病危通知
☐ 需要气管插管者签署知情同意
☐ 除颤和电复律注意沟通
☐ 签署转诊风险告知</td></tr>
<tr><td>出院告知</td><td>☐ 根据病情和治疗时间确定随访计划
☐ 随诊内容：服药依从情况，有无药物不良反应，根据病因确定复查项目
☐ 出院服药的具体用法
☐ 服药可能出现的不良反应
☐ 症状复发随时来诊</td></tr>
</table>

第二十四章　心绞痛

<table>
<tr><td>病种</td><td colspan="2">心绞痛</td><td>ICD-10</td><td>I20.900</td></tr>
<tr><td>医疗常规</td><td>诊断标准</td><td colspan="3">一、临床表现与诊断
1.临床发作特点　表现为运动或自发性胸痛,休息或含服硝酸甘油可迅速缓解。
2.心电图表现　胸痛发作时相邻两个或两个以上导联心电图 ST 段压低或抬高>0.1mV,或 T 波倒置≥0.2mV,胸痛缓解后 ST-T 变化可恢复。
3.心肌损伤标志物不升高或未达到心肌梗死诊断水平。
4.临床类型
(1)初发心绞痛:病程在 1 个月内新发生的心绞痛,可表现为自发性与劳力性发作并存,疼痛分级在Ⅲ级以上。
(2)恶化劳力型心绞痛:既往有心绞痛史,近 1 个月内心绞痛恶化加重,发作次数频繁,时间延长或痛阈降低(即劳力型心绞痛分级[CCS Ⅰ-Ⅳ]至少增加 1 级,或至少达到Ⅲ级)。
(3)静息心绞痛:心绞痛发生在休息或安静状态,发作持续时间通常在 20 分钟以上。
(4)梗死后心绞痛:指急性心肌梗死发病 24 小时后至 1 个月内发生的心绞痛。
(5)变异型心绞痛:休息或一般活动时发生的心绞痛,发作时心电图显示 ST 段一过性抬高,多数患者可自行缓解,仅有少数可演变为心肌梗死。
二、鉴别诊断
临床需与急性心肌梗死、其他疾病引起的心绞痛(如严重的主动脉瓣狭窄或关闭不全、风湿性冠状动脉炎、肥厚型心肌病、X 综合征、心肌桥等)、肋间神经痛和肋软骨炎、心脏神经官能症等鉴别。不典型的疼痛还需与反流性食管炎等食管疾病、膈疝、消化性溃疡、肠道疾病、颈椎病等相鉴别。
注:
心绞痛严重程度分级(加拿大心血管病学会分级 CCS)。
Ⅰ级:一般体力活动(如步行和登楼)不受限,仅在强、快或持续用力时发生心绞痛。</td></tr>
</table>

（续表）

<table>
<tr><td rowspan="4">医疗常规</td><td>诊断标准</td><td>Ⅱ级：一般体力活动轻度受限。快步、饭后、寒冷或刮风中、精神应激或醒后数小时内发作心绞痛。一般情况下平地步行 200m 以上或登楼一层以上受限。
Ⅲ级：一般体力活动明显受限，一般情况下平地步行200m，或登楼一层引发心绞痛。
Ⅳ级：轻微活动或休息时即可发生心绞痛。</td></tr>
<tr><td>入院标准</td><td>疑似或确诊为心绞痛的胸痛患者均应立即入院。</td></tr>
<tr><td>辅助检查</td><td>必检项
☐ 急诊心肌酶谱
☐ 血常规
☐ 尿常规
☐ 心电图
☐ 心脏 X 线检查：如摄心脏平片
☐ 心电图负荷试验
注：心肌梗死急性期，有不稳妥定心绞痛，明显心力衰竭，严重心律失常或急性疾病者禁做运动试验。
选检项
☐ 动态心电图
☐ 心脏超声检查
☐ 尿常规
☐ 肝功能
☐ 肾功能
☐ 血脂
☐ 电解质
☐ 血糖
☐ 凝血功能
☐ 心脏 CT 血管造影</td></tr>
<tr><td>主要治疗</td><td>治疗原则
改善冠状动脉的血供和降低心肌的氧耗，同时治疗动脉粥样硬化。长期服用阿司匹林 75~100mg/d 和给予有效的降血脂治疗可促使粥样斑块稳定，减少血栓形成，降低不稳定型心绞痛和心肌梗死的发生率。
☐ 仔细询问病史和查体，根据患者病情评估危险状态</td></tr>
</table>

（续表）

<table>
<tr>
<td>医疗常规</td>
<td>主要治疗</td>
<td>□ 村医和乡镇卫生院因诊治条件限制,对疑心绞痛者,立即拨打 120 救援电话,尽快转有条件的上级医院;同时对患者先做急救处理。
□ 卧床休息
□ 吸氧:有条件者
□ 镇静:必要时
□ 心绞痛急诊处理首次负荷量抗血小板:
□ 阿司匹林 0.3 和硫酸氢氯吡格雷 300mg 口服 立即
□ 硝酸酯类药物(酌情选用)
□ 硝酸甘油 0.5~1.0mg 舌下含服或硝酸异山梨酯 5~10mg 舌下含服,心绞痛发作时立即使用
□ 硝酸异山梨酯 5~10mg,tid,po
□ 硝酸甘油 10mg 加入葡萄糖水 250mL 中静脉滴注 qd
□ β-受体阻滞药(酌情选一)
□ 美托洛尔 12.5~25mg,bid,po
□ 阿替洛尔 12.5~25mg,qd~bid,po
注:β-受体阻滞药可引发直立性低血压不良反应;停药时应逐步减量;低血压、支气管哮喘、心动过缓、二度或以上房室传导阻滞者不宜应用。变异性心绞痛用 β-受体阻滞药可加重血管痉挛,故应慎用。
□ 抗血小板药物,开始治疗阿司匹林与氯吡格雷合用,一月后停用氯吡格雷
□ 阿司匹林 0.1,qd,po
□ 氯吡格雷 75mg,qd,po
□ 抗凝药物,主要用于不稳定性心绞痛,用药 3~5 天。
□ 低分子肝素钠 5000U,q12h,皮下
□ ACEI(酌情选一)
该药有抗交感和解痉作用。
□ 卡托普利 12.5~25mg,bid,po
□ 贝那普利 5~10mg,qd,po
□ 调脂治疗(酌情选一)
□ 辛伐他汀 20mg,qn,po
□ 阿托伐他汀 20mg,qn,po
□ 钙拮抗剂
□ 盐酸地尔硫卓 30~60mg,tid,po</td>
</tr>
</table>

（续表）

医疗常规	主要治疗	□ 中医中药治疗 □ 丹参 10mL,qd,静脉滴注 □ 对症支持处理,维持水、电解质酸碱平衡和能量保持。
	主要护理	□ 根据病症表现落实相应学科护理常规及护理等级 □ 根据病症表现选择适宜饮食管理 □ 根据病情需要安排陪护 □ 病重/病危 □ 吸氧(prn) □ 建立静脉通道 □ 静脉采血,完成相关检查 □ 卧床休息 □ 体位护理,头侧位保持呼吸道通畅 □ 戒烟 □ 健康宣教 □ 心理护理 □ 卫生处置 □ 入院护理评估 □ 身份识别,戴腕带
医疗安全	监测强化	患者有以下情况要加强监测:凡疑心绞痛者。 □ 记出入量(必要时) □ 观测血压、呼吸、脉搏及神志变化 □ 测尿量 □ 心电监测(特别是老年、心脏病患者) □ 观察病情变化 □ 观察有无并发症出现 □ 根据并发症情况调整治疗方案
	用药安全	□ 抗心肌缺血药物:硝酸酯类药物(血压>90mmHg)、β受体阻滞药(除外气管痉挛性疾病、窦性心动过缓) □ 抗血小板药物:观察牙龈出血、消化道出血、皮肤瘀点瘀斑、颅内出血等 □ 调脂药物:监测肝功能及肌酶 □ ACEI:血压>90mmHg,血肌酐<265μmol/L,排除双侧肾动脉狭窄等 □ 镇痛药:观察呼吸情况

（续表）

<table>
<tr><td rowspan="4">医疗安全</td><td>并发症</td><td>□ 急性心力衰竭
□ 心源性休克
□ 心律失常
□ 心肌梗死</td></tr>
<tr><td>警戒值</td><td>□ 心绞痛
□ 低血压,生命体征不稳定
□ 恶性律失常</td></tr>
<tr><td>出院标准</td><td>1.生命体征平稳。
2.血流动力学稳定。
3.心肌缺血症状得到有效控制。
4.无其他需要继续住院的并发症。</td></tr>
<tr><td>转院标准</td><td>具备下列1项条件者可转上级医院。
1.胸痛发作难以控制,并反复发作
2.需 PCI 手术治疗时,即时转诊
3.治疗过程出现并发症,需要转科或延长住院时间。
□ 具备转院指征者,及时转院
□ 拨打120求救支援
注:转出前做好转院途中的应急准备。</td></tr>
<tr><td rowspan="2">医疗沟通</td><td>病情告知</td><td>□ 解释病情,告知心电图、心肌酶等检查需要动态监测,告知严重程度及预后
□ 签署病重或病危通知
□ 签署转诊风险告知</td></tr>
<tr><td>出院告知</td><td>□ 根据病情和治疗时间确定随访计划
□ 随诊内容:症状、心电图、生化指标、必要时冠状动脉造影
□ 出院服药的具体用法
□ 服药可能出现的不良反应
□ 胸痛时需要随时来诊</td></tr>
</table>

（续表）

疾病预防	1.防治动脉粥样硬化是长期过程,要说服患者耐心接受积极配合。 2.合理膳食,维持正常体重。 3.适当的体力劳动和体育活动。 4.注意休息,避免劳累。 5.提倡不吸烟,不饮烈性酒。 6.积极控制与本病有关的危险因素,如高血压、糖尿病、高脂血症、肥胖症等。 7.在医师指导下接受药物治疗。

第二十五章　急性心肌梗死

<table>
<tr><td>病种</td><td colspan="2">急性心肌梗死</td><td>ICD-10</td><td>I21.900</td></tr>
<tr><td rowspan="3">医疗常规</td><td>诊断标准</td><td colspan="3">急性心肌梗死是在冠状动脉病变的基础上，发生局部血栓形成，导致冠脉血供急剧减少或中断，使相应的心肌严重而持久地急性缺血所致。
一、诊断
1.持续剧烈胸痛>30 分，含服硝酸甘油（NTG）不缓解。可出现的症状：发热、心动过速、白细胞增高和红细胞沉降率增快等；疼痛剧烈时常伴有频繁的恶心、呕吐；可出现室性期前收缩等室性心律失常；疼痛期中血压下降常见，心肌广泛（40%以上）坏死可出现休克及急性左心力衰竭等。
2.相邻两个或两个以上导联心电图（18 导联）ST 段抬高≥0.1mv（ST 段抬高型，STEMI）；深而宽的 Q 波。
3.ST 段压低≥0.5mV，或出现与胸痛相关的 T 波变化（非 ST 段抬高型，NSTEMI）；
4.心肌损伤标志物（肌酸激酶 CK、CK 同工酶 MB、心肌特异的肌钙蛋白 cTNT 和 cTNI、肌红蛋白）异常升高；
符合前两项条件时，即确定诊断为 STEMI，不能因为等待心肌标志物检测的结果而延误再灌注治疗的开始。
二、鉴别诊断
需与心绞痛、主动脉夹层、急性肺动脉栓塞、急腹症、急性心包炎等鉴别
三、并发症
乳头肌功能失调或断裂、心脏破裂、栓塞、心室壁瘤、心肌梗死后综合征</td></tr>
<tr><td>入院标准</td><td colspan="3">☐ 疑似或明确诊断急性心肌梗死的患者均应立即收住院</td></tr>
<tr><td>辅助检查</td><td colspan="3">必检项
☐ 血常规（首诊急查）
☐ 心电图：做 18 导联（首诊急查，并动态监测）
☐ 心肌酶谱（首诊急查，并动态监测）</td></tr>
</table>

（续表）

<table>
<tr>
<td rowspan="2">医疗常规</td>
<td>辅助检查</td>
<td>□ C 反应蛋白
□ 心彩超
□ 肝功能
□ 肾功能
□ 血脂
□ 电解质
□ 血糖
选检项
□ 血型
□ 尿常规
□ 大便常规+隐血
□ 凝血功能
□ 血同型半胱氨酸
□ 糖化血红蛋白
□ X 线胸片
□ 心脏血管造影</td>
</tr>
<tr>
<td>主要治疗</td>
<td>治疗原则
尽快恢复心肌的血液灌注以挽救濒死的心肌、防止梗死扩大或缩小心肌缺血范围，保护和维持心脏功能，及时处理严重心律失常、泵衰竭和各种并发症，防止猝死。
□ 仔细询问病史和查体，根据患者病情评估危险状态
□ 村医和乡镇卫生院因诊治条件限制，对疑急性心肌梗死者，立即拨打 120 救援电话，尽快转有条件的上级医院；同时对患者先做急救处理。
□ 绝对卧床休息
□ 吸氧：有条件者
□ 建立静脉通道
□ 心电图、血压、呼吸等监测
□ 抗血小板
□ 首次负荷量给药：阿司匹林 0.3 和硫酸氢氯吡格雷 300mg，口服，立即
□ 继后：阿司匹林、氯吡格雷联合应用
□ 阿司匹林 0.1g，qd
□ 波立维 75mg，qd</td>
</tr>
</table>

（续表）

<table>
<tr>
<td rowspan="1">医疗常规</td>
<td>主要治疗</td>
<td>
□ 硝酸酯类药物(酌情选一)
□ 硝酸甘油 0.5~1.0mg 舌下含服或硝酸异山梨酯 5~10mg 舌下含服,心绞痛发作时立即使用
□ 硝酸异山梨酯 5~10mg,tid,po
□ 硝酸甘油 10mg 加入葡萄糖水 250mL 中静脉滴注 qd
□ 心肌酶动态监测
□ 静脉溶栓治疗:需分秒必争,有技术能力的乡镇卫生院可实施(STEMI 发病 6 小时以内,120 分钟内不能到达有条件的上级医院,具备溶栓指征,无溶栓禁忌)
□ 尿激酶 150 万 U 加入生理盐水 100mL,静脉滴注(30 分钟内滴完)
注:
1.溶栓禁忌:近期有活动性出血,长时间或创伤性心肺复苏术后、高血压(200/120mmHg)或有脑卒中,夹层动脉瘤患者及孕妇等。
2.溶通标准:给予溶栓药后 2 小时内若患者胸痛明显缓解,ST 段下降大于 50%,血清 CK-MB 峰值提前至发病后 14 小时内,或出现再灌注心律失常(如室早或加速的室性自主心律),表示溶栓治疗有效。
□ β 阻滞药(酌情选一)
□ 美托洛尔 12.5~25mg,bid,po
□ 阿替洛尔 12.5~25mg,qd~bid,po
□ ACEI 类(酌情选一)
□ 卡托普利 12.5~25mg,bid,po
□ 贝那普利 5~10mg,qd,po
□ 低分子肝素 2~8 天(酌情选一)
□ 低分子肝素 2500~5000U,q12h,皮下注射
□ 依诺肝素钠注射液 0.4~0.8mL,q12h,皮下注射
□ 调脂治疗:他汀类药物(酌情选一)
□ 辛伐他汀 20mg,qn,po
□ 阿托伐他汀 20mg,qn,po
□ 注意补充血容量、防治低血压、心律失常及休克等,注意对并发症的识别及处理
□ 中药治疗:酌情选一
□ 黄芪 30mL,qd,静脉滴注
</td>
</tr>
</table>

（续表）

医疗常规	主要治疗	□ 丹参 10mL，qd，静脉滴注 □ 对症处理 □ 止痛：吗啡 5mg 静脉注射或皮下注射 □ 镇静：地西泮 2.5～5mg，bid，以保证患者身心松弛与足够的睡眠。 □ 保持大便通畅（必要时酌情选一） □ 酚酞片 100～200mg，po，qn □ 大黄苏打片 2 片，po，tid □ 维持水、电解质、酸碱平衡
	主要护理	□ 根据病症表现落实相应学科护理常规及护理等级 □ 根据病症表现选择适宜饮食管理 □ 根据病情需要安排陪护 □ 疼痛护理 □ 给氧 □ 心理护理；缓解患者紧张焦虑情绪 □ 用药护理 □ 建立静脉通路 □ 指导患者按医嘱服药，观察药物效果 □ 指导患者适当运动 □ 潜在并发症护理 □ 健康宣教 □ 出院指导 □ 用药指导 □ 根据患者的病情和危险性分层指导患者恢复期的康复和锻炼 □ 定期随访
医疗安全	监测强化	**患者有以下情况要加强监测。** 疑急性心肌梗死者，均应严密监测生命体征变化，预防并发症。 □ 心电监测 □ 记液体出入量 □ 观测血压、呼吸、脉搏及神志变化 □ 测尿量

（续表）

医疗安全	监测强化	□ 心脏动态听诊，注意有无新出现的心脏杂音，若有疑问，及时复查心脏彩超 □ 肺脏听诊，注意有无肺水肿体征 □ 根据并发症情况调整治疗方案
	用药安全	□ 溶栓药：观察有无皮肤、消化道、颅内出血 □ 抗心肌缺血药物：硝酸酯类药物（血压>90mmHg）、β受体阻滞药（除外气管痉挛性疾病、窦性心动过缓） □ 抗血小板药物：观察牙龈出血、消化道出血、皮肤瘀点瘀斑、颅内出血等 □ 调脂药物：监测肝功能及肌酶 □ ACEI：血压>90mmHg，血肌酐<265μmol/L，排除双侧肾动脉狭窄等 □ 镇痛药：吗啡总量不宜超过 15mg，观察呼吸情况
	并发症	□ 急性心力衰竭 □ 心源性休克 □ 心律失常 □ 心脏破裂 □ 心包炎 □ 急性室间隔缺损 □ 急性二尖瓣反流 □ 室壁瘤 □ 栓塞
	警戒值	□ CK-MB>正常值 2 倍 □ 心电图 ST 段抬高≥0.1mv □ 血压<90mmHg □ 胸部影像学：肺水肿或肺瘀血表现 □ Killip 分级：Ⅱ级或以上 □ 出现的心肌梗死并发症
	出院标准	□ 心肌缺血症状得到有效控制 □ 生命体征平稳 □ 血流动力学稳定 □ 心电稳定 □ 心功能稳定

（续表）

医疗安全	转院标准	**具备下列 1 项条件者可转上级医院。** 1.无静脉溶栓治疗技术条件。 2.需 PCI 手术治疗时，即时转诊。 3.治疗过程出现并发症，需要转科或延长住院时间。 4.killip 分级Ⅱ级或以上。 5.病情稳定，但是需要评估冠状动脉状况或需要介入治疗。 □ 具备转院指征者，及时转院 □ 拨打 120 求救支援 **注：**转出前做好转院途中的应急准备，途中注意血压、脉搏、呼吸等生命体征变化，有条件做途中心电监护。
医疗沟通	病情告知	□ 解释病情，告知心电图、心肌酶等检查需要动态监测，告知严重程度及预后 □ 签署溶栓知情同意 □ 签署病重或病危通知 □ 签署转诊风险告知
	出院告知	□ 根据病情和治疗时间确定随访计划 □ 随诊内容：症状、心电图、生化指标、必要时冠状动脉造影 □ 出院服药的具体用法 □ 服药可能出现的不良反应 □ 胸痛时需要随时来诊
疾病预防	1.改善不良生活方式。 2.合理膳食。 3.适当锻炼。 4.戒烟限酒。 5.消除不良心理社会因素。 6.长期服用阿司匹林每日 75～100mg。 7.控制各种危险因素，如高血压、糖尿病、肥胖等。 8.普及有关冠心病的教育，包括患者及其家属。	

第二十六章　慢性心力衰竭

<table>
<tr><td>病种</td><td colspan="2">慢性心力衰竭</td><td>ICD-10</td><td>I50.908</td></tr>
<tr><td rowspan="2">医疗常规</td><td>诊断标准</td><td colspan="3">慢性心力衰竭是大多数心血管疾病的最终归宿，也是最主要的死亡原因。临床上左心力衰竭竭最为常见。
一、左心力衰竭
以肺瘀血及心排血量降低表现为主，表现如下。
1.程度不同的呼吸困难　劳力性呼吸困难（左心力衰竭最早出现的症状）、端坐呼吸、夜间阵发性呼吸困难、急性肺水肿。
2.咳嗽、咳痰、咯血；乏力、疲倦、头晕、心悸；严重病例出现少尿及肾功能损害症状。
3.肺部湿性啰音、心脏扩大、肺动脉瓣区第二心音亢进及舒张期奔马律。
二、右心力衰竭
以体静脉瘀血的表现为主。
1.胃肠道及肝脏瘀血引起腹胀、食欲缺乏、恶心、呕吐等是右心力衰竭最常见症状；劳力性呼吸困难。
2.身体最低垂的部位出现对称性可压陷性浮肿。
3.颈静脉征：颈静脉搏动增强、充盈、怒张（右心力衰竭主要体征），肝颈反流征阳性；肝大，晚期可出现黄疸、肝功能受损及大量腹腔积液；右心室扩大及三尖瓣关闭不全。
三、鉴别诊断
心力衰竭主要应与以下疾病相鉴别：支气管哮喘、心包积液、缩窄性心包炎、肝硬化腹腔积液伴下肢水肿等。</td></tr>
<tr><td>入院标准</td><td colspan="3">1.初步处理，血流动力学不稳定。
2.合并心源性休克。
3.严重并发症。
4.病因不明，需要进一步检查。</td></tr>
</table>

（续表）

<table>
<tr><td rowspan="2">医疗常规</td><td>辅助检查</td><td>必检项
□ 血常规
□ 尿常规
□ 大便常规+隐血
□ 心电图
□ 胸部 X 线检查
□ 心脏超声检查
□ 肝功能
□ 肾功能
□ 血脂
□ 电解质
□ 血糖
□ 心肌酶
□ NT-proBNP 测定
□ D-二聚体
选检项
□ CRP
□ 凝血功能
□ 血同型半胱氨酸
□ 糖化血红蛋白
注：因某些药物可能影响机体代谢，治疗期间注意定期复查肝肾功能、血糖、血脂及点解，利尿剂应用易致电解质紊乱，定时复查电解质水平。</td></tr>
<tr><td>主要治疗</td><td>□ 仔细询问病史和查体，根据患者病情评估危险状态
□ 村医和乡镇卫生院因诊治条件限制，对疑心力衰竭，特别是急性病变者，立即拨打 120 救援电话，尽快转有条件的上级医院；同时对患者先做急救处理。
□ 病因治疗
□ 基本病因治疗：如高血压、冠心病、糖尿病、代谢综合征等可导致心脏功能受损的常见疾病。
□ 消除诱因：如感染、心律失常、贫血、甲亢等
□ 一般治疗
□ 休息
□ 吸氧：必要时，特别是出现急性心力衰竭时</td></tr>
</table>

（续表）

医疗常规	主要治疗	□ 急性病变者患者取半卧位：特别是出现急性心力衰竭时 □ 控制钠盐摄入 □ 药物治疗 □ 利尿剂(酌情选用) □ 氢氯噻嗪 轻度者 25mg，po，qd；重度者 75～100mg，分 2～3 次服用，同时补充钾盐 □ 呋塞米 20mg，po，bid 或 20～100mg，iv，bid □ 保钾利尿剂：螺内酯 20～40mg，po，tid 或氨苯喋啶 50～100mg，po，bid □ ACEI 类(酌情选一) □ 卡托普利 25～50mg，po，bid □ 贝那普利 5～10mg，po，qd □ ARB 类(酌情选一) □ 坎地沙坦 2～8mg，qd，po □ 缬沙坦 80～160mg，po，qd □ β 受体阻滞药 □ 美托洛尔 6.25～50mg，bid，po □ 洋地黄类药物 □ 地高辛 0.125～0.25mg，po，qd □ 扩血管药 □ 硝酸甘油 5mg，静脉滴注(血压低禁忌) □ 强心药物(酌情选用) □ 毛花甙 C 0.2～0.4mg，静脉注射 □ 多巴胺 2～10ug/(kg.min)，静脉泵入 □ 多巴酚丁胺 2～10ug/(kg.min)，静脉泵入 □ 米力农 0.375～0.75ug/(kg.min)，静脉泵入 □ 钙拮抗剂(酌情选一) □ 盐酸地尔硫卓 30～60mg，tid，po □ 硝苯地平缓释片 20～40mg，qd，po □ 苯磺酸氨氯地平 5～10mg，qd，po □ 调脂药；他汀类药物(酌情选一) □ 辛伐他汀 20mg，qn，po □ 阿托伐他汀 20mg，qn，po □ 抗凝和抗血小板药物(酌情选用) □ 阿司匹林 0.1，qd，po □ 氯吡格雷 75mg，qd，po □ 低分子肝素 2500～5000U，q12h，皮下注射

（续表）

<table>
<tr><td>医疗常规</td><td>主要护理</td><td>□ 根据病症表现落实相应学科护理常规及护理等级
□ 根据病症表现选择适宜饮食管理
□ 根据病情需要安排陪护
□ 病重/病危
□ 建立静脉通道
□ 吸氧(prn)
□ 心电监护
□ 静脉采血,完成相关检查
□ 体位护理,头侧位保持呼吸道通畅;平卧
□ 健康宣教
□ 心理护理
□ 卫生处置
□ 入院护理评估
□ 身份识别,戴腕带</td></tr>
<tr><td rowspan="2">医疗安全</td><td>监测强化</td><td>患者有以下情况要加强监测。
生命体征不平稳;少尿甚至无尿等。
□ 记出入量
□ 观测血压、呼吸、脉搏,q * h
□ 观察神志
□ 测尿量
□ 心电监测(特别是老年、心脏病患者、休克者)
□ CVP 测定(必要时)
□ 观察有无并发症出现
□ 根据并发症情况调整治疗方案</td></tr>
<tr><td>用药安全</td><td>□ 抗心肌缺血药物:硝酸酯类药物(血压>90mmHg)、β受体阻滞药(除外气管痉挛性疾病、窦性心动过缓)
□ 抗血小板药物:观察牙龈出血、消化道出血、皮肤瘀点瘀斑、颅内出血等
□ 调脂药物:监测肝功能及肌酶
□ ACEI:血压>90mmHg,血肌酐<265μmol/L,排除双侧肾动脉狭窄等
□ 镇静药:吗啡总量不宜超过 15mg,观察呼吸情况
□ 洋地黄类:过量可引起房室传导阻滞、室性心律失常
□ 利尿剂:电解质紊乱</td></tr>
</table>

（续表）

医疗安全	并发症	□ 心源性休克 □ 心律失常
	警戒值	□ CK-MB>正常值 2 倍 □ 心电图 ST 段抬高≥0.1mv □ 血压<90mmHg 或>180mmHg □ 胸部影像学：肺水肿或肺瘀血表现 □ 血氧饱和度<90% □ 粉红色泡沫痰 □ 恶性心律失常
	出院标准	1.症状缓解，可平卧。 2.生命体征稳定。 3.胸片显示肺水肿、肺瘀血征象明显改善或正常。 4.原发病得到有效控制。
	转院标准	**具备下列 1 项条件者可转上级医院。** 1.处理后无好转。 2.心源性休克。 3.病因考虑心肌梗死。 4.恶性心律失常。 5.病情稳定，但是需要评估冠状动脉状况或需要介入治疗。 □ 具备转院指征者，及时转院 □ 拨打 120 求救支援 **注：**转出前做好转院途中的应急准备。
医疗沟通	病情告知	□ 解释病情，告知心电图、心肌酶等检查需要动态监测，告知严重程度及预后 □ 签署病重或病危通知 □ 签署转诊风险告知
	出院告知	□ 根据病情和治疗时间确定随访计划 □ 随诊内容：症状、心电图、生化指标、必要时冠状动脉造影 □ 出院服药的具体用法 □ 服药可能出现的不良反应 □ 呼吸困难时需要随时来诊

（续表）

疾病预防	1.避免诱因，心力衰竭的急性发作大多与呼吸道感染、劳累过度、情绪波动、饮食不当（暴饮暴食）及中断药物等有关。 2.遵照医嘱服药，积极治疗各种心脏疾病。 3.养成良好生活方式：包括起居有时、饮食有节、生活规律、适当运动，以及戒烟、不饮酒或少饮酒等。 4.保持健康心态。 5.饮食宜清淡少盐。 6.认识疾病特点，掌握自我护理方法，实现自我管理疾病。

第二十七章　急性胃肠炎

<table>
<tr><td>病种</td><td colspan="2">急性胃肠炎</td><td>ICD-10</td><td>K52.905</td></tr>
<tr><td rowspan="3">医疗常规</td><td>诊断标准</td><td colspan="3">急性胃肠炎是胃肠黏膜的急性炎症,临床表现主要为恶心、呕吐、腹痛、腹泻、发热等。本病常见于夏秋季,其发生多由于饮食不当,暴饮暴食;或食入生冷腐馊、秽浊不洁的食品。
一、主要症状和体征
1.多有不洁饮食史。
2.发热。
3.腹泻　每天 3~4 次,多者十余次,大便多呈水样。
4.腹痛　脐周痛,便后无明显缓解。
5.可伴呕吐、脱水。
二、基本辅助检查
1.血象　白细胞总数轻度升高,以中性粒细胞增多为主。
2.粪便检查　常规可见少许白细胞、红细胞;大便培养可发现病原体(主要为大肠杆菌,其他还有肠炎沙门菌、空肠弯曲菌、副溶血性菌、金葡菌)。</td></tr>
<tr><td>入院标准</td><td colspan="3">1.老年患者
2.脱水,口服困难</td></tr>
<tr><td>辅助检查</td><td colspan="3">必检项
□ 血常规
□ 尿常规
□ 大便常规+潜血
□ 大便病原学检查:涂片、培养+药敏试验
□ 肝肾功能
□ 电解质
选检项
□ 心电图
□ 胸片
□ 血脂
□ 血糖</td></tr>
</table>

（续表）

医疗常规	辅助检查	□ 血淀粉酶 □ 肿瘤标志物筛查（CEA、CA199） □ ^{14}C-呼气试验 □ 腹部超声 □ 立位腹平片
	主要治疗	**治疗原则** 1.基本治疗　对症治疗：休息、易消化食物、防止水电解质紊乱，解痉止痛，蒙脱石散等药物应用。 2.抗生素治疗　针对病原体，如喹诺酮类药物。 □ 仔细询问病史和查体，评估患者病情及危险状态 □ 村医和乡镇卫生院因诊治条件限制，对出现并发症及疑传染性腹泻患者，立即拨打120救援电话，尽快转有条件的上级医院；同时对患者做急救处理。 □ 基础用药 □ 应用抗菌药物，酌情选择1~2种 □ 头孢类药物（酌情选一） □ 头孢西丁2.0g，q8h，静脉滴注 □ 头孢他啶2.0g，q8h，静脉滴注 □ 头孢曲松2.0g，qd，静脉滴注 □ 喹诺酮类（酌情选一） □ 左氧氟沙星0.4~0.6g，q12h/qd，静脉滴注 □ 环丙沙星0.1~0.4g，q12h/qd，静脉滴注 □ 依诺沙星0.4~0.6g，qd，静脉滴注 □ 阿米卡星0.4~0.6g，qd，静脉滴注 □ 抗厌氧菌（酌情选一） □ 甲硝唑0.5g，q8h，静脉滴注 □ 替硝唑0.8g，bid，静脉滴注 □ 抑酸药物 □ 奥美拉唑20~40mg，bid，po □ 硫糖铝1.0，qid，po □ 多潘立酮10mg，tid，po □ 莫沙比利5mg，tid，po □ 山莨菪碱10mg，tid，po □ 维U铝镁颠茄片2片，tid，po □ 维持水、电解质、酸碱平衡及热量补充（酌情选用）

（续表）

医疗常规	主要治疗	□ 乳酸钠林格 500mL，静脉滴注 □ 5%葡萄糖氯化钠 250～500mL+10%氯化钾，静脉滴注 □ 能量合剂，静脉滴注 □ 蒙脱石散 3.0，tid □ 地衣芽孢杆菌胶囊 0.5，tid □ 对症支持治疗 □ 评价治疗效果，调整治疗方案
	辅助检查	**必检项** □ 血常规 □ 尿常规 □ 大便常规+潜血 □ 大便病原学检查：培养+药敏试验 □ 肝肾功能 □ 电解质 **选检项** □ 心电图 □ 胸片 □ 血脂 □ 血糖 □ 血淀粉酶 □ 肿瘤标志物筛查（CEA、CA199） □ ^{14}C-呼气试验 □ 腹部超声 □ 立位腹平片
	主要护理	□ 根据病症表现落实相应学科护理常规及护理等级 □ 根据病症表现选择适宜饮食管理 □ 根据病情需要安排陪护 □ 建立静脉通道 □ 静脉采血，完成相关检查 □ 体位护理，头侧位保持呼吸道通畅 □ 可致敏感药物皮试 □ 遵医嘱落实治疗，并注意观察病情变化 □ 健康宣教

（续表）

医疗常规	主要护理	□ 心理护理 □ 协助医师尽快做出临床诊断 □ 口腔护理 □ 身份识别，戴腕带
医疗安全	监测强化	**患者有以下情况要加强监测。** 生命体征不平稳；持续发热、腹泻；老年患者。 □ 记出入量 □ 观测血压、呼吸、脉搏，q * h □ 观察神志 □ 测尿量 □ 心电监测（特别是老年、心脏病患者、休克者） □ 观察病情变化，注意有无休克情况 □ 观察有无并发症出现 □ 根据并发症情况调整治疗方案
	用药安全	□ 合理使用抗菌药 □ 止泻剂合理使用
	并发症	□ 酸碱失衡、电解质紊乱 □ 脱水 □ 感染性休克
	警戒值	□ 血清钾<3.0mmol/L □ 血压<90mmHg □ 高热>39.0℃
	出院标准	1.腹痛、腹泻减轻或消失 2.无发热，生命体征正常 3.血、大便常规正常，大便培养无异常
	转院标准	**具备下列 1 项条件者可转上级医院。** 1.治疗效果不佳，反复高热、腹泻、呕吐。 2.生命体征不稳定，精神意识改变。 3.出现严重水电解质紊乱。 4.可疑传染性疾病。 5.基础慢性脏器功能不全。 □ 具备转院指征者，及时转院 □ 拨打 120 求救支援 **注：**转出前做好转院途中的应急准备。

（续表）

<table>
<tr><td rowspan="2">医疗沟通</td><td>病情告知</td><td>□ 解释病情，告知严重程度及预后，告知注意事项
□ 警戒值时签署病重病危通知
□ 签署转诊风险告知</td></tr>
<tr><td>出院告知</td><td>□ 根据病情和治疗时间确定随访计划
□ 随诊内容：症状
□ 出院服药的具体用法
□ 服药可能出现的不良反应
□ 腹泻加重、腹胀明显、高热、乏力时需要随时来诊</td></tr>
<tr><td>疾病预防</td><td colspan="2">1.注意卫生：保持食物、用具、容器、冰箱等食物保存场所、环境的清洁。
2.不吃不洁食物：当食物发生腐烂变质时，一定不要食用。饭菜等最好不要隔夜，瓜果蔬菜食用之前一定要清洗干净。
3.避免刺激：饮食宜清淡，尽量避免刺激性的食物，如辣椒、咖啡、浓茶等。同时还要避免药物的刺激，如非甾体抗感染药类药物。
4.加强锻炼，注意保暖：尤其是进入秋季以后，一定要注意保暖，休息时盖好被子。加强体育锻炼，提高身体的免疫力。
5.保持良好的睡眠，不要熬夜。
6.禁烟，禁酒。</td></tr>
</table>

第二十八章　消化性溃疡

<table>
<tr><td>病种</td><td>消化性溃疡</td><td>ICD-10</td><td>K27.901</td></tr>
<tr><td rowspan="3">医疗常规</td><td>诊断标准</td><td colspan="2">消化性溃疡通常是指发生在胃和十二指肠球部的慢性溃疡。是由于对胃和十二指肠黏膜有损害作用的侵袭因素与黏膜自身的防御因素之间失去平衡的结果。是一种多种因素疾病,其中幽门螺杆菌感染和服用非甾体抗感染药是已知主要病因,胃酸在溃疡形成中起关键作用。
一、主要症状和体征
1.慢性过程。
2.周期性。
3.发作时上腹痛呈节律性,表现为空腹痛或(和)午夜痛,腹痛多为进食或服用抗酸药所缓解,十二指肠球部溃疡多见。
4.溃疡活动时上腹部可有局限性轻压痛,缓解期无明显体征。
5.胃镜检查提示存在溃疡或 X 线钡餐检查提示龛影。
二、并发症
出血、穿孔、幽门梗阻、癌变。
三、鉴别诊断
注意与慢性胃炎、功能性消化不良、胃癌、胃泌素瘤及肝、胆、胰等疾患鉴别。</td></tr>
<tr><td>入院标准</td><td colspan="2">1.疑似或确诊并发症出现。
2.内科治疗无效。</td></tr>
<tr><td>辅助检查</td><td colspan="2">必检项
☐ 血常规
☐ 大便常规+潜血
☐ 胃镜
☐ X 线钡餐
☐ ^{13}C-或^{14}C-呼气试验</td></tr>
</table>

（续表）

<table>
<tr>
<td rowspan="2">医疗常规</td>
<td>辅助检查</td>
<td>选检项
□ 感染性疾病筛查（乙肝、丙肝、艾滋病、梅毒）
□ 肝功能
□ 肾功能
□ 心电图
□ 血脂
□ 血糖
□ 血淀粉酶
□ 胃泌素水平
□ 胃液分析
□ 肿瘤标志物筛查（CEA、CA199）
□ 腹部超声
注：治疗期间注意复查大便常规及潜血等。</td>
</tr>
<tr>
<td>主要治疗</td>
<td>治疗原则
1.基本治疗　包括调整生活方式、注意饮食、避免应用致溃疡药物等；
2.药物治疗　根据病情选择降低胃酸药物（质子泵抑制剂和 H_2 受体拮抗剂）、胃黏膜保护药物、根除 Hp（幽门螺杆菌）药物、对症治疗药物。
□ 抗幽门螺杆菌方案（两周一疗程）
□ 方案 1：阿莫西林 1.0，bid，po
□ 甲硝唑 400mg，bid（或替硝唑 500mg，bid），po
□ 奥美拉唑 20mg，bid，po
□ 果胶铋 200mg，bid，po
□ 方案 2：阿莫西林 1.0，bid，po
□ 克拉霉素 500mg，bid，po
□ 奥美拉唑 20mg，bid，po
□ 果胶铋 200mg，bid，po
□ 清除幽门螺杆菌后（总疗程，十二指肠溃疡 4~6 周，胃溃疡 6~8 周）
□ 奥美拉唑 20mg，bid，po 或西咪替丁 0.2，bid，po
□ 硫糖铝 1.0，tid，po
□ 对症处理
□ 多潘立酮 10mg，tid，po
□ 莫沙比利 5mg，tid，po</td>
</tr>
</table>

（续表）

医疗常规	主要治疗	□ 山莨菪碱 10mg,tid,po □ 维 U 铝镁颠茄片 2 片,tid,po □ 基础疾病治疗 □ 评价治疗效果,调整治疗方案 □ 支持治疗 □ 外科治疗:适用于大量出血经内科治疗无效;急性穿孔;瘢痕性幽门梗阻;胃溃疡癌变;严格内科治疗无效的顽固性溃疡。
	主要护理	□ 根据病症表现落实相应学科护理常规及护理等级 □ 根据病症表现选择适宜饮食管理 □ 根据病情需要安排陪护 □ 建立静脉通道 □ 静脉采血,完成相关检查 □ 健康宣教 □ 心理护理 □ 卫生处置 □ 入院护理评估 □ 身份识别,戴腕带
医疗安全	监测强化	□ 观察病情变化。 □ 观察有无并发症出现 □ 根据并发症情况调整治疗方案
	用药安全	□ 清除幽门螺杆菌期间禁止饮酒 □ 奥美拉唑:肾功能不全、婴幼儿禁用 □ 硫糖铝:便秘 □ 果胶铋:铋蓄积
	并发症	□ 穿孔 □ 出血 □ 幽门梗阻 □ 癌变
	警戒值	□ 腹膜刺激征阳性 □ 呕血、黑便或血便 □ 血压<90mmHg

（续表）

<table>
<tr><td rowspan="2">医疗安全</td><td>出院标准</td><td>□ 排除并发症或并发症已经处理
□ 生命体征正常</td></tr>
<tr><td>转院标准</td><td>具备下列 1 项条件者可转上级医院
1.考虑有并发症。
2.合并出血。
3.合并心肺疾病。
4.经过治疗后症状缓解不明显不排除恶性病变可能。
□ 具备转院指征者，及时转院
□ 拨打 120 求救支援
注：转出前做好转院途中的应急准备。</td></tr>
<tr><td rowspan="2">医疗沟通</td><td>病情告知</td><td>□ 解释病情，告知严重程度及预后，告知注意事项
□ 危急值时签署病重病危通知
□ 签署转诊风险告知</td></tr>
<tr><td>出院告知</td><td>□ 根据病情和治疗时间确定随访计划
□ 随诊内容：症状、服药情况
□ 出院服药的具体用法
□ 服药可能出现的不良反应
□ 腹痛性质改变或加重、黑便、血便、呕血时需要随时来诊</td></tr>
<tr><td>疾病预防</td><td colspan="2">1.戒除不良生活习惯，减少烟、酒、辛辣、浓茶、咖啡及某些药物的刺激。
2.注意保持乐观的心态，避免紧张，养成良好的生活习惯。
3.合理饮食。
4.积极配合治疗。
5.加强身体锻炼，提高机体功能状态和免疫力。</td></tr>
</table>

第二十九章 Ⅱ型糖尿病

<table>
<tr><td>病种</td><td colspan="2">Ⅱ型糖尿病</td><td>ICD-10</td><td>E11.902</td></tr>
<tr><td rowspan="3">医疗常规</td><td>诊断标准</td><td colspan="3">糖尿病是一组以长期高血糖为主要特征的代谢综合征，由于胰岛素缺乏和/或胰岛素生物作用障碍导致糖代谢紊乱，同时伴有脂肪、蛋白质、水、电解质等代谢障碍，并可并发眼、肾、神经、心血管等多脏器的慢性损害。病情严重或应激时可发生急性严重代谢紊乱，如糖尿病酮症酸中毒、高血糖高渗状态等。临床多见于2型糖尿病。
1.有糖尿病症状(典型症状包括多饮、多尿、多食和不明原因的体重下降等) 满足以下标准中一项即可诊断糖尿病。
(1)任意时间血浆葡萄糖≥11.1mmol/L(200mg/dl)。
(2)空腹(禁食时间大于8小时)血浆葡萄糖≥7.0mmol/L(126mg/dl)。
(3)75g葡萄糖负荷后2小时血浆葡萄糖≥11.1mmol/L(200mg/dl)。
2.无糖尿病症状 需满足以上三项标准中的两项。
注：糖尿病昏迷是糖尿病的严重并发症，临床常见类型有：糖尿病酮症酸中毒、高渗性非酮症昏迷、低血糖昏迷、乳酸性酸中毒。临床要注意识别，一旦发现立即转有条件的上级医院救治。</td></tr>
<tr><td>入院标准</td><td colspan="3">1.急性并发症。
2.慢性并发症需要进一步治疗。</td></tr>
<tr><td>辅助检查</td><td colspan="3">必检项
□ 血常规
□ 尿常规
□ 大便常规
□ 血糖
□ 血脂
□ 糖化血红蛋白
□ 肝功能
□ 肾功能</td></tr>
</table>

（续表）

<table>
<tr><td rowspan="2">医疗常规</td><td>辅助检查</td><td>□ 电解质
□ 心电图
选检项
□ 胸片
□ 尿白蛋白测定、24 小时尿蛋白定量
□ 糖耐量试验和胰岛素或 C 肽释放试验
□ 腹部 B 超
□ 周围血管病变、周围神经病变等并发症的筛查</td></tr>
<tr><td>主要治疗</td><td>治疗原则
1.糖尿病健康教育、饮食、运动治疗。
2.血糖控制的个体化，口服降糖药或胰岛素的调整，使血糖控制达标，延缓并发症的出现和进展。
3.降压药、调脂药等药物调整。
4.并发症相关检查与治疗。
□ 仔细询问病史和查体，根据患者病情评估危险状态
□ 村医和乡镇卫生院因诊治条件限制，对疑糖尿病昏迷患者，立即拨打 120 救援电话，尽快转有条件的上级医院；同时对患者先做急救处理。
□ 应用口服药物控制血糖（选用）
□ 二甲双胍 0.25～0.5，tid，po
□ 瑞格列奈 0.5mg，tid，po
□ 格列苯脲 2mg，qd，po
□ 格列吡嗪 5mg，bid，po
□ 格列齐特 80mg，bid，po
□ 阿卡波糖 50mg，tid，po
□ 罗格列酮 4mg，qd，po
□ 西格列汀 0.1，qd，po
□ 应用胰岛素控制血糖（根据病情选用剂型、剂量）
□ 速效胰岛素/短效胰岛素
□ 预混胰岛素
□ 长效胰岛素/中效胰岛素
□ 胰岛素泵控制血糖
注：胰岛素最常见的不良反应是低血糖反应，还有 Somogyi 现象（低血糖后的高血糖现象），黎明现象（黎明时高血糖）。</td></tr>
</table>

（续表）

医疗常规	主要治疗	□ 合并或预防慢性并发症者(选用) □ 阿司匹林 100mg,qd,po □ 甲钴胺 0.5mg,tid,po 或静脉滴注,qd □ 羟苯磺酸钙 0.5,tid,po □ 胰激肽原酶肠溶片 120u,tid,po □ 硫辛酸 12~18mL 静脉滴注 qd □ 呋喃硫胺 50mg,tid,po □ 他汀类药物(酌情选一) □ 阿托伐他汀钙 20~40mg,qd,po □ 辛伐他汀 20mg,qn,po □ 合并高血压者(酌情选用) □ 卡托普利 12.5~50mg,tid,po □ 贝那普利 10~20mg,qd,po □ 尼群地平 10~20mg,bid,po □ 硝苯地平缓释片 20mg,bid,po □ 坎地沙坦酯 4~2mg,qd,po □ 厄贝沙坦 0.15g,qd,po □ 美托洛尔 25~50mg,bid,po □ 饮食治疗 □ 健康教育:让患者了解糖尿病的础知识和治疗控制要求;学会尿糖测定技术和胰岛素注射技术;掌握医学营养治疗的具体措施和体育锻炼具体要求;戒烟和烈性酒;预防感染 □ 对症处理 **注:** 饮食治疗计划一般是根据患者理想体重(kg)=身高(cm)-105 和活动强度计算全天总热量。 每日热量成人按以下标准给予。 休息状态:104~125kJ/(d.kg) 轻体力劳动:125~146kJ/(d.kg) 中体力劳动:146~167kJ/(d.kg) 重体力劳动:167kJ/(d.kg)以上 按糖类、蛋白质、脂肪各占总热量 50%~60%、12%~30%、20~35%来确定三大营养素供给量。按每克糖类、蛋白质产热 16.7kJ、每克脂肪产热 37.7kJ,将热量换算为食品后制订食谱,并分据生活习惯、病情和配合药物治疗需要进行安排。可按每日三餐分配为 1/5.2/5.2/5 或 1/3.1/3.1/3。

（续表）

<table>
<tr><td rowspan="1">医疗常规</td><td>主要护理</td><td>□ 根据病症表现落实相应学科护理常规及护理等级
□ 糖尿病饮食
□ 根据病情需要安排陪护
□ 建立静脉通道
□ 静脉采血，完成相关检查
□ 健康宣教
□ 心理护理
□ 卫生处置
□ 入院护理评估
□ 身份识别，戴腕带</td></tr>
<tr><td rowspan="3">医疗安全</td><td>监测强化</td><td>□ 毛细血糖测定×4 或 5/天或血糖动态监测
□ 记 24 小时出入量
□ 每 1～2 个小时测血糖（必要时）
□ 建立静脉通道
□ 吸氧、重症监护（必要时）
□ 观察病情变化
□ 观察有无并发症及并发症出现</td></tr>
<tr><td>用药安全</td><td>□ 降糖药：低血糖
□ 胰岛素：低血糖
□ 降脂药：横纹肌损伤</td></tr>
<tr><td>并发症</td><td>□ 急性并发症
□ 糖尿病酮症酸中毒
□ 糖尿病非酮症高渗性昏迷
□ 糖尿病乳酸酸中毒（主要见于服苯乙双胍者）
□ 慢性并发症
□ 糖尿病肾病
□ 糖尿病视网膜病变
□ 糖尿病神经病变
□ 糖尿病下肢动脉血管病变
□ 糖尿病足
□ 糖尿病心脏病
□ 代谢综合征</td></tr>
</table>

（续表）

医疗安全	警戒值	□ 尿常规酮体阳性 □ 血糖>22.0/L □ 意识或精神障碍 □ 血压<90mmHg
	出院标准	1.血糖控制达标或血糖趋于稳定，无低血糖事件发生，生命体征正常。 2.降糖治疗方案确定。 3.患者学会自我血糖监测；使用胰岛素者，能掌握胰岛素笔注射技巧和胰岛素的保存方法，完成相关并发症的检查并开始对症治疗。
	转院标准	**具备下列 1 项条件者可转上级医院。** 1.出现急性并发症　低血糖昏迷、高渗性昏迷、酮症酸中毒、乳酸酸中毒等危及生命的情况。 2.反复发生低血糖、合并妊娠或伴有增加控制血糖难度的并发症。 3.严重的糖尿病慢性并发症　糖尿病肾病、眼病、心血管、神经系统并发症、严重糖尿病足，或合并感染等病情复杂的情况。 □ 具备转院指征者，及时转院 □ 拨打 120 求救支援 **注：**转出前做好转院途中的应急准备。
医疗沟通	病情告知	□ 解释病情，告知严重程度及预后，告知注意事项 □ 危急值时签署病重病危通知 □ 签署转诊风险告知
	出院告知	□ 根据病情和治疗时间确定随访计划 □ 随诊内容：症状、服药或胰岛素使用情况 □ 出院服药的具体用法 □ 服药可能出现的不良反应 □ 糖尿病教育 □ 低血糖的识别与处理 □ 意识精神障碍时需要随时来诊

（续表）

疾病预防	1.落实三级预防措施：（一级预防：避免糖尿病发病；二级预防：及早检出并有效治疗糖尿病；三级预防：延缓和/或防治糖尿病并发症。） 2.合理膳食 3.适度运动，防止肥胖 4.配合治疗

第三十章　甲状腺功能亢进

<table>
<tr><td>病种</td><td>甲状腺功能亢进</td><td>ICD-10</td><td>E05.805</td></tr>
<tr><td rowspan="3">医疗常规</td><td>诊断标准</td><td colspan="2">是指由多种病因导致体内甲状腺激素分泌过多,引起以神经、循环、消化等系统兴奋和代谢亢进为主要表现的一组疾病的总称。在各种病因中以 Graves 病最多见。
一、甲状腺功能亢进诊断
1.高代谢症状和体征。
2.甲状腺肿大。
3.血清 TT4、FT4 增高,TSH 减低。
具备以上三项即可诊断。
二、Graves 病诊断
1.甲状腺功能亢进诊断确立。
2.甲状腺弥散性肿大。
3.眼球突出和其他浸润性眼征。
4.胫前黏液性水肿。
5.TRAb、TSAb、TPOAb、TgAb 阳性。
以上 1 和 2 为必备条件,3、4、5 项为诊断辅助条件。</td></tr>
<tr><td>入院标准</td><td colspan="2">1.初次发病。
2.合并并发症。
3.内科治疗效果不佳或不能耐受。
4.甲状腺毒症,原因不明。</td></tr>
<tr><td>辅助检查</td><td colspan="2">必检项
☐ 血常规
☐ 大便常规
☐ 尿常规
☐ 甲状腺功能测定
☐ 甲状腺彩色多普勒超声检查
☐ 肝功能
☐ 肾功能
☐ 血脂
☐ 血糖
☐ 心电图</td></tr>
</table>

（续表）

<table>
<tr><td rowspan="2">医疗常规</td><td>辅助检查</td><td>选检项
□ 血沉
□ 心肌标志物
□ 性激素检测
□ 血液流变学检验
□ 胸片
□ 彩色超声常规检查（腹部）
□ 彩色超声常规检查（妇科）
□ 彩色超声常规检查（泌尿系）</td></tr>
<tr><td>主要治疗</td><td>治疗原则
1.一般治疗。
2.抗甲状腺药物应用。
3.放射性^{131}I 治疗。
4.手术治疗。
5.辅助用药。
6.出现甲亢危象积极救治。
□ 仔细询问病史和查体，根据患者病情评估危险状态
□ 村医和乡镇卫生院因诊治条件限制，对甲亢及有危象者，立即拨打 120 救援电话，尽快转有条件的上级医院；同时对危象者先据情参照以下措施做急救处理。
□ 甲亢常规处理
□ 抗甲状腺药物的选用（疗程 1～1.5 年）
□ 甲巯咪唑 10mg，tid，po
□ 丙硫氧嘧啶 100mg，tid，po
□ 放射性^{131}I 治疗
□ 其他辅助用药
□ β 受体阻滞药（心率较快）
□ 普萘洛尔 10～20mg，tid
□ 以下并发症酌情选择用药（粒细胞减少或肝功能异常）
□ 地榆升白片 2 片，tid，po
□ 鲨肝醇 2 片，tid，po
□ 维生素 $B_4$1 片，tid，po</td></tr>
</table>

（续表）

医疗常规	主要治疗	□ 甘草酸二铵 150mg，tid，po □ 保肝治疗（肝功能损害时），酌情选一 □ 甘草酸二胺 150mg，qd，静脉滴注 □ 还原性谷胱甘肽 1.8，qd，静脉滴注 □ 手术治疗 **注：**丙硫氧嘧啶、甲巯咪唑等用于甲亢维持期治疗一般为1.5~2 年，不能随意中断服药，定期复查血 T3、T4 及肝功能、血常规。 □ 甲亢危象处理 去除诱因、防治基础疾病是预防危象发生的关键，一旦发生则需积极抢救。当危象症状减轻后改用甲亢的一般治疗。参考方案如下。 □ 吸氧 □ 建立静脉通道 □ 诱因治疗 □ 丙硫氧嘧啶 600mg，立即口服或胃管内注入；以后给予丙硫氧嘧啶 250mg 每 6 小时口服，待症状缓解后减至一般治疗剂量。 □ 复方碘口服液 5 滴 q8h 或碘化钠 g 加入 5% GNS500mL 静脉滴注 24 小时，以后视病情逐渐减量，用 3~7 天 □ 普萘洛尔 20~40mg，q8h~q6h，po（伴有心力衰竭者不用） □ 氢化可的松 50~100mg 加入 5%GS 静脉滴注 tid~q6h □ 高热者给予物理降温，避免用乙酰水杨酸类药物 □ 支持治疗，补液及能量供给 **注：** 一、放射性^{131}I 治疗甲亢适应证和禁忌证 1.适应证 （1）成人 Graves 甲亢伴甲状腺肿大Ⅱ度以上。 （2）ATD 治疗失败或过敏。 （3）甲亢手术后复发。 （4）甲状腺毒症心脏病或甲亢伴其他病因的心脏病。 （5）甲亢合并白细胞和/或血小板减少或全血细胞减少。

（续表）

<table>
<tr><td rowspan="2">医疗常规</td><td>主要治疗</td><td>(6)老年甲亢。
(7)甲亢合并糖尿病。
(8)毒性多结节性甲状腺肿。
(9)自主功能性甲状腺结节合并甲亢。
2.禁忌证　妊娠和哺乳期妇女。
二、手术治疗甲亢适应证和禁忌证
1.适应证
(1)中、重度甲亢,长期服药无效,或停药复发,或不能坚持服药者。
(2)甲状腺肿大显著,有压迫症状。
(3)胸骨后甲状腺肿。
(4)多结节性甲状腺肿伴甲亢。
2.禁忌证
(1)伴严重 Graves 眼病。
(2)合并较重心脏、肝、肾疾病,不能耐受手术。
(3)妊娠初 3 个月和第 6 个月以后。</td></tr>
<tr><td>主要护理</td><td>□ 根据病症表现落实相应学科护理常规及护理等级
□ 根据病症表现选择适宜饮食管理
□ 根据病情需要安排陪护
□ 入院告知
□ 入院护理评估
□ 卫生处置
□ 疾病健康宣教
□ 心理护理
□ 测量生命体征及病情,及时向医生反应病情变化
□ 协助患者行专科性检查如甲状腺彩超、CT
□ 静脉采血(当天或次晨空腹),留取大小便标本
□ 遵医嘱执行医嘱
□ 遵医嘱正确用药,观察用药反应
□ 身份识别,戴腕带</td></tr>
</table>

（续表）

<table>
<tr><td rowspan="6">医疗安全</td><td>监测强化</td><td>患者有以下情况要加强监测。
生命体征不平稳；发热、气促；老年患者；严重并发症。
□ 观测血压、呼吸、脉搏，q * h
□ 观察神志
□ 观察病情变化，
□ 观察有无并发症出现
□ 根据并发症情况调整治疗方案</td></tr>
<tr><td>用药安全</td><td>□ 抗甲状腺药：粒细胞减少、肝功能损伤
□ 普萘洛尔：支气管哮喘慎用，注意血压与心率</td></tr>
<tr><td>并发症</td><td>□ Gravs 眼病
□ 心力衰竭
□ 甲亢危象</td></tr>
<tr><td>警戒值</td><td>□ 体温>38℃
□ 心率>120 次/分
□ 心律不齐
□ 神经精神障碍</td></tr>
<tr><td>出院标准</td><td>□ 生命体征平稳正常
□ 口服药方案确定，患者耐受好</td></tr>
<tr><td>转院标准</td><td>具备下列 1 项条件者可转上级医院
1.并发甲亢危象者
2.出现严重并发症及并发症者
3.无条件诊疗者
□ 具备转院指征者，及时转院
□ 拨打 120 求救支援
注：转出前做好转院途中的应急准备。</td></tr>
<tr><td rowspan="2">医疗沟通</td><td>病情告知</td><td>□ 解释病情，告知严重程度及预后，告知注意事项
□ 危急值时签署病重病危通知
□ 签署转诊风险告知</td></tr>
<tr><td>出院告知</td><td>□ 根据病情和治疗时间确定随访计划
□ 随诊内容：症状、服药、肝功能、血常规情况
□ 出院服药的具体用法
□ 服药可能出现的不良反应
□ 肝功能、血常规异常，无感染发热、心悸呼吸困难时需要随时来诊</td></tr>
</table>

（续表）

疾病预防	1.合理安排工作学习与生活 2.发病期间要保证充足的休息，避免劳累，稳定期可适当锻炼身体，以增强体质 3.注意预防感冒，保持个人卫生清洁，防止发生各类感染 4.饮食调理。饮食要有规律，一般采用高热量富于糖类蛋白质和维生素的饮食，忌烟酒辛辣发物等 5.要解除不良情绪或不必要的心理负担，增强战胜疾病的信心，不断提高自我调节控制情绪的能力 6.遵医嘱，积极配合治疗并正确用药

第三十一章　低钾血症

<table>
<tr><td>病症</td><td colspan="2">低钾血症</td><td>ICD-10</td><td>E87.600</td></tr>
<tr><td rowspan="3">医疗常规</td><td>诊断标准</td><td colspan="3">血清钾低于3.5mmol/L,称为低钾血症。可导致腹胀、肌无力、心律失常,应用洋地黄者易引起洋地黄中毒。
1.血清钾<3.5mmol/L。
2.乏力、肢体瘫痪;肌肉痛性痉挛。
3.呼吸困难(呼吸肌麻痹)。
4.恶心、呕吐;便秘、腹胀。
5.心律失常。
6.体格检查:肌力减弱,腱反射减弱。
7.心电图　U 波明显。</td></tr>
<tr><td>入院标准</td><td colspan="3">1.血清钾<3.0mmol/L。
2.症状明显。
3.心律失常。
4.基础疾病需要治疗。</td></tr>
<tr><td>辅助检查</td><td colspan="3">必检项
□ 血电解质:注意低钾常伴有低氯和碱中毒。
□ 心电图
□ 血常规
选检项
□ 尿常规:疑低钾性肾损害者,注意有无小管性蛋白尿和反常性酸性尿,后者为低钾肾损害的特点之一。
□ 尿钾检测:疑肾性失钾者,如尿钾超过去20mmol/L,有助于诊断。
□ 大便常规;疑肠道感染者及大便细菌学检查
□ 内分泌功能测定;疑为肾上腺皮质功能亢进或醛固酮增多症者。
□ 血糖
□ 肝功能
□ 肾功能
□ 超声检查;如肾上腺和甲状腺超声检查</td></tr>
</table>

（续表）

<table>
<tr><td>医疗常规</td><td>主要治疗</td><td>□ 仔细询问病史和查体,根据患者病情评估危险状态
□ 村医和乡镇卫生院因诊治条件限制,对重症患者,立即拨打 120 救援电话,尽快转上级医院;同时对患者做急救处理。
□ 停用排钾药物,如呋塞米、氢弹氯噻嗪,多进食富含钾盐的食物。
□ 治疗引起低钾原发病
□ 纠正低钾
□ 补钾量
□ 轻度缺钾:血清钾 3.0~3.5mmol/L,可补充钾 100mmol;(相当于氯化钾 8.0g)
□ 中度缺钾:血清钾 2.5~3.0mmol/L,可补充钾 300mmol;(相当于氯化钾 24g)
□ 重度缺钾:血清钾 2.0~2.5mmol/L,可补充钾 500mmol;(相当于氯化钾 40g)
□ 补钾种类选择
□ 氯化钾:含钾 13~14mmol/L,最常用
□ 枸橼酸钾:含钾 9mmol/g
□ 醋酸钾:含钾 10mmol/g,适用于伴高氯血症者,如肾小管酸中毒的治疗
□ 谷氨酸钾:含钾 4. mmol/g,适用于肝衰竭伴低钾血症者
□ L-门冬氨酸钾镁溶液:含钾 3.0mmol/10mL,镁 3.5 mmol/10mL,有助于钾进入细胞内
□ 补钾方法
□ 途径:口服补钾以氯化钾为首选;严重病例需静脉滴注补钾。
□ 速度:一般补钾的速度以每小时 20~40mmol 为宜,不能超过 50~60mmol/h。
□ 浓度:静脉注射液体以含钾 20~40mmol/L 或氯化钾 1.5~3.0g/L 为宜。
□ 补钾方案
□ 轻度低钾血症(血钾 3.0~3.5mmol/L)
□ 10%氯化钾 10~20mL 每日 3 次,连用 6 天
□ 10%枸橼酸钾 10~20mL 每日 3 次,连用 6 天</td></tr>
</table>

（续表）

医疗常规	主要治疗	□ 中、重度低钾血症（血钾<3.0mmol/L）治疗方案： □ 10%氯化钾 15mL 加生理盐水 500mL 静脉滴注 □ 31.5%谷氨酸钾 20mL 加 5%葡萄糖 500mL 静脉滴注 **注：** 1.补钾前必须先了解尿量，24 小时尿量大于 500mL 或每小时尿量大于 30mL 时，方可补钾。 2.补钾一般需连续 4~6 天，以达到细胞内外钾平衡。 3.补钾速度宜慢，严禁用静脉注射法补钾。如有低镁血症者，同时予以纠正，常可使补钾的目的更易实现。 4.周期性低钾麻痹补钾时不宜用葡萄糖液做稀释液。
	主要护理	□ 根据病症表现落实相应学科护理常规及护理等级 □ 根据病症表现选择适宜饮食管理 □ 根据病情需要安排陪护 □ 低钾血症健康宣教 □ 病重/病危 □ 建立静脉通道 □ 吸氧（prn） **注：**呼吸肌麻痹可行气管插管；意识障碍者可行胃管流质饮食。 □ 保留导尿 □ 健康宣教 □ 心理护理 □ 静脉采血，完成相关检查 □ 入院护理评估 □ 身份识别，戴腕带
医疗安全	监测强化	□ 监测血钾 □ 入院后立即监测血钾 □ 补钾后 1 小时监测血钾 □ 以后每 2 小时监测血钾 □ 观察神志、呼吸、脉搏
	用药安全	□ 高钾血症：呼吸困难、心动过缓甚至心室停搏
	并发症	□ 呼吸衰竭

（续表）

医疗安全	警戒值	□ 血清钾<3.0mmol/L □ 呼吸浅快>20 次/分 □ 低氧血症<90% □ 心律失常
	出院标准	□ 血钾正常，症状消失，进食正常 □ 低钾的病因或诱因明确
	转院标准	**具备以下情况之一，建议转上级医院。** 1.患者重度缺钾。 2.呼吸肌麻痹，呼吸困难，立即气管插管。 3.不明原因反复低血钾。 4.难治性低钾血症需检测碱中毒者。 5.医院不具备检查儿茶酚胺、皮质醇、ACTH、醛固酮、甲状腺功能七项、尿敏感肾功能七项、尿电解质。 6.医疗人员、患者及家属要求转院者。 □ 具备转院指征者，及时转院 □ 拨打 120 求救支援 **注：**转出前做好转院途中的应急准备，注意保持呼吸道通畅。
医疗沟通	病情告知	□ 解释病情，告知可能的风险，告知严重程度及预后 □ 出现危急值者签署病重或病危通知 □ 需要气管插管机械通气者签署知情同意 □ 签署转诊风险告知
	出院告知	□ 根据病情和治疗时间确定随访计划 □ 随诊内容：服药情况依从情况，有无药物不良反应，根据病因确定复查项目等 □ 出院服药的具体用法 □ 服药可能出现的不良反应 □ 症状复发随时来诊

第三十二章　短暂性脑缺血发作

<table>
<tr><th>病种</th><th colspan="2">短暂性脑缺血发作</th><th>ICD-10</th><th>G45.902</th></tr>
<tr><td rowspan="3">医疗常规</td><td>诊断标准</td><td colspan="3">短暂性脑缺血发作(TIA)是颈动脉或椎-基底动脉系统发生短暂性血液供应不足,引起局灶性脑缺血导致突发的、短暂性、可逆性神经功能障碍。发作持续数分钟,通常在30分钟内完全恢复,超过2小时常遗留轻微神经功能缺损表现,或CT及MRI显示脑组织缺血征象。男性多于女性。发病突然,多在体位改变、活动过度、颈部突然转动或屈伸等情况下发病。发病无先兆,有一过性的神经系统定位体征,一般无意识障碍,历时5~20分钟,可反复发作,但一般在24小时内完全恢复,无后遗症。本病的病因绝大多数是动脉粥样硬化,在微血栓、头部血流的改变等触发下发病。
1.60岁以上老年人多见,起病突然,迅速出现局灶性神经系统症状和体征。
2.神经系统症状和体征多数持续十至数十分钟,并在1小时内恢复,但可反复发作。
3.神经影像学未发现任何急性梗死病灶。
4.临床注意与局灶性癫痫、美尼埃症、昏厥等鉴别。</td></tr>
<tr><td>入院标准</td><td colspan="3">1.可能反复发作者
2.治疗后病情不稳定者
3.病因不明,需要进一步检查治疗</td></tr>
<tr><td>辅助检查</td><td colspan="3">必检项
□ 血常规
□ 尿常规
□ 血流变
□ 血糖
□ 血脂
□ 肝功能
□ 肾功能
□ 电解质
□ 凝血功能</td></tr>
</table>

（续表）

<table>
<tr><td rowspan="2">医疗常规</td><td>辅助检查</td><td>□ 心电图
□ 头部 CT
□ 脑彩超
选检项
□ 脑电图
□ 头颅 MRI
□ 脑血管造影
□ 颈动脉血管超声</td></tr>
<tr><td>主要治疗</td><td>治疗原则
短暂性脑缺血发作后可引发脑梗死，则应进行积极治疗，抗凝、扩容、扩血管等处理，降低血液黏稠度，调整血液的高凝状态，控制和维持血压在正常范围内，终止和减少短暂性脑缺血发作，预防或推迟脑梗死的发生。
□ 仔细询问病史和查体，根据患者病情评估危险状态
□ 村医和乡镇卫生院因诊治条件限制，对有并发症的疑急性脑缺血患者或鉴别诊断困难者，立即拨打 120 救援电话，尽快转有条件的上级医院；同时对病情危重者先据情参照以下措施做急救处理。
□ 安静休息，避免头部过度活动
□ 病因治疗
□ 抗凝药物或抗血小板药物（酌情选用）
□ 肠溶阿司匹林 0.1g，po，qd
□ 硫酸氢氯吡格雷 75mg，po，qd
□ 低分子肝素 4000U，皮下，q12h
□ 钙拮抗剂（酌情选一）
□ 桂利嗪 25mg，po，tid
□ 尼莫地平 25mg，po，tid
□ 氟桂利嗪 5mg，po，qd
□ 他汀类药物（酌情选一）
□ 阿托伐他汀 20mg，po，qn
□ 辛伐他汀 20mg，po，qn
□ 神经保护剂
□ 胞磷胆碱 0.5g，静脉滴注，qd</td></tr>
</table>

（续表）

<table>
<tr><td rowspan="2">医疗常规</td><td>主要治疗</td><td>□ 中药治疗(酌情选一)
□ 丹参注射液 20mL 稀释于 5%葡萄糖注射液 250mL 静脉滴注,qd
□ 川芎嗪注射液 40～80mg 稀释于 5%葡萄糖注射液 250mL 静脉滴注,qd
□ 手术治疗
脑血管造影或多普勒证实有颅内动脉狭窄者,药物治疗无效时,可考虑转上级医院手术治疗。</td></tr>
<tr><td>主要护理</td><td>□ 根据病症表现落实相应学科护理常规及护理等级
□ 根据病症表现选择适宜饮食管理
□ 根据病情需要安排陪护
□ 入院告知
□ 入院护理评估
□ 卫生处置
□ 疾病健康宣教
□ 心理护理
□ 测量生命体征及病情,及时向医生反应病情变化
□ 协助患者完成必要的辅助检查
□ 静脉采血完成生化检查
□ 遵医嘱执行医嘱,观察用药反应
□ 身份识别,戴腕带</td></tr>
<tr><td rowspan="3">医疗安全</td><td>监测强化</td><td>患者有以下情况要加强监测。
患者有意识障碍;生命体征不稳定。
□ 监测呼吸、脉搏、血压、瞳孔等变化
□ 观察神志变化
□ 观察病情变化,注意有无症状加重等情况
□ 观察有并发症出现
□ 根据并发症情况调整治疗方案</td></tr>
<tr><td>用药安全</td><td>□ 抗血小板药:消化道出血
□ 他汀药:横纹肌溶解
□ 中成药合理使用</td></tr>
<tr><td>并发症</td><td>□ 脑梗死</td></tr>
</table>

（续表）

<table>
<tr><td rowspan="3">医疗安全</td><td>警戒值</td><td>□ TIA 反复发作
□ 意识障碍</td></tr>
<tr><td>出院标准</td><td>□ 病情稳定
□ 高血压、冠心病、糖尿病等基础疾病得到控制
□ 可以门诊随访治疗</td></tr>
<tr><td>转院标准</td><td>具备下列 1 项条件者可转上级医院。
1.病因不明，需要进一步检查
2.病情不能稳定，反复发作
3.冠心病、糖尿病等基础疾病需要进一步治疗
□ 具备转院指征者，及时转院
□ 拨打 120 求救支援
注：转出前做好转院途中的应急准备。</td></tr>
<tr><td rowspan="2">医疗沟通</td><td>病情告知</td><td>□ 解释病情，告知严重程度及预后，告知注意事项
□ 签署转诊风险告知</td></tr>
<tr><td>出院告知</td><td>□ 根据病情和治疗时间确定随访计划
□ 随诊内容：症状、服药、血糖、血脂情况
□ 出院服药的具体用法
□ 服药可能出现的不良反应
□ 牙龈出血、黑便、再次发作、肌肉痛等症状时需要随时来诊</td></tr>
<tr><td>疾病预防</td><td colspan="2">1.一级预防（指未发生卒中前预防发生动脉粥样硬化和小动脉硬化）。
2.认真管理血压。戒烟，戒酒，有中风家族史和其他血管危险因素的人定期查血小板聚集功能。
3.二级预防（指发生卒中后预防复发）。主要服用抗血小板聚集药物，同时仔细寻找患者中风的危险因素。
4.适当控制脂肪的摄入，饮食忌过咸，过甜。
5.消除不良心理社会因素，保持良好的心态
6.生活规律，适当运动</td></tr>
</table>

第三十三章　脑梗死

<table>
<tr><td>病种</td><td colspan="2">脑梗死</td><td>ICD-10</td><td>I63.900</td></tr>
<tr><td rowspan="3">医疗常规</td><td>诊断标准</td><td colspan="3">脑梗死是缺血性卒中的总称，包括脑血栓形成、腔隙性梗死和脑栓塞等，约占全部脑卒中的70%，是脑血液供应障碍引起脑部病变。脑梗死是由于脑组织局部供血动脉血流的突然减少或停止，造成该血管供血区的脑组织缺血、缺氧导致脑组织坏死、软化，并伴有相应部位的临床症状和体征，如偏瘫、失语等神经功能缺失的症候。
临床表现与诊断
1.主观症状　头痛、头昏、头晕、眩晕、恶心呕吐、运动性和(或)感觉性失语，甚至昏迷。
2.脑神经症状　双眼向病灶侧凝视、中枢性面瘫及舌瘫、假性延髓性麻痹如饮水呛咳和吞咽困难。
3.躯体症状　肢体偏瘫或轻度偏瘫、偏身感觉减退、步态不稳、肢体无力、大小便失禁等。
4.脑梗死发病24~48h后，脑CT扫描可见相应部位的低密度灶，边界欠清晰，可有一定的占位效应。脑MRI检查能较早期发现脑梗死，表现为加权图像上T1在病灶区呈低信号，T2呈高信号。</td></tr>
<tr><td>入院标准</td><td colspan="3">急性脑梗死者均需住院治疗。</td></tr>
<tr><td>辅助检查</td><td colspan="3">必检项
☐ 血常规
☐ 大便常规
☐ 尿常规
☐ 肝功能
☐ 肾功能
☐ 电解质
☐ 血脂
☐ 血糖
☐ 凝血功能
☐ 血流变</td></tr>
</table>

（续表）

<table>
<tr><td rowspan="2">医疗常规</td><td>辅助检查</td><td>□ 头颅 CT
□ 心电图
选检项
□ 糖化血红蛋白
□ 心肌酶谱
□ 同型半胱氨酸
□ 胸片
□ 颈动脉超声
□ 头颅 MRI 平扫/DWI/MRA/CTA</td></tr>
<tr><td>主要治疗</td><td>治疗原则
1.综合治疗及个体化治疗:在疾病发展的不同时间,针对不同病情、病因采取有针对性的综合治疗和个体化治疗措施。
2.积极改善和恢复缺血区的血液供应,促进脑微循环,阻断和终止脑梗死的病理进程。
3.预防和治疗缺血性脑水肿。
4.急性期应早用脑细胞保护治疗,可采取综合性措施,保护缺血周边半暗带的脑组织,避免病情加重。
5.加强护理和防治并发症,消除致病因素,预防脑梗死再发。
6.积极进行早期规范的康复治疗,以降低致残率。
□ 仔细询问病史和查体,根据患者病情评估危险状态
□ 村医和乡镇卫生院因诊治条件限制,对疑急性脑缺血患者,立即拨打 120 救援电话,尽快转上级医院;同时对病情危重者先据情参照以下措施做急救处理。
□ 卧床休息
□ 吸氧(prn)
□ 建立静脉通道
□ 有头部 CT 检查条件者在安全条件下及时行检查
□ 完善常规检查,明确卒中类型,制定初步治疗方案
□ 抗血小板聚集(酌情选择)
　□ 阿司匹林 0.1~0.3,口服,qd
　□ 硫酸氢氯吡格雷 75mg,口服,qd
　□ 低分子肝素 4000~5000IU,皮下注射,bid
□ 降颅压,必要时应用
　□ 甘露醇 125~250mL,静脉滴注,qd~bid</td></tr>
</table>

（续表）

<table>
<tr><td rowspan="2">医疗常规</td><td>主要治疗</td><td>□ 管理血压，除恶性高血压外，一般不使用降血压药物，以免造成脑灌注量下降，加重脑梗死。颅压高造成的血压升高可通过甘露醇的应用得以改善。血压过低者首先要补足液体，必要时给予适当的升压药。
□ 溶栓治疗（建议尽早转有条件的上级医院实施）
□ 0.9%NS100mL+尿激酶 100~150 万 U 静脉滴注
□ 营养神经药物（酌情选一）
□ 0.9%NS/5%GS250mL+胞磷胆碱注射液 0.5 静脉滴注 qd
□ 0.9%NS/5%GS250mL+吡拉西坦 20g 静脉滴注 qd
□ 他汀类药物（酌情选一）
□ 辛伐他汀 20~60mg，口服，qd
□ 阿托伐他汀 20~60 mg，口服，qd
□ 中药治疗，活血化瘀（酌情选一）
□ 0.9%NS/5%GS250mL+丹参注射液 20mL，静脉滴注，qd
□ 川芎嗪注射液 40~80mg 稀释于 5%葡萄糖注射液 250mL，静脉滴注，qd
□ 0.9%NS/5%GS250mL+银杏达莫 25mL，静脉滴注，qd/bid
□ 并发症治疗：如选用抑制胃酸、胃蛋白酶分泌药防治应激性溃疡；对昏迷时间长者可选用抗菌药物防肺部及泌尿系感染等。
□ 注意维持水电解质平衡
□ 村医和乡镇卫生院在患者恢复期可做康复理疗：如功能锻炼、高压氧、理疗、针灸及中药治疗等，改善血液循环、保护神经细胞，促进神经功能康复。</td></tr>
<tr><td>主要护理</td><td>□ 根据病症表现落实相应学科护理常规及护理等级
□ 根据病症表现选择适宜饮食管理
□ 根据病情需要安排陪护
病重/病危（根据病情）
吸氧/监护（根据病情）
鼻饲：昏迷者
保留导尿：尿潴留者</td></tr>
</table>

（续表）

医疗常规	主要护理	建立静脉通道 静脉采血，完成相关检查 口腔等特殊护理 □ 健康宣教 □ 心理护理 观察病情变化，正确执行医嘱 卫生处置 □ 入院护理评估 □ 身份识别，戴腕带
医疗安全	监测强化	**患者有以下情况要加强监测。** 患者意识障碍；生命体征不稳定；患者在给予抗凝溶栓的时候，特别老年患者、长期口服激素、止疼药患者，观察有无合并出血。 □ 监测血压、脉搏、瞳孔等变化 □ 观察神志变化 □ 记录出入量 □ 观察病情变化，注意有无症状加重等情况 □ 观察有并发症出现 □ 根据并发症情况调整治疗方案
	用药安全	□ 尿激酶：内脏出血，严格把握溶栓指征 □ 他汀药：横纹肌溶解 □ 抗血小板/抗凝药：内脏出血
	并发症	□ 呼吸衰竭 □ 梗死后出血 □ 肾功能损害 □ 电解质紊乱
	警戒值	□ 双侧瞳孔不等大 □ 呼吸>30 次/分或<10 次/分 □ 意识障碍进行性加深 □ 血压>180/100mmHg □ 大小便失禁

（续表）

医疗安全	出院标准	□ 病情稳定 □ 糖尿病等基础疾病得到控制 □ 可以门诊随访治疗
	转院标准	**具备下列1项条件者可转上级医院:疑急性脑梗死者。** □ 具备转院指征者,及时转院 □ 拨打120求救支援 **注:**转出前做好转院途中的应急准备。
医疗沟通	病情告知	□ 解释病情,告知严重程度及预后,告知注意事项 □ 签署转诊风险告知
	出院告知	□ 根据病情和治疗时间确定随访计划 □ 随诊内容:症状、服药、血糖、血脂、血压等情况 □ 出院服药的具体用法 □ 服药可能出现的不良反应 □ 牙龈出血、黑便、再次发作、肌肉痛等症状时需要随时来诊
疾病预防	1.加强对动脉粥样硬化、高脂血症、高血压、糖尿病等疾病的防治。 2.讲究精神心理卫生,注意情绪控制 3.注意改变不良生活习惯,适度的体育活动有益健康。避免不良嗜好如吸烟、酗酒、暴饮、暴食。要以低脂肪低热量,低盐饮食为主。 4.由于中老年人适应能力差,免疫能力降低,.当气压、温度明显变化时,要特别小心。 5.及时注意脑血管病的先兆,及时就医检查治疗。 6.加强护理和功能锻炼,并发症越少,功能恢复也愈好	

第三十四章　脑出血

<table>
<tr><td>病种</td><td colspan="2">脑出血</td><td>ICD-10</td><td>I60.900</td></tr>
<tr><td rowspan="3">医疗常规</td><td>诊断标准</td><td colspan="3">脑出血系指非外伤性脑内血管破裂致脑实质内出血。主要原因是高血压,其他病因还有动脉瘤破裂、动静脉畸形、血液病、抗凝药物应用等。脑组织局部出血及血肿形成引起脑水肿、脑组织受压、移位、软化及坏死等,甚至脑疝形成,这是脑出血死亡的原因。
一、定性诊断(高血压性脑出血)
1.发病年龄 50 岁左右,多有原发性高血压史。冬春季节发病明显。常在情绪紧张、兴奋、排便和用力时发病。
2.急性起病,数分钟至数小时内达高峰。出现头痛、恶心、呕吐、偏瘫、失语、意识障碍、大小便失禁伴或不伴意识障碍,并伴有局灶症状和体征。
3.头颅 CT 证实脑内出血影像学改变。
二、定位诊断
半球深部出血:最常见于基底节区和丘脑。对侧偏瘫、偏身感觉障碍和偏盲,双眼凝视麻痹,优势半球受累出现失语。双眼上下视麻痹和双眼向下向内注视等眼动体征是丘脑出血的特征。
小脑出血:常见于一侧小脑半球。头痛、头晕、恶心、呕吐、平衡障碍,肢体共济失调。
脑干出血:脑桥是最常见的出血部位,表现为交叉瘫或四肢瘫痪,重者可昏迷、瞳孔如针尖大小、高热、呼吸不规则等。
蛛网膜下隙出血:除脑膜刺激征阳性外,无脑实质局灶性症状体征。</td></tr>
<tr><td>入院标准</td><td colspan="3">疑急性脑出血患者均需住院治疗</td></tr>
<tr><td>辅助检查</td><td colspan="3">必检项
☐ 血常规
☐ 大便常规+隐血
☐ 尿常规</td></tr>
</table>

（续表）

<table>
<tr><td rowspan="2">医疗常规</td><td>辅助检查</td><td>□ 肝功能
□ 肾功能
□ 电解质
□ 血脂
□ 血糖
□ 头颅 CT
□ 心电图
选检项
□ 糖化血红蛋白（根据病情）
□ 心肌酶谱
□ 凝血功能
□ 同型半胱氨酸（有条件者）
□ 胸片
□ 颈动脉超声（有条件者）
□ 头颅 MRI/MRA/CTA（有条件者）</td></tr>
<tr><td>主要治疗</td><td>治疗原则
急性期主要为保持安静，防止继续出血；积极抗脑水肿，减低颅压；调整血压，改善循环；加强护理，防治并发症。目的是抢救患者生命，降低致残率。
□ 仔细询问病史和查体，根据患者病情评估危险状态
□ 村医和乡镇卫生院因诊治条件限制，对疑急性脑出血患者，立即拨打 120 救援电话，尽快转上级医院；同时对病情危重者先据情参照以下措施做急救处理。
□ 卧床休息，减少搬动，避免精神刺激
□ 昏迷者头偏向一侧，防止呕吐窒息，保持呼吸道通畅
□ 吸氧
□ 气管插管（prn）
□ 有头部 CT 检查条件者在安全条件下及时行检查
□ 颅高压或脑水肿者给予降颅压（酌情选择）
□ 甘露醇（活动期出血禁用）125～250mL，静脉滴注（30 分钟内滴完）q4～8h
□ 呋塞米 10mg，静脉注射，qd～bid
□ 镇静药物（酌情选一）</td></tr>
</table>

（续表）

<table>
<tr><td rowspan="2">医疗常规</td><td>主要治疗</td><td>□ 地西泮 5mg 口服或 5～10mg 肌内注射
□ 苯巴比妥钠 0.1，肌内注射
□ 管理血压：除恶性高血压外，一般不使用降血压药物，当血压超过 200mmHg 时可用呋塞米等处理，或通过甘露醇的应用观察血压的变化。
注：急性期血压骤然下降表示病情严重，应给升压药物以保证足够的脑供血量。
□ 并发症治疗：如选用抑制胃酸、胃蛋白酶分泌药防治应激性溃疡；对昏迷时间长者可选用抗菌药物防肺部及泌尿系感染等。
□ 注意维持水电解质平衡
□ 手术治疗：当大脑出血血肿超过 40mL、小脑出血血肿超过 10mL 时可据情选择。
□ 村医和乡镇卫生院在患者恢复期可做康复理疗：如功能锻炼、理疗、针灸及中药治疗等，改善血液循环、保护神经细胞，促进神经功能康复。</td></tr>
<tr><td>主要护理</td><td>□ 根据病症表现落实相应学科护理常规及护理等级
□ 根据病症表现选择适宜饮食管理
□ 根据病情需要安排陪护
□ 病重/病危（根据病情可选）
□ 吸氧/监护（根据病情可选）
□ 鼻饲：不能进食者
□ 保留尿管：尿潴留者
□ 安静卧床，定时翻身，防止褥疮
□ 保持大便通畅
□ 建立静脉通道
□ 静脉采血，完成相关检查
□ 健康宣教
□ 心理护理
□ 口腔等特殊护理
□ 观察病情变化，正确执行医嘱
□ 卫生处置
□ 入院护理评估
□ 身份识别，戴腕带</td></tr>
</table>

（续表）

医疗安全	监测强化	**疑急性脑出血患者，特别是伴有生命体征不稳定者均应加强监测。** ☐ 监测呼吸、血压、脉搏、瞳孔等变化 ☐ 观察神志变化 ☐ 记录出入量 ☐ 观察病情变化，注意有无症状加重等情况 ☐ 观察有并发症出现 ☐ 根据并发症情况调整治疗方案
	用药安全	☐ 甘露醇：心力衰竭、肾功能不全者慎用 ☐ 镇痛镇静药：呼吸抑制 ☐ 降压药：参见高血压
	并发症	☐ 呼吸衰竭 ☐ 肾功能损害 ☐ 电解质紊乱 ☐ 深静脉血栓 ☐ 消化道出血 ☐ 脑积水 ☐ 脑疝
	警戒值	☐ 双侧瞳孔不等大 ☐ 呼吸>30 次/分或<10 次/分 ☐ 意识障碍进行性加深 ☐ 血压>180/100mmHg ☐ 血压<90/60mmHg ☐ 血糖>11.1mmol/L
	出院标准	**村医和乡镇卫生院对急性脑出血患者尽早转有条件的上级医院治疗，对处于康复期患者可收入院治疗。** ☐ 病情稳定 ☐ 康复治疗效果满意 ☐ 并发症控制 ☐ 可以门诊随访治疗

（续表）

医疗安全	转院标准	**具备下列1项条件者可转上级医院:疑急性脑出血者。** ☐ 具备转院指征者,及时转院 ☐ 拨打120求救支援 **注:**转出前做好转院途中的应急准备,保持呼吸道通畅。
医疗沟通	病情告知	☐ 解释病情,告知严重程度及预后,告知注意事项 ☐ 常规签署危重病情告知书 ☐ 呼吸衰竭者签署气管插管知情同意 ☐ 签署转诊风险告知
	出院告知	☐ 根据病情和治疗时间确定随访计划 ☐ 随诊内容:症状、服药、血糖、血脂、血压等情况 ☐ 出院服药的具体用法 ☐ 服药可能出现的不良反应 ☐ 头痛发作、神经精神障碍、新发的神经功能缺损等症状时需随时来诊
疾病预防	1.控制血压 2.改变生活方式:生活有规律,适当运动 3.保持乐观情绪,避免过于激动。 4.调整饮食习惯:低脂、限盐、低热量,勿暴食。戒烟酒,控制体重 5.积极治疗心脏病和糖尿病 6.消除不良心理社会因素 7.寒天是脑中风好发季节,血管收缩,血压容易上升,注意保暖,使身体适应气候变化。 8.中风会有一些先兆症状,如无诱因的剧烈头痛、头晕、昏厥,有的突感体麻木、乏力或一时性失视,语言交流困难等,应及时就医检查治疗。	

第三十五章　痫性发作

<table>
<tr><td>病症</td><td colspan="2">痫性发作</td><td>ICD-10</td><td>R56.801</td></tr>
<tr><td rowspan="2">医疗常规</td><td>临床表现与诊断</td><td colspan="3">痫性发作:由于大脑皮质神经元异常放电而导致的短暂脑功能障碍。主要是以肢体抽搐为特点。
一、临床表现
根据大脑病灶部位及发作时间的不同,可有多种临床表现:
1.意识障碍　发作初始,可有突发意识丧失,发作结束后,可有短暂的意识模糊,定向力障碍等。
2.运动异常　常见有肢体抽搐、阵挛等,依发作性质(如局限性或全面性)可有不同表现,如单手不自主运动、口角及眼睑抽动、四肢强直阵挛等。
3.感觉异常　发作时感觉异常可表现为肢体麻木感和针刺感,多发生于口角、舌、手指足趾等部位。
4.精神异常　有些发作的类型可有精神异常,表现为记忆恍惚,如似曾相识等,情感异常,如无名恐惧和抑郁等,以及幻觉错觉等。
5.自主神经功能异常　发作时自主神经功能异常可表现为面部及全身苍白、潮红、多汗、瞳孔散大及小便失禁等。
二、分类
部分性发作、全身性发作、不能分类发作、癫痫持续状态。
注:癫痫持续状态是癫痫大发作在短期内频繁发生,以致发作间歇期内意识持续昏迷。常伴有高热、脱水、血白细胞增多和酸中毒,应积极处理。</td></tr>
<tr><td>入院标准</td><td colspan="3">1.病因不明。
2.伴有发热、意识障碍等。
3.发作持续状态。
4.基础疾病需要治疗。
5.服用抗癫痫药期间发作。</td></tr>
</table>

（续表）

<table>
<tr><td rowspan="2">医疗常规</td><td>辅助检查</td><td>必检项
□ 血常规
□ 血糖
□ 电解质测定：注意血钙水平
□ 肝功能
□ 肾功能
□ 脑电图：最重要的检查
选检项
□ 腰穿及脑脊液检查：疑中枢神经系统感染者
□ 头颅 CT
□ 头颅 MRI 平扫/增强/DWI/MRA/CTA（有条件者可选）
□ 大便常规：疑脑寄生虫病者，注意大便找虫卵。</td></tr>
<tr><td>主要治疗</td><td>治疗原则
1.预防措施，预防已知能导致痫性发作的疾病，如脑外伤、产伤等；积极消除诱因。
2.病因治疗。一经诊断明确，就应按癫痫发作类型选 用抗痫药物治疗。
3.对症处理
□ 简要询问病史，评判患者所处危险状态
□ 村医和乡镇卫生院因诊治条件限制，立即拨打 120 救援电话，尽快转有条件的上级医院；同时对患者先做急救处理。
□ 吸氧
□ 判定呼吸脉搏，若心脏骤停做心肺复苏抢救
□ 排除低血压或休克
　□ 测量血压，排除休克
　□ 建立静脉通道
　□ 生理盐水 500mL 静脉滴注
□ 呼吸道通畅（持续抽搐者）
　□ 清除口腔异物
　□ 口咽通气道
　□ 气管插管</td></tr>
</table>

（续表）

<table>
<tr><td>医疗常规</td><td>主要治疗</td><td>□ 排除体温异常（低或高均可以导致痫性发作）
□ 快速血糖检测
□ 50%GS20～60mL，静脉注射或滴注（不能排除低血糖者）
□ 避免跌伤和碰伤，防止舌部咬伤
□ 意识丧失者，重症监护
□ 抗痫治疗（根据癫痫类型酌情选用）
全面性强直-阵挛发作：
□ 丙戊酸钠 200mg，口服，tid，（胃管或意识恢复后）
□ 苯妥英钠 100～200mg，口服，tid（胃管或意识恢复后）
□ 卡马西平 0.1～0.2，口服，tid
注：
1.特发性全面性强直-阵挛发作者首选。继发性全面性强直-阵挛发作可给卡马西平、苯妥英钠、苯巴比妥。
2.特发性全面性强直-阵挛发作在完全控制 2～5 年后考虑停药，以临床发作情况和脑电图表现而决定。停药必须缓慢，整个过程不少于 3 个月。
失神发作：
□ 乙琥胺 0.25，口服，tid
□ 丙戊酸钠 200mg，口服，tid
□ 氯硝西泮 2mg，口服，tid
注：
1.失神发作首选乙琥胺，其次为丙戊酸钠、氯硝西泮。
2.失神发作在完全控制 6 个月后，可发考虑终止治疗。
复杂部分性发作（精神运动性发作、颞叶癫痫）：
□ 卡马西平 0.1～0.2，口服，tid
□ 苯妥英钠 100～200mg，口服，tid
注：
1.复杂部分性发作首选卡马西平，其次为苯妥英钠。
2.复杂部分性发作很少能完全控制，多需长期或终生服药。
单纯部分性发作：
□ 卡马西平 0.1～0.2，口服，tid
□ 苯妥英钠 100～200mg，口服，tid
□ 苯巴比妥 30mg，口服，tid</td></tr>
</table>

（续表）

医疗常规	主要治疗	注： 1.单纯部分性发作首选卡马西平，其次为苯妥英钠、苯巴比妥、氯硝西泮。 2.单纯部分性发作完全控制3年以后可考虑停药。 肌阵挛发作： □ 丙戊酸钠200mg，口服，tid □ 乙琥胺0.25，口服，tid □ 氯硝西泮2mg，口服，tid **注**：青春期肌阵挛发作首选丙戊酸钠，其次为乙琥胺或氯硝西泮。 婴儿痉挛症： □ 促肾上腺皮质激素（ACTH）40~80U，肌内注射qd，辅以泼尼松 每日2mg/kg，疗程不少于6周。 □ 硝基西泮2.5mg，口服，bid **注**： 1.促肾上腺皮质激素（ACTH）和泼尼松不良反应有高血糖、低血钾、骨质疏松等。 2.硝基西泮，1岁以下儿童每日5~10mg，1岁以上儿童每日10~15mg，分次口服。 癫痫持续状态： □ 地西泮10mg静脉注射立即（慢）；苯巴比妥钠0.2，肌内注射首次，随后0.1肌内注射，q8h □ 异戊巴比妥钠0.25~0.5加入注射用水10mL中，静脉推注，立即，（慢） □ 10%水合氯醛30mL保留灌肠 **注**： 1.地西泮抗惊厥作用强，作用时间短，起效快，1~3分钟内即可生效，是控制癫痫持续状态首选药。一般以10~20mg静脉注射，速度不超过每分钟2mg。注射速度过快可致呼吸停止。静脉注射有效而复发者可在半小时后重复注射。可反复2~3次。儿童一次静脉注射量为0.25~0.5mg/kg，不超过10mg，需要时亦可重复。 2.如静脉注射地西泮无效可选用异戊巴比妥钠0.5溶解于注射用水10mL作静脉注射，其速度不超过每分钟0.1。儿童剂量：1岁为0.1，5岁为0.2.或选用10%水合氯醛30mL（儿童0.5mL/kg）保留灌肠。

（续表）

<table>
<tr><td rowspan="2">医疗常规</td><td>主要治疗</td><td>3.抽搐控制后，立即给长效药物维持，可用苯巴比妥钠 0.2 肌内注射，每隔 8～12 小时 1 次，清醒后改用口服抗痫药物，并做进一步病因检查。
4.在给药同时，要保持呼吸道通畅，输握拳，勤吸痰，必要时气管切开。注意水电解质紊乱，及时纠正酸中毒，抽搐时间过久，要注意防高颅压和继发感染，并重视支持治疗。
5.癫痫持续状态处理不及时病死率很高，如条件不具备，控制抽搐，作初步处理后，转上级医院进一步诊治。
□ 控制脑水肿（据情选用）
□ 甘露醇 125～250mL，q12h～q8h
□ 呋塞米 20～40mg，q12h～q8h
□ 甘油果糖 250mL，qd～q12h
□ 手足搐溺
□ 10%葡萄糖酸钙 10mL 静脉滴注或缓慢静脉推注
□ 病因治疗
□ 诊断明确者，针对病因处理
□ 神经专科医师会诊，指导治疗。</td></tr>
<tr><td>主要护理</td><td>□ 根据病症表现落实相应学科护理常规及护理等级
□ 根据病症表现选择适宜饮食管理
□ 根据病情需要安排陪护
□ 病重/病危（根据病情可选）
□ 吸氧/监护（根据病情可选）
□ 保留胃管/尿管（根据病情可选）
□ 建立静脉通道
□ 静脉采血，完成相关检查
□ 口腔等特殊护理
□ 观察病情变化，正确执行医嘱
□ 健康教育
□ 心理护理
□ 卫生处置
□ 入院护理评估
□ 身份识别，戴腕带
注：癫痫早期在症状未得到完全控制时应该避免患者独自外出等。</td></tr>
</table>

（续表）

<table>
<tr><td rowspan="7">医疗安全</td><td>监测强化</td><td>□ 监测血压、脉搏、瞳孔等变化
□ 观察神志变化
□ 记录出入量
□ 观察病情变化，注意有无症状加重等情况
□ 观察有并发症出现
□ 根据并发症情况调整治疗方案</td></tr>
<tr><td>用药安全</td><td>□ 地西泮：呼吸抑制、低血压、心动过缓
□ 丙戊酸钠、卡马西平：肝功能损伤
□ 苯妥英钠：牙龈增生</td></tr>
<tr><td>并发症</td><td>□ 吸入性肺炎
□ 呼吸衰竭
□ 应激性溃疡
□ 跌伤</td></tr>
<tr><td>警戒值</td><td>□ 痫性发作呈持续状态
□ 外伤、脑卒中、先兆子痫、低钠血症、阿斯综合征等有明确器质性病变者
□ 低氧血症<90%</td></tr>
<tr><td>出院标准</td><td>1.原发性癫痫，症状控制，门诊随访
2.继发性癫痫，症状控制，基础病无须治疗</td></tr>
<tr><td>转院标准</td><td>具备下列 1 项条件者可转上级医院
1.癫痫大发作，症状不能缓解或者出现呼吸、循环障碍。
2.因长时间癫痫形成弥散性脑肿胀者。
3.合并其他重要脏器基础疾病而不能处理者。
4.特殊类型的癫痫患者。
5.家人或患者有特殊要求者。
6.因客观条件需要转诊者。
□ 具备转院指征者，及时转院。
□ 拨打 120 求救支援。
注：转出前做好转院途中的应急准备，注意保持呼吸道通畅，防止舌部咬伤。</td></tr>
</table>

（续表）

医疗沟通	病情告知	□ 解释病情，告知可能的风险，告知严重程度及预后 □ 出现危急值者签署病重或病危通知 □ 需要气管插管者签署知情同意 □ 签署转诊风险告知
	出院告知	□ 根据病情和治疗时间确定随访计划 □ 随诊内容：服药情况依从情况，有无药物不良反应，根据病因确定复查项目等 □ 出院服药的具体用法 □ 服药可能出现的不良反应 □ 症状复发随时来诊

第三十六章　急性扁桃体炎

<table>
<tr><td>病种</td><td colspan="2">急性扁桃体炎</td><td>ICD-10</td><td>J03.900</td></tr>
<tr><td rowspan="3">医疗常规</td><td>诊断标准</td><td colspan="3">急性扁桃体炎为腭扁桃体的急性非特异性炎症。主要致病菌为乙型溶血性链球菌、葡萄球菌、肺炎双球菌和腺病毒。
1.主要症状和体征　畏寒，发热，头痛，食欲下降，疲乏无力，周身不适等，可有高热。
2.局部症状　剧烈咽痛，常放射至耳部，多伴吞咽困难，扁桃体肿大，扁桃体化脓者表面可见黄白色脓点或在隐窝口处有黄白色或灰白色点状豆腐渣样渗出物。咽部黏膜呈弥散性出血，下颌角淋巴结肿大，波及咽鼓管时可有耳闷，耳痛，甚至听力下降。
3.基本辅助检查　血常规分类中白细胞增高，以中性粒细胞为主。
4.并发症　如扁桃体周围脓肿、风湿病、急性肾小球肾炎、关节炎、心肌炎等。</td></tr>
<tr><td>入院标准</td><td colspan="3">1.全身症状明显。
2.伴有呼吸困难。
3.感染深部播散、感染性休克等危重情况。</td></tr>
<tr><td>辅助检查</td><td colspan="3">必检项
☐ 血常规
☐ 尿常规
☐ 肝功能
☐ 肾功能
☐ 血糖
选检项
☐ 凝血功能
☐ 感染性疾病筛查（乙肝、丙肝、艾滋病、梅毒）
☐ 心电图</td></tr>
</table>

（续表）

<table>
<tr><td rowspan="2">医疗常规</td><td>主要治疗</td><td>□ 仔细询问病史和查体，根据患者病情评估危险状态
□ 村医和乡镇卫生院因诊治条件限制，对有并发症患者，立即拨打 120 救援电话转上级医院处理。
□ 注意休息，多饮水
□ 抗感染（首选青霉素或一代头孢）：轻症口服用药
□ 注射用青霉素钠 160 万 U 加生理盐水 100mL，静脉滴注 bid
□ 阿莫西林胶囊 0.5，tid，po
□ 甲硝唑 0.5g，bid～tid，静脉滴注
□ 注射用头孢唑林 0.5～1g 加生理盐水 100mL，静脉滴注，bid
□ 注射用乳糖酸阿奇霉素 0.5g 加 5%葡萄糖 500mL，qd（青霉素过敏时）
□ 琥乙红霉素片 0.25，口服，tid（青霉素过敏时）
注：抗细菌感染治疗 3 天后无效应改药。
□ 手术治疗：适用于反复急性发作的扁桃体炎
□ 对症处理，高热者可给予解热镇痛药物，如吲哚美辛栓或对乙酰氨基酚等</td></tr>
<tr><td>主要护理</td><td>□ 根据病症表现落实相应学科护理常规及护理等级
□ 根据病症表现选择适宜饮食管理
□ 根据病情需要安排陪护
□ 建立静脉通道
□ 可致敏药物皮试
□ 遵医嘱落实治疗，并注意观察病情变化
□ 协助医师尽快做出临床诊断
□ 静脉采血，完成相关检查
□ 健康宣教
□ 心理护理
□ 口腔护理
□ 入院护理评估
□ 身份识别，戴腕带</td></tr>
</table>

（续表）

医疗安全	监测强化	**对高热及出现并发症患者加强管理。** ☐ 监测体温 ☐ 注意扁桃体局部变化 ☐ 注意呼吸道通畅 ☐ 观察病情变化，注意有无症状加重等情况 ☐ 观察有并发症出现 ☐ 根据并发症情况调整治疗方案
	用药安全	☐ 抗菌药合理使用 ☐ 注意可致敏药物皮试 ☐ 解热药合理使用
	并发症	☐ 喉头梗阻 ☐ 呼吸衰竭 ☐ 感染性休克 ☐ 扁桃体周围脓肿
	警戒值	☐ 体温>39℃ ☐ 三凹征 ☐ 血压<90/60mmHg
	出院标准	1.病情稳定，症状缓解 2.体温正常 3.无并发症
	转院标准	**具备下列1项条件者可转上级医院。** 1.感染扩散，需要切开引流。 2.呼吸道梗阻表现。 3.感染不能控制或感染性休克。 ☐ 具备转院指征者，及时转院 ☐ 拨打120求救支援 **注：**转出前做好转院途中的应急准备，保持呼吸道通畅。

（续表）

<table>
<tr><td rowspan="2">医疗沟通</td><td>病情告知</td><td>□ 解释病情，告知严重程度及预后，告知注意事项
□ 出现并发症时可以签署危重病情告知书
□ 呼吸衰竭者签署气管插管或气管切开知情同意
□ 签署转诊风险告知</td></tr>
<tr><td>出院告知</td><td>□ 根据病情和治疗时间确定随访计划
□ 随诊内容：扁桃体局部等情况
□ 发热、咽痛等症状时需要随时来诊</td></tr>
<tr><td>疾病预防</td><td colspan="2">1.预防感冒及各类传染病、流行病。
2.慢性扁桃体炎的患者应养成良好的生活习惯，保证充足的睡眠时间，随天气变化及时增减衣服，去除室内潮湿的空气。对于患病儿童，应养成不挑食、不过食的良好习惯。
3.坚持锻炼身体，提高机体抵抗疾病的能力。
4.禁辛辣食物。
5.戒除烟酒。</td></tr>
</table>

第三十七章　急性喉炎

<table>
<tr><td>病种</td><td colspan="2">急性喉炎</td><td>ICD-10</td><td>J04.000</td></tr>
<tr><td rowspan="3">医疗常规</td><td>诊断标准</td><td colspan="3">急性喉炎为喉黏膜急性炎症。小儿者常见于半岁至 3 岁的婴幼儿。小儿喉部发炎后易肿胀发生喉阻塞,如不尽早诊治,可危及生命。
1.主要症状和体征　声嘶是急性喉炎的主要症状,多突然发病;喉痛,喉部及气管前有轻微疼痛,发声时喉痛加重,感觉喉部不适,干燥,异物感。喉部分泌物增多
2.基本辅助检查　血常规分类中白细胞增高,以中性粒细胞为主。
慢性喉炎多由急性喉炎反复发作,用声过度和吸入有害气体、粉尘所致。
3.分级　Ⅰ度:安静时如常人,活动后才出现吸气性喘鸣和呼吸困难,心率无改变;Ⅱ度:安静时也出现吸气性喘鸣和呼吸困难,心音无改变,心率快 120-140 次/分;Ⅲ度:烦躁不安,口唇发绀,肺部呼吸音明显减低或听不见,心音钝,心率快 140-160 次/分;Ⅳ度:呈衰竭,半昏迷或昏睡状态,三凹征不明显,面色苍白或发灰,肺部呼吸音消失,心音微弱,心率或快或慢。</td></tr>
<tr><td>入院标准</td><td colspan="3">Ⅱ度及以上气道梗阻症状时均需住院治疗。</td></tr>
<tr><td>辅助检查</td><td colspan="3">必检项
□ 血常规
□ 尿常规
□ 肝功能
□ 肾功能
□ 血糖
选检项
□ 凝血功能
□ 感染性疾病筛查(乙肝、丙肝、艾滋病、梅毒)
□ 喉镜</td></tr>
</table>

（续表）

医疗常规	主要治疗	□ 仔细询问病史和查体,根据患者病情评估危险状态 □ Ⅱ度及以上气道梗阻症状,如无紧急气管切开条件时均需要转诊。转院前评估气道通畅程度,必要时先行环甲膜穿刺。 □ 注意呼吸道通畅 □ 吸氧（必要时） □ 心电监护(必要时) □ 休声 □ Ⅰ度 □ 抗感染参照上呼吸道感染 □ 雾化吸入 □ 吸入用布地奈德 1-2mg,bid,雾化吸入;儿童 0.5-1mg,bid,雾化吸入。 □ 硫酸沙丁胺醇雾化吸入溶液 5-10mg,bid,雾化吸入;儿童 2.5-5mg,bid,雾化吸入。 □ Ⅱ度 □ 吸氧 □ 抗感染参照上呼吸道感染 □ 雾化吸入参见Ⅰ度 □ 波尼松 10-20mg,bid/tid,口服 □ 甲泼尼松龙 40-80mg,bid,静脉滴注 □ Ⅲ度 □ 吸氧 □ 抗感染参照上呼吸道感染 □ 雾化吸入参见Ⅰ度 □ 强的松 10-20mg,bid/tid,口服 □ 甲泼尼松龙 40-80mg,bid,静脉滴注 □ 紧急气管切开 □ Ⅳ度 □ 吸氧 □ 抗感染参照上呼吸道感染 □ 雾化吸入参见Ⅰ度 □ 波尼松 10-20mg,bid/tid,口服 □ 甲泼尼松龙 40-80mg,bid,静脉滴注 □ 环甲膜穿刺+紧急气管切开

（续表）

医疗常规	主要治疗	□ 解热镇痛药物据情选用 □ 对乙酰氨基酚 0.5g，po，st □ 吲哚美辛栓 50～100mg，纳肛，st □ 慢性喉炎的防治以去除刺激因素，禁止大声喊叫及控制慢性炎症为主
	主要护理	□ 根据病症表现落实相应学科护理常规及护理等级 □ 根据病症表现选择适宜饮食管理 □ 根据病情需要安排陪护 □ 建立静脉通道 □ 可致敏药物皮试 □ 静脉采血，完成相关检查 □ 健康宣教 □ 心理护理 □ 口腔护理 □ 入院护理评估 □ 身份识别，戴腕带
医疗安全	监测强化	□ 监测体温 □ 注意呼吸道通畅 □ 观察病情变化，注意有无症状加重等情况 □ 观察有并发症出现 □ 根据并发症情况调整治疗方案
	用药安全	□ 抗菌药合理使用 □ 注意可致敏药物皮试 □ 糖皮质激素使用原则：足量、短期
	并发症	□ 喉头梗阻 □ 呼吸衰竭 □ 感染性休克
	警戒值	□ 体温>39℃ □ 三凹征 □ 血压<90/60mmHg
	出院标准	□ 气道梗阻解决 □ 感染控制，症状缓解

（续表）

医疗安全	转院标准	**具备下列1项条件者可转上级医院。** 1.呼吸道梗阻表现，无紧急气管切开条件。 2.感染不能控制或感染性休克。 ☐ 具备转院指征者，及时转院 ☐ 拨打120求救支援 **注：**转出前做好转院途中的应急准备，保持呼吸道通畅。
医疗沟通	病情告知	☐ 解释病情，告知严重程度及预后，告知注意事项 ☐ 并发症出现时签署危重病情告知书 ☐ 呼吸衰竭者签署气管插管或气管切开知情同意 ☐ 签署转诊风险告知
	出院告知	☐ 根据病情和治疗时间确定随访计划 ☐ 随诊内容：喉镜或临床表现 ☐ 发热、咽痛等症状时需要随时来诊
疾病预防	1.保持室内空气流通、湿润，避免寒冷及高热气温刺激；避免接触粉尘、刺激性气体及有害气体、空气质量差的环境等一切对喉黏膜不利的刺激因素。 2.尽量避免接触导致慢性过敏性咽喉炎的致敏原。避免过敏性食物。 3.进行适当体育锻炼，保持健康规律的作息，保证充足的睡眠和休息，调整身体状态和良好的心态从而提高自身整体免疫力，避免感冒。 4.避免过度用声和滥用嗓音。 5.清淡饮食、避免烟酒刺激、避免口干舌燥，应多喝水，清淡饮食，常食用蔬菜和水果，避免辛辣刺激性饮食 6.积极治疗上呼吸道感染及邻近病灶如鼻窦炎、咽炎、气管炎等。	

第三十八章　急性阑尾炎

<table>
<tr><td>病种</td><td colspan="2">急性阑尾炎</td><td>ICD-10</td><td>K35.900</td></tr>
<tr><td>医疗常规</td><td>诊断标准</td><td colspan="3">急性阑尾炎常见病因为阑尾管腔阻塞；胃肠道疾病引起阑尾管壁肌痉挛使血运障碍而致炎症；细菌入侵。

一、诊断要点

1.病史　转移性右下腹痛；伴随胃肠道症状和全身症状。
2.体征　右下腹固定性压痛；腹膜刺激征；右下腹肿块；诊断性试验（腰大肌试验、结肠充气试验、闭孔内肌试验）；正常指诊。
3.实验室检查　大部分患者白细胞升高到（10～20）×10^9/L，中性粒细胞比例超过 80%～90%；尿常规一般无阳性发现；如可疑胰腺炎，查血、尿淀粉酶。
4.影像学检查　腹部超声可以发现肿大阑尾或脓肿，可以排除输尿管结石和妇科疾患；腹部立位 X 光片可以除外消化道穿孔、肠梗阻等；右下腹包块者可行腹部 CT 检查，明确有无阑尾周围炎和回盲部占位。

二、临床病理分型

1.机型单纯性阑尾炎　属于轻型阑尾炎或病变早期，临床症状和体征较轻。
2.急性化脓性阑尾炎　由单纯性发展而来，临床症状和体征较重，亦称急性蜂窝织炎性阑尾炎。
3.坏疽性及穿孔性阑尾炎　阑尾管壁坏死或部分坏死阑尾腔内积脓，压力升高，阑尾壁缺血穿孔，形成急性弥散性腹膜炎，属于重型阑尾炎，在儿童和老年人多见。
4.阑尾周围脓肿　急性阑尾炎化脓坏疽或穿孔时，如果过程进程较慢，穿孔的阑尾被大网膜或邻近肠管包裹，形成炎性肿块或阑尾周围脓肿。

三、转归

1.炎症消退　单纯性阑尾炎经即使药物治疗后验证消退，大部分转为慢性阑尾炎，易复发；</td></tr>
</table>

（续表）

<table>
<tr><td rowspan="4">医疗常规</td><td>诊断标准</td><td>2.炎症局限　化脓、坏疽或穿孔性阑尾被大网膜或邻近肠管粘连包裹,炎症局限,形成阑尾周围脓肿,经大量抗生素或中药治疗多数可以吸收,但过程缓慢;
3.炎症扩散　阑尾炎症重、发展快,未及时手术治疗,又未能被大网膜包裹局限,炎症扩散,发展为盆腔或髂窝脓肿、弥散性腹膜炎、化脓性门静脉炎、感染性休克等,需要急诊手术。
四、鉴别诊断
急性阑尾炎应与下列疾病鉴别诊断:胃十二指肠穿孔;右侧输尿管结石;妇科疾病;急性肠系膜淋巴结炎等。</td></tr>
<tr><td>入院标准</td><td>对疑急性阑尾炎者需住院治疗。</td></tr>
<tr><td>辅助检查</td><td>必检项
□ 血常规
□ 尿常规+镜检
□ 大便常规
□ 凝血功能
□ 肝肾功能
□ 心电图
□ 腹部超声
选检项
□ 电解质
□ 血糖
□ 血淀粉酶
□ 心肌酶
□ 感染性疾病筛查(乙肝、丙肝、艾滋病、梅毒)
□ 胸片
□ 腹部立位平片
□ 腹部 CT</td></tr>
<tr><td>主要治疗</td><td>治疗原则
原则上一经确诊,应尽早手术切除阑尾。非手术治疗仅适用于不同意手术的单纯性阑尾炎,接受手术治疗的前、后,或急性阑尾炎的这段尚未确定,以及发病已超过 72 小时或已形成炎性肿块等有手术禁忌者。主要措施包括选择有效的抗生素和补液治疗。</td></tr>
</table>

（续表）

<table>
<tr><td rowspan="2">医疗常规</td><td>主要治疗</td><td>□ 仔细询问病史和查体，根据患者病情评估危险状态
□ 村医因诊治条件限制，立即拨打 120 救援电话，尽快转上级医院；同时对较重病症做应急对症处理
□ 禁食水或流质清淡饮食
□ 解痉药（据情选一）
□ 山莨菪碱 10mg，肌内注射
□ 阿托品 0.5mg，肌内注射
□ 抗感染
□ 头孢类（据情选一）
□ 注射用头孢哌酮钠舒巴坦 1.0～2.0g，静脉滴注，Q12h～q6
□ 头孢曲松 1.0～2.0g，静脉滴注，qd
□ 头孢类过敏可以选用：氨基糖甙类抗生素如庆大霉素或丁胺卡钠
□ 抗厌氧菌类
□ 甲硝唑 0.5g 静脉滴注，q12h～q6h
□ 非手术治疗过程中严密监测腹部体征，保守无效者及时转手术治疗
□ 手术治疗：对于单纯性阑尾炎以外者急性阑尾炎若乡镇卫生院手术条件限制，仍应将患者尽快转上级医院诊疗。
手术适应证：脉搏加快，体温上升；腹痛加剧、范围扩大，腹肌紧张增加；反复呕吐不止，局限包块扩大；出现盆腔脓肿。
□ 补液
□ 生理盐水或林格氏液 500～1000mL，静脉滴注
□ 对症治疗
□ 止吐药物，酌情选用盐酸甲氧氯普胺 10mg，肌内注射</td></tr>
<tr><td>主要护理</td><td>□ 根据病症表现落实相应学科护理常规及护理等级
□ 根据病症表现选择适宜饮食管理
□ 根据病情需要安排陪护
□ 入院宣教
□ 入院评估：一般情况、营养状况、心理变化等
□ 身份识别，带腕带
□ 基础护理，护理评分
□ 静脉通道护理
□ 可致敏感药物皮试
□ 遵医嘱落实治疗，并注意观察病情变化</td></tr>
</table>

（续表）

<table>
<tr><td>医疗常规</td><td>主要护理</td><td>□ 心理护理
□ 健康宣教
□ 手术护理
　□ 术前准备
　□ 术前宣教
　□ 手术部位标识
　□ 手术安全核查
　□ 麻醉后护理，注意术后病情观察
　□ 术后护理、饮食指导
□ 出院指导，协助办理出院手续</td></tr>
<tr><td rowspan="3">医疗安全</td><td>监测强化</td><td>对非单纯性阑尾炎及围术期者要加强监测。
□ 监测体温和生命体征
□ 监测腹部体征
□ 观察病情变化，注意有无加重等情况
□ 观察有无并发症出现
□ 根据并发症情况调整治疗方案</td></tr>
<tr><td>用药安全</td><td>□ 抗菌药合理使用</td></tr>
<tr><td>并发症</td><td>急性阑尾炎的并发症
□ 腹腔脓肿
□ 腹膜炎
□ 阑尾周围脓肿
□ 内、外瘘形成
□ 化脓性门静脉炎
□ 感染性休克
阑尾切除术后的并发症
□ 出血
□ 切口感染
□ 粘连性肠梗阻
□ 阑尾残株炎
□ 粪瘘</td></tr>
</table>

（续表）

医疗安全	警戒值	□ 体温>39℃ □ 腹膜刺激征 □ 血压<90/60mmHg □ 白细胞≤2.0×10^9/L 或≥50.0×10^9/L
	出院标准	□ 保守治疗者，症状消失，体征消失或减轻，体温正常，血象正常 □ 手术治疗者，切口愈合，无并发症
	转院标准	**具备下列 1 项条件者可转上级医院。** 1.出现并发症或手术后并发症。 2.合并基础疾病，手术或麻醉风险高。 3.保守治疗无效，不具备手术条件者。 □ 具备转院指征者，及时转院 □ 拨打 120 求救支援 **注：**转出前做好转院途中的应急准备。
医疗沟通	病情告知	□ 解释病情，告知严重程度及预后，告知注意事项 □ 并发症出现时签署病情告知书 □ 手术知情同意 □ 签署转诊风险告知
	出院告知	□ 根据病情和治疗时间确定随访计划 □ 随诊内容：腹部体征、血象、切口 □ 发热、腹痛等症状时需要随时来诊
疾病预防	1.增强体质，讲究卫生。 2.注意不要受凉和饮食不节。 3.及时治疗便秘及肠道寄生虫。 4.保持乐观情绪，预防自主神经功能紊乱。	

第三十九章　急性胆囊炎

<table>
<tr><td>病种</td><td>急性胆囊炎</td><td>ICD-10</td><td>K81.000</td></tr>
<tr><td rowspan="3">医疗常规</td><td>诊断标准</td><td colspan="2">急性胆囊炎是胆囊发生的急性化学性和/或细菌性炎症。约95%的患者合并有胆囊结石。病理分为急性单纯性胆囊炎、急性化脓性胆囊炎、急性坏疽和穿孔性胆囊炎。
一、诊断要点
1.病史　发病前常有食油腻食物或饱餐史,或在夜间发作。既往可有胆囊结石史。
2.症状　突发右上腹阵发性,向右后背放射;可伴有恶心呕吐、发热、黄疸等。
3.体征　右上腹压痛,可伴有右上腹腹膜炎表现,Murphy's征(+);巩膜可有黄染,有时可触及肿大的胆囊;肝区叩痛(+)。
4.实验室检查　血常规检查显示白细胞总数升高,中性粒细胞百分比升高,偶见血清总胆红素及结合胆红素增高,血清转氨酶和碱性磷酸酶升高。
5.辅助检查　超声检查提示胆囊体积明显肿大,胆囊壁增厚;胆囊内可伴有结石或胆汁淤积。
二、鉴别诊断
临床注意与急性胰腺炎、右肾结石、消化性溃疡穿孔、急性心肌梗死、高位阑尾炎等鉴别。</td></tr>
<tr><td>入院标准</td><td colspan="2">1.疑似或确诊为急性胆囊炎均应入院治疗。</td></tr>
<tr><td>辅助检查</td><td colspan="2">必检项
□ 血常规
□ 尿常规
□ 大便常规
□ 凝血功能
□ 肝肾功能
□ 心电图
□ 肝胆超声</td></tr>
</table>

（续表）

<table>
<tr><td rowspan="2">医疗常规</td><td>辅助检查</td><td>选检项
□ 电解质、
□ 血糖
□ 血淀粉酶
□ 尿淀粉酶
□ 心肌酶
□ 感染性疾病筛查（乙肝、丙肝、艾滋病、梅毒）
□ 胸片
□ 腹部立位平片：疑消化道穿孔者
□ 肝脏 CT</td></tr>
<tr><td>主要治疗</td><td>治疗原则
单纯型者可先保守治疗；解痉、抗感染；化脓性和坏疽性者应及时手术。
□ 仔细询问病史和查体，根据患者病情评估危险状态
□ 村医和乡镇卫生院因诊治条件限制，对疑急性非单纯性胆囊炎者，立即拨打 120 救援电话，尽快转上级医院；同时对病情危重者做急救处理
□ 卧床休息
□ 禁食水或流质清淡饮食
□ 解痉药
□ 山莨菪碱 10mg，肌内注射
□ 维生素 K_1 10～20mg，肌内注射
注：村医禁用吗啡、哌替啶等镇痛药；乡镇医师在使用时，建议先肌内注射阿托品解痉。
□ 抗感染治疗
□ 头孢类（酌情选一）
□ 注射用头孢哌酮钠舒巴坦 1.0～2.0g，静脉滴注，q12h～q6h
□ 头孢曲松 1.0～2.0g，静脉滴注，qd
□ 头孢类过敏者可以选用：氨基糖甙类抗生素庆大霉素或丁胺卡那
□ 抗厌氧菌（选一）
□ 甲硝唑 0.5g，静脉滴注，q12h～q6h
□ 替硝唑 0.2～0.4，静脉滴注，qd～bid</td></tr>
</table>

（续表）

<table>
<tr><td rowspan="2">医疗常规</td><td>主要治疗</td><td>□ 消炎利胆：可选用消炎利胆片、胆石通等口服
□ 非手术治疗也可以作为手术前准备，过程中严密注意病情变化随时调整治疗方案，病情加重及时转手术治疗。
□ 手术治疗：有手术指征者，有条件单位可考虑。
□ 补液、维持水电解质酸碱平衡</td></tr>
<tr><td>主要护理</td><td>□ 根据病症表现落实相应学科护理常规及护理等级
□ 根据病症表现选择适宜饮食管理
□ 根据病情需要安排陪护
□ 入院宣教
□ 入院评估：一般情况、营养状况、心理变化等
□ 身份识别、腕带
□ 基础护理
□ 护理评分
□ 静脉通道护理
□ 生命体征监测
□ 可致敏感药物皮试
□ 遵医嘱落实治疗，并注意观察病情变化
□ 健康宣教
□ 心理护理
□ 手术护理
　□ 术前准备
　□ 术前宣教
　□ 手术部位标识
　□ 手术安全核查
　□ 麻醉后护理，注意术后病情观察
　□ 术后护理、饮食指导
□ 出院指导
□ 协助办理出院手续</td></tr>
<tr><td>医疗安全</td><td>监测强化</td><td>□ 监测体温
□ 监测腹部体征
□ 皮肤巩膜黄染情况
□ 观察病情变化，注意有无加重等情况
□ 观察有并发症出现
□ 根据并发症情况调整治疗方案</td></tr>
</table>

（续表）

医疗安全	用药安全	□ 抗菌药合理使用
	并发症	□ 胆囊积脓积水 □ 胆囊穿孔 □ 胆瘘 □ 感染性休克
	警戒值	□ 体温>39℃ □ 腹膜刺激征 □ 血压<90/60mmHg □ 合并急性胆管炎
	出院标准	□ 保守治疗者，症状消失，体温正常，血象正常 □ 手术治疗者，切口愈合，无并发症
	转院标准	**具备下列 1 项条件者可转上级医院。** 1.出现并发症 2.合并基础疾病，手术或麻醉风险高 3.不具备手术条件者 □ 具备转院指征者，及时转院 □ 拨打 120 求救支援 **注**：转出前做好转院途中的应急准备。
医疗沟通	病情告知	□ 解释病情，告知严重程度及预后，告知注意事项 □ 并发症出现时签署病情告知书 □ 手术签署手术知情同意 □ 签署转诊风险告知
	出院告知	□ 根据病情和治疗时间确定随访计划 □ 随诊内容：腹部体征、切口、血常规、肝功能、腹部超声 □ 发热、腹痛、黄疸等症状时需要随时来诊
疾病预防	1.注意饮食和生活习惯，平时清淡少油腻饮食，不要暴饮暴食，不要酗酒等。 2.病因预防，对保守治疗症状缓解者也应建议到上级医院进一步检查，明确有胆结石者，最好安排择期手术 3.转为慢性胆囊炎择期手术 4.调节胆道功能药物的使用	

第四十章　腹股沟疝

<table>
<tr><td>病种</td><td>腹股沟疝</td><td>ICD-10</td><td>K40.900</td></tr>
<tr><td rowspan="4">医疗常规</td><td>诊断标准</td><td colspan="2">腹股沟区是前外下腹壁一个三角形区域，其下界为腹股沟韧带，内界为腹直肌外侧缘，上界为髂前上棘至腹直肌外侧缘的一条水平线。腹股沟疝是指发生在变个区域的腹外疝。分为斜疝和直疝。
1.临床表现　腹股沟区有肿块突出，常在站立行走、咳嗽或劳动时出现，可降至阴囊或大阴唇，具有可复性的特点。
2 体格检查　腹股沟区可见包块突出，或降入同侧阴囊或大阴唇，能被还纳入腹腔内。嵌顿者难以还纳。</td></tr>
<tr><td>入院标准</td><td colspan="2">1.需要手术治疗者。
2.嵌顿疝或绞窄疝。</td></tr>
<tr><td>辅助检查</td><td colspan="2">必检项
□ 血常规
□ 尿常规
□ 大便常规
□ 感染性疾病筛查（乙肝、丙肝、艾滋病、梅毒）
□ 肝功能
□ 肾功能
□ 电解质
□ 血糖
□ 凝血功能
□ 心电图
□ 胸片
选检项
□ 立位阴囊/腹股沟彩超</td></tr>
<tr><td>主要治疗</td><td colspan="2">□ 仔细询问病史和查体，根据患者病情评估危险状态
□ 村医因诊治条件限制，立即拨打 120 救援电话，尽快转上级医院。</td></tr>
</table>

（续表）

<table>
<tr><td rowspan="2">医疗常规</td><td>主要治疗</td><td>□ 腹股沟疝修补术:特别对嵌顿性疝需紧急手术
□ 手术风险评估
□ 手术安全核查
□ 手术部位标识
□ 非手术治疗:一岁以下婴幼儿可暂不手术,可采用棉线束带或绷带压住腹股沟管深环,防止疝块突出。年老体弱者可使用医用疝带处理。
□ 对症支持
□ 注意基础疾病治疗</td></tr>
<tr><td>主要护理</td><td>□ 根据病症表现落实相应学科护理常规及护理等级
□ 根据病症表现选择适宜饮食管理
□ 根据病情需要安排陪护
□ 麻醉后护理常规
□ 保留导尿
□ 氧气吸入(PRN)
□ 建立静脉通道
□ 静脉采血,完成相关检查
□ 健康宣教
□ 心理护理
□ 术前准备,宣教
□ 术前准备(通便灌肠、术前镇静、备皮等)
□ 腔护理
□ 身份识别,戴腕带
□ 卫生处置
□ 入院护理评估
□ 术后护理
□ 观察切口渗血情况
□ 观察阴囊/大阴唇水肿情况</td></tr>
<tr><td>医疗安全</td><td>监测强化</td><td>□ 心电监护
□ 测血压、脉搏、呼吸,q * h
□ 术后观察生命体征变化
□ 观察病情变化,注意术后切口渗血情况
□ 注意观察阴囊/大阴唇水肿、颜色变化;警惕术后血肿发生</td></tr>
</table>

（续表）

<table>
<tr><td rowspan="7">医疗安全</td><td>监测强化</td><td>□ 观察有无并发症发生
□ 基础疾病的监测
□ 根据合并基础疾病情况调整治疗方案</td></tr>
<tr><td>用药安全</td><td>□ 止痛药合理使用</td></tr>
<tr><td>并发症</td><td>□ 嵌顿疝
□ 绞窄疝</td></tr>
<tr><td>警戒值</td><td>□ 出现嵌顿疝、绞窄疝
□ 腹膜刺激征</td></tr>
<tr><td>出院标准</td><td>□ 手术治疗者,切口愈合,无并发症</td></tr>
<tr><td>转院标准</td><td>具备下列 1 项条件者可转上级医院。
1.患者嵌顿时间长,怀疑肠管坏死需要行肠切除术。
2.生命体征不稳定。
3.合并严重的心肺、脑疾病。
□ 具备转院指征者,及时转院
□ 拨打 120 求救支援
注:转出前做好转院途中的应急准备。</td></tr>
<tr></tr>
<tr><td rowspan="2">医疗沟通</td><td>病情告知</td><td>□ 解释病情,告知严重程度及预后,告知注意事项
□ 并发症出现时签署危重病情告知书
□ 手术签署手术知情同意
□ 签署转诊风险告知</td></tr>
<tr><td>出院告知</td><td>□ 检查切口愈合情况与换药,愈合较差或创面出血、继发感染可适当延长住院时间
□ 根据病情和治疗时间确定随访计划
□ 随诊内容:腹部体征、临床表现
□ 腹痛时需要随时来诊</td></tr>
<tr><td>疾病预防</td><td colspan="2">1.戒烟:吸烟不仅可引起慢性咳嗽,导致腹内压升高,而且可抑制胶原纤维的合成,促进腹肌退行性变,是老年腹股沟疝的重要诱发因素之一。因此老年人最好不吸烟或减少吸烟量。
2.保持大便通畅:便秘是导致腹压增加的重要原因之一,故保持大便通畅是预防腹股沟疝的有效方法。
3.两岁以下的小儿,可以暂时观察,因为随着年龄的增长,部分患儿有可能自己长好。</td></tr>
</table>

第四十一章　肛周脓肿

<table>
<tr><td>病种</td><td colspan="2">肛周脓肿</td><td>ICD-10</td><td>K61.001</td></tr>
<tr><td rowspan="4">医疗常规</td><td>诊断标准</td><td colspan="3">肛周脓肿是指肛管周围软组织内或其周围间隙发生的急性化脓性感染，并形成脓肿。
1.临床表现　肛门周围包块、疼痛不适、潮湿不洁、有时伴有发热；发生急性化脓时，肛门局部剧痛，起病突然。
2.体格检查　肛门周围包块红肿伴疼痛，触诊有波动感，直肠指检直肠有压痛，必要时行穿刺确诊。</td></tr>
<tr><td>入院标准</td><td colspan="3">除皮下表浅脓肿外，需要住院治疗。</td></tr>
<tr><td>辅助检查</td><td colspan="3">必检项
□ 血常规
□ 尿常规
□ 大便常规
□ 感染性疾病筛查（乙肝、丙肝、艾滋病、梅毒）
□ 肝功能
□ 肾功能
□ 血糖
□ 凝血功能
□ 心电图
□ 胸片
选检项
□ 必要时行直肠、乙状结肠硬镜或纤维肠镜检查
□ 脓液细菌培养+药敏试验
□ MRI</td></tr>
<tr><td>主要治疗</td><td colspan="3">□ 仔细询问病史和查体，评估患者病情
□ 村医和乡镇卫生院如因条件限制，不能诊治，可以拨打 120 转入上级医院
□ 非手术治疗
□ 抗感染治疗：酌情选用以革兰阴性杆菌有效抗菌药物或联合甲硝唑；及时根据细菌培养调整抗菌药物。</td></tr>
</table>

（续表）

<table>
<tr><td rowspan="2">医疗常规</td><td>主要治疗</td><td>　□ 温水坐温:PP 粉 1∶5000 温水坐浴,bid
　□ 局部理疗:红外线治疗、激光照射治疗等
　□ 服缓泻剂以减轻排便时疼痛
□ 手术治疗:肛周脓肿切开引流+挂线术
□ 对症支持
□ 止血治疗(酌情选择)</td></tr>
<tr><td>主要护理</td><td>□ 根据病症表现落实相应学科护理常规及护理等级
□ 根据病症表现选择适宜饮食管理
□ 根据病情需要安排陪护
□ 麻醉后护理常规
□ 保留导尿
□ 建立静脉通道
□ 静脉采血,完成相关检查
□ 健康宣教
□ 心理护理
□ 术前准备,宣教
□ 术前准备(通便灌肠、术前镇静、备皮等)
□ 口腔护理
□ 身份识别,戴腕带
□ 卫生处置
□ 入院护理评估
□ 术后护理
□ 观察切口渗出情况</td></tr>
<tr><td rowspan="2">医疗安全</td><td>监测强化</td><td>□ 心电监护
□ 测血压、脉搏、呼吸,q＊h
□ 术后观察生命体征变化
□ 观察病情变化,注意术后切口渗血情况
□ 观察有无并发症发生
□ 基础疾病的监测
□ 根据合并基础疾病情况调整治疗方案</td></tr>
<tr><td>用药安全</td><td>□ 抗菌药合理使用</td></tr>
</table>

（续表）

医疗安全	并发症	□ 感染播散 □ 感染性休克
	警戒值	□ 体温>39℃
	出院标准	1.患者一般情况良好，正常饮食，排便顺畅，无明显排便时肛门疼痛，各项实验室检查结果正常，体温正常。 2.肛门部创面无异常分泌物，原脓腔已完全或即将完全愈合，引流通畅，无明显水肿、出血。
	转院标准	**具备下列1项条件者可转上级医院** 1.患者生命体征不稳定。 2.反复高热、怀疑有菌血症。 3.形成坏死性筋膜炎。 4.合并肛瘘 □ 具备转院指征者，及时转院 □ 拨打120求救支援 **注：**转出前做好转院途中的应急准备。
医疗沟通	病情告知	□ 解释病情，告知严重程度、治疗方案及预后，告知注意事项 □ 签署常规知情同意书 □ 签署自费药品、耗材知情同意书 □ 签署内镜检查同意书 □ 签署手术知情同意书和麻醉知情同意书 □ 签署转诊风险告知
	出院告知	□ 检查切口愈合情况与换药，愈合较差或创面出血、继发感染可适当延长住院时间 □ 根据病情和治疗时间确定随访计划 □ 随诊内容：局部体征、临床表现 □ 肛痛、发热时需要随时来诊

（续表）

疾病预防	1.积极锻炼身体，增强体质，增进血液循环，加强局部的抗病能力，预防感染。 2.保持肛门清洁，勤换内裤，便后清洁肛门，对预防感染有积极作用。 3.积极防治其他肛门疾病，如肛隐窝炎和肛乳头炎，以避免肛周脓肿和肛瘘发生。 4.避免久坐湿地，以免肛门部受凉受湿，引起感染。 5.防治便秘和腹泻。 6.一旦发生肛门直肠周围脓肿，应早期医治，以防其蔓延、扩散。 7.积极防治其他肛肠疾病，如肛窦炎、肛乳头肥大、肛裂、炎性痔、直肠炎等能及时、正确、有效的治疗，可以避免和减少肛周感染，脓肿和肛瘘的发生。

第四十二章　痔

<table>
<tr><td>病种</td><td>痔</td><td>ICD-10</td><td>I84.201</td></tr>
<tr><td rowspan="3">医疗常规</td><td>诊断标准</td><td colspan="3">痔是人体直肠末端黏膜下和肛管皮肤下静脉丛发生扩张，屈曲引起瘀血而形成的静脉团。分为内痔、外痔、混合痔。
内痔分为四期。
一期：痔核不脱出肛门外，无明显自觉症状，仅有排便时带鲜血，滴血或喷血现象，出血或多或少。
二期；排便时痔核脱出肛门外，排便后又自行还纳，排便时间歇必血，喷血或滴血，出血中等。
三期：排便时内痔出，或劳累后、步行过久、咳嗽时脱出，且不能还纳，必须用手送还，或卧床休息后方可还纳，出血少。
四期：痔块不能还纳或还纳后又立即脱出。
诊断要点：肛门部肿块脱出、大便带血、肛门不适、潮湿不洁；肛门局部疼痛。肛门镜检可见齿线上沿和（或）下沿有软组织静脉团。</td></tr>
<tr><td>入院标准</td><td colspan="3">需要手术治疗。</td></tr>
<tr><td>辅助检查</td><td colspan="3">必检项
□ 血常规
□ 尿常规
□ 大便常规
□ 感染性疾病筛查（乙肝、丙肝、艾滋病、梅毒）
□ 肝肾功能
□ 血糖
□ 电解质
□ 凝血功能
□ 心电图
□ 胸片
选检项
□ 必要时行直肠、乙状结肠硬镜或纤维肠镜检查</td></tr>
</table>

（续表）

<table>
<tr><td rowspan="2">医疗常规</td><td>主要治疗</td><td>治疗原则
无症状的痔无须治疗；有症状的痔重在减轻或消除症状，而非根治；以保守治疗为主。
□ 仔细询问病史和查体，评估患者病情
□ 村医和乡镇卫生院如因条件限制，不能诊治，可以拨打 120 转入上级医院。
□ 一般治疗
□ 增加水分摄入及膳食纤维，改变不良大便习惯，保持大便通畅，防治便秘和腹泻
□ 温水坐浴：PP 粉 1∶5000 温水坐浴，bid，保持会阴清洁
□ 肛门部理疗，bid（红外线治疗、激光照射治疗等）
□ 中药治疗：麝香痔疮膏等外用
□ 注射治疗：主要是注射硬化剂，治疗Ⅰ、Ⅱ度出血性内痔效果较好。
□ 手术治疗：痔单纯切除术主要用于Ⅱ、Ⅲ度内痔和混合痔的治疗。
血栓性外痔剥离术用于治疗血栓性外痔。
□ 预防性抗感染治疗（抗菌药物，酌情选用：二代头孢菌素联合甲硝唑）
□ 头孢呋辛 0.75g，tid，静脉滴注
□ 甲硝唑 0.5g，tid，静脉滴注
□ 对症支持</td></tr>
<tr><td>主要护理</td><td>□ 根据病症表现落实相应学科护理常规及护理等级
□ 根据病症表现选择适宜饮食管理
□ 根据病情需要安排陪护
□ 入院护理评估
□ 麻醉后护理常规
□ 保留导尿
□ 留置肛管及会阴部护理
□ 建立静脉通道
□ 静脉采血，完成相关检查
□ 健康宣教
□ 心理护理</td></tr>
</table>

（续表）

<table>
<tr><td>医疗常规</td><td>主要护理</td><td>□ 术前准备,宣教
□ 术前准备(通便灌肠、术前镇静、备皮等)
□ 口腔护理
□ 卫生处置
□ 身份识别,戴腕带</td></tr>
<tr><td rowspan="6">医疗安全</td><td>监测强化</td><td>□ 心电监护
□ 测血压、脉搏、呼吸,q * h
□ 术后观察生命体征变化
□ 观察病情变化,注意术后切口渗血情况
□ 观察有无并发症发生
□ 基础疾病的监测
□ 根据合并基础疾病情况调整治疗方案</td></tr>
<tr><td>用药安全</td><td>□ 抗菌药合理使用</td></tr>
<tr><td>并发症</td><td>□ 痔核嵌顿
□ 感染
□ 坏死
□ 贫血</td></tr>
<tr><td>警戒值</td><td>□ 体温>39℃
□ 嵌顿坏死</td></tr>
<tr><td>出院标准</td><td>□ 患者一般情况良好,正常饮食,排便顺畅,无明显排便时肛门疼痛,各项实验室检查结果正常,体温正常。
□ 肛门部创面无异常分泌物,引流通畅,无明显水肿、出血。</td></tr>
<tr><td>转院标准</td><td>具备下列 1 项条件者可转上级医院。
1.患者出血严重,生命体征不稳定,需输血治疗。
2.严重的环状混合痔,需要行 PPH 手术。
3.设备、技术不具备手术条件。
□ 具备转院指征者,及时转院
□ 拨打 120 求救支援
注:转出前做好转院途中的应急准备。</td></tr>
</table>

（续表）

医疗沟通	病情告知	□ 解释病情，告知严重程度及预后，告知注意事项 □ 签署常规知情同意书 □ 签署自费药品、耗材知情同意书 □ 签署内镜检查同意书 □ 签署手术知情同意书、麻醉知情同意书 □ 签署转诊风险告知
	出院告知	□ 检查切口愈合情况与换药，愈合较差或创面出血、继发感染可适当延长住院时间 □ 根据病情和治疗时间确定随访计划 □ 随诊内容：局部体征、临床表现 □ 肛痛、发热时需要随时来诊
疾病预防	1.合理饮食，预防便秘，保持大便通畅。 2.提肛运动：每天有意识收提肛门 1～2 次，每次约 5min，有利于预防痔的发生。 3.注意肛门部清洁，每次大便后最好用温水清洗，切勿用硬纸擦拭，防止外伤，养成每次便后清洗的习惯。 4.戒烟酒。	

第四十三章　上尿路结石

<table>
<tr><td>病种</td><td>上尿路结石</td><td>ICD-10</td><td>N20.100</td></tr>
<tr><td rowspan="4">医疗常规</td><td>诊断标准</td><td colspan="3">肾和输尿管结石称为上尿路结石，主要症状是疼痛和血尿。
1.主要症状和体征　腰痛、血尿、泌尿道感染、排石史、肾积水、无症状者体检时发现。
2.基本辅助检查　腹部查体、专科查体。
3.实验室、影像学检查　血尿常规、泌尿系 B 超、KUB。</td></tr>
<tr><td>入院标准</td><td colspan="3">1.症状不能缓解。
2.诊断不明。
3.肾盂积水合并感染。</td></tr>
<tr><td>辅助检查</td><td colspan="3">必检项
□ 血常规
□ 尿常规
□ 凝血功能
□ 肝功能
□ 肾功能
□ 电解质
□ 泌尿系平片
□ 泌尿系彩超
选检项
□ 尿培养+药敏
□ 感染性疾病筛查(乙肝、丙肝、艾滋病、梅毒)</td></tr>
<tr><td>主要治疗</td><td colspan="3">□ 仔细询问病史和查体，评估患者病情
□ 村医和乡镇卫生院如因条件限制，不能诊治，可以拨打 120 转入上级医院。
□ 保守治疗
□ 解痉止痛(据情选一)：确诊为肾绞痛时才可运用麻醉性止痛药
□ 阿托品 0.5~1mg，肌内注射</td></tr>
</table>

（续表）

<table>
<tr><td rowspan="2">医疗常规</td><td>主要治疗</td><td>□ 哌替啶 1mg/kg,肌内注射
□ 黄体酮 20~40m,肌内注射
□ 抗感染:若出现白细胞升高,合并尿路感染,据情选用抗感染药
□ 头孢唑啉 0.5~1.0g,tid,静脉滴注
□ 氧氟沙星 0.5g,qd,静脉滴注
□ 诺氟沙星 0.4g,bid,po
□ 青霉素 480U,q12h~q8h,静脉滴注
□ 补液利尿
□ 碱化尿液
□ 中西医结合排石药:排石颗粒口服
□ 体外震波碎石治疗:适应于结石直径 3cm 下,患侧肾尚有功能;结石位置不受阻挡者。对有严重心律失常;出血性疾病或倾向者;妊娠期妇女;结石以下有梗阻者禁用。
□ 内腔镜治疗:有技术条件的单位可考虑实施。
□ 手术治疗:对不宜行上述方法治疗的病例均可采用。
□ 基础疾病治疗
□ 支持治疗</td></tr>
<tr><td>主要护理</td><td>□ 根据病症表现落实相应学科护理常规及护理等级
□ 根据病症表现选择适宜饮食管理
□ 根据病情需要安排陪护
□ 建立静脉通道
□ 可致敏药物皮试
□ 静脉采血、完成相关检查
□ 健康宣教
□ 心理护理
□ 卫生处置
□ 入院护理评估
□ 身份识别,戴腕带</td></tr>
<tr><td>医疗安全</td><td>监测</td><td>□ 观察呼吸、脉搏、血压、体温
□ 观察神志、精神状况
□ 心电监护(特别是老年、心脏病患者)
□ 观察病情变化,有无腰痛症状持续加重
□ 观察有无并发症出现
□ 据情调整治疗方案</td></tr>
</table>

（续表）

<table>
<tr><td rowspan="6">医疗安全</td><td>用药安全</td><td>□ 阿托品：口干、面红、心动过速；过量兴奋
□ 注意可致敏药物皮试</td></tr>
<tr><td>并发症</td><td>□ 局部损伤
□ 尿路梗阻
□ 尿路感染</td></tr>
<tr><td>警戒值</td><td>□ 肾绞痛
□ 体温>39.0℃</td></tr>
<tr><td>出院标准</td><td>□ 无腰腹部疼痛
□ 无明显肉眼血尿
□ 生命体征平稳</td></tr>
<tr><td>转院标准</td><td>具备下列 1 项条件者可转上级医院。
1.输尿管结石直径>0.6cm，估计保守治疗无效者。
2.肾功能差，血钾高，并出现恶心、呕吐、少尿或无尿等症状。
3.伴有尿路感染并出现发热症状。
□ 具备转院指征者，及时转院
□ 拨打 120 求救支援
注：转出前做好转院途中的应急准备。</td></tr>
<tr><td rowspan="2">医疗沟通</td><td>病情告知</td><td>□ 解释病情，告知严重程度及预后，告知注意事项
□ 签署常规知情同意书
□ 签署自费药品、耗材知情同意书
□ 签署转诊风险告知</td></tr>
<tr><td>出院告知</td><td>□ 多饮水
□ 根据病情和治疗时间确定随访计划
□ 随诊内容：局部体征、临床表现
□ 腹痛或腰痛、发热时需要随时来诊</td></tr>
<tr><td>疾病预防</td><td colspan="2">1.多饮水，这是最简单有效的预防方法。
2.适当运动。
3.低盐饮食。高钠饮食会增加尿钙的排泄，增加尿路结石形成的可能。
4.保持合适的体重。研究表明，超重是尿路结石形成的至关重要的因素之一。</td></tr>
</table>

（续表）

疾病预防	5.饮食调节。维持饮食营养的综合平衡，注重饮食调节，不要偏食。 6.及时去除病因。 7.药物防治。对于已知结石性质及诱因的患者，可根据结石性质使用相应的药物防止结石复发或继续增大 8.定期体检。尿路结石治疗后应定期行 X 线或 B 超声检查，观察有无复发，解除同时存在的尿路梗阻、感染、异物等因素，对预防结石复发具有十分重要的意义。

第四十四章　包茎及包皮过长

<table>
<tr><td>病种</td><td colspan="2">包茎及包皮过长</td><td>ICD-10</td><td>N47.X01</td></tr>
<tr><td rowspan="5">医疗常规</td><td>诊断标准</td><td colspan="3">包茎是指包皮外口过小，紧箍阴茎头部，不能向上外翻者。包皮过长指包皮不能使阴茎头外露，但可以翻转者。
1.主要症状和体征　包皮外口狭小，排尿时尿线细且有包皮膨起呈球状，并发包皮龟头炎可出现排尿疼痛，包皮充血水肿，包皮口有脓性分泌物。
2.基本辅助检查　专科查体。
3.实验室、影像学检查　血、尿常规，心电图、胸片。</td></tr>
<tr><td>入院标准</td><td colspan="3">需要手术治疗。</td></tr>
<tr><td>主要治疗</td><td colspan="3">根据病情，制定初步治疗方案。
□ 仔细询问病史和查体，评估患者病情
□ 村医和乡镇卫生院如因条件限制，不能诊治，可以拨打 120 转入上级医院。
□ 包皮环切术</td></tr>
<tr><td>辅助检查</td><td colspan="3">必检项
□ 血常规
□ 尿常规
□ 凝血功能
□ 肝肾功能
□ 电解质
□ 心电图
□ 胸片
□ 感染性疾病筛查（乙肝、丙肝、艾滋病、梅毒）</td></tr>
<tr><td>主要护理</td><td colspan="3">□ 根据病症表现落实相应学科护理常规及护理等级
□ 根据病症表现选择适宜饮食管理
□ 根据病情需要安排陪护
□ 建立静脉通道
□ 静脉采血、完成相关检查
□ 健康宣教</td></tr>
</table>

（续表）

医疗常规	主要护理	□ 心理护理 □ 身份识别，戴腕带 □ 卫生处置 □ 入院护理评估
医疗安全	监测	□ 包皮术后有无出血持续加重
	用药安全	□ 抗菌药合理使用
	并发症	□ 感染 □ 包皮嵌顿
	警戒值	□ 包皮嵌顿
	出院标准	包皮切口愈合佳，无渗出。
	转院标准	**具备下列 1 项条件者可转上级医院。** 1.术后包皮出血不止。 2.伴有尿路感染并出现高热症状。 3.伴有尿路感染并出现发热症状。 □ 具备转院指征者，及时转院 □ 拨打 120 求救支援 **注：**转出前做好转院途中的应急准备。
医疗沟通	病情告知	□ 解释病情，告知严重程度及预后，告知注意事项 □ 签署常规知情同意书 □ 签署自费药品、耗材知情同意书 □ 签署手术知情同意书 □ 签署转诊风险告知
	出院告知	□ 多饮水 □ 根据病情和治疗时间确定随访计划 □ 随诊内容：局部体征、临床表现 □ 出血、发热时需要随时来诊
疾病预防	1.要经常清洗阴茎头，清除包皮垢，保持冠状沟部位清洁。 2.发生包皮炎，要及时治疗。 3.及早做包皮环切术进行根治。 4.对于急性包皮龟头炎要避免使用药膏，以免引起更加严重的感染。	

第四十五章　下尿路感染

<table>
<tr><td>病种</td><td colspan="2">下尿路感染</td><td>ICD-10</td><td>R39.000</td></tr>
<tr><td rowspan="3">医疗常规</td><td>诊断标准</td><td colspan="3">下尿路感染是指膀胱和尿道由细菌感染引发的炎症病变。又有膀胱炎、尿道炎之称。膀胱炎又分为急性膀胱炎和复发性膀胱炎。下尿路感染几乎全部为继发于泌尿系及泌尿系外的病变,而绝大多数是由革兰阴性杆菌引致,女性发生率是男性的10倍。
1.主要症状和体征　急性膀胱炎、尿道炎的典型症状有排尿烧灼感或疼痛,尿急和尿频,耻骨区痛,脓尿或血尿。严重血尿多见于女性患者;全身症状主要为发热、乏力。如伴见腰背痛、恶寒、发热、恶心呕吐等全身中毒症状,表明为有肾脏感染;复发性膀胱炎多见于中老年女性,表现为尿频、尿急、夜尿,膀胱充盈时耻骨上疼痛,排尿后减轻。可有镜下血尿。
2.基本辅助检查　腹部查体、专科查体。
3.实验室、影像学检查　血、尿常规、泌尿系B超、下腹部CT。</td></tr>
<tr><td>入院标准</td><td colspan="3">1.尿潴留者。
2.老年高龄者。
3.有糖尿病、脏器功能不全者。</td></tr>
<tr><td>辅助检查</td><td colspan="3">必检项
□ 血常规
□ 尿常规
□ 肝肾功能
□ 电解质
□ 血糖
□ 尿培养+药敏
□ 泌尿系彩超
□ 泌尿系平片
□ 心电图
□ 感染性疾病筛查(乙肝、丙肝、艾滋病、梅毒)</td></tr>
</table>

（续表）

<table>
<tr><td rowspan="2">医疗常规</td><td>主要治疗</td><td>□ 仔细询问病史和查体，评估患者病情及危险状态
□ 村医和乡镇卫生院如因条件限制，不能诊治，可以拨打 120 转入上级医院；同时对患者做急救处理。
□ 仔细询问病史和查体，评估患者病情
□ 多饮水
□ 抗感染治疗
□ 应按照《抗菌药物临床应用指导原则》（卫医发〔2015〕）执行，根据细菌培养及药敏结果及时调整用药（据情选用）
□ 头孢唑啉 0.5～1.0g，tid，静脉滴注
□ 头孢曲松 2g，qd，静脉滴注
□ 氧氟沙星 0.5g，qd，静脉滴注
□ 一般治疗
□ 口服碳酸氢钠碱化尿液，减少对尿路的刺激
□ 基础疾病治疗
□ 评价治疗效果，调整治疗方案
□ 支持治疗，维持足够液体量</td></tr>
<tr><td>主要护理</td><td>□ 根据病症表现落实相应学科护理常规及护理等级
□ 根据病症表现选择适宜饮食管理
□ 根据病情需要安排陪护
□ 建立静脉通道
□ 静脉采血、完成相关检查
□ 可致敏感药物皮试
□ 遵医嘱落实治疗，并注意观察病情变化
□ 健康宣教、心理护理
□ 身份识别，戴腕带
□ 卫生处置
□ 入院护理评估</td></tr>
<tr><td rowspan="4">医疗安全</td><td>监测强化</td><td>□ 体温
□ 尿路刺激症状</td></tr>
<tr><td>用药安全</td><td>□ 抗菌药合理使用</td></tr>
<tr><td>并发症</td><td>□ 肾盂肾炎</td></tr>
<tr><td>警戒值</td><td>□ 如有并发症，可能感染扩散</td></tr>
</table>

（续表）

<table>
<tr><td rowspan="2">医疗安全</td><td>出院标准</td><td>无感染症状，可以门诊服药</td></tr>
<tr><td>转院标准</td><td>具备下列 1 项条件者可转上级医院。
1.肾功能差，血钾高，并出现恶心、呕吐、少尿或无尿等症状。
2.伴有尿路感染并出现发热症状。
□ 具备转院指征者，及时转院
□ 拨打 120 求救支援
注：转出前做好转院途中的应急准备。</td></tr>
<tr><td rowspan="2">医疗沟通</td><td>病情告知</td><td>□ 解释病情，告知严重程度及预后，告知注意事项
□ 签署常规知情同意书
□ 签署自费药品、耗材知情同意书
□ 签署转诊风险告知</td></tr>
<tr><td>出院告知</td><td>□ 多饮水
□ 根据病情和治疗时间确定随访计划
□ 随诊内容：局部体征、临床表现
□ 血尿、发热时需要随时来诊</td></tr>
<tr><td>疾病预防</td><td colspan="2">1.性生活后马上排尿　性交后马上去洗手间，即使细菌已经进入膀胱，也可以通过排尿将它排出体外。
2.及时排尿　排尿时，尿液将尿道和阴道口的细菌冲刷掉，有天然的清洁作用。
3.避免污染　大便后用干净的卫生纸擦拭，要按从前往后的顺序，以免污染阴道口。如果洗手间有冲洗设备，最好认真地冲洗肛门部位。
4.补充维生素 C　维生素 C 能提高尿液的酸度，使各种诱发尿道感染的细菌不易生存。所以，多喝橙汁、柠檬酸、猕猴桃汁之类的富含维生素饮料对预防尿路感染有益。
5.向医生咨询。</td></tr>
</table>

第四十六章　急性肾盂肾炎

<table>
<tr><td>病种</td><td colspan="2">急性肾盂肾炎</td><td>ICD-10</td><td>N10.X02</td></tr>
<tr><td rowspan="3">医疗常规</td><td>诊断标准</td><td colspan="3">急性肾盂肾炎是肾盂和肾实质的急性细菌性炎症。致病菌主要是大肠杆菌及革兰阳性菌如变形杆菌、粪链球菌、葡萄球菌等。
1.主要症状和体征　急性起病,病程较短;常有全身感染的症状如寒战、发热、头痛、恶心、呕吐、食欲下降等;泌尿系统症状:可有膀胱刺激征,常有腰痛和/或下腹痛、肋脊角及输尿管点压痛,肾区压痛和叩痛。
2.实验室:尿常规　有白细胞、红细胞、蛋白、管型和细菌、尿细菌培养尿有菌落每毫升 10^5。血常规:白细胞数增高中性粒细胞增多明显。</td></tr>
<tr><td>入院标准</td><td colspan="3">1.诊断不明者
2.全身中毒症状明显或感染性休克
3.合并肾周脓肿、尿路梗阻等需要手术者
4.肾功能进行性下降,有心肺功能不全者
5.免疫、肿瘤、化疗患者</td></tr>
<tr><td>辅助检查</td><td colspan="3">必检项
□ 血常规
□ 尿常规
□ 粪常规
□ 凝血功能
□ 肝肾功能
□ 电解质
□ 血糖
□ 尿培养+药敏
□ 感染性疾病筛查(乙肝、丙肝、艾滋病、梅毒)
□ 泌尿系彩超
□ 泌尿系平片
□ 心电图</td></tr>
</table>

（续表）

<table>
<tr><td rowspan="2">医疗常规</td><td>主要治疗</td><td>□ 仔细询问病史和查体，评估患者病情
□ 村医和乡镇卫生院因诊治条件限制，对重症感染及出现并发症患者，立即拨打 120 救援电话，尽快转有条件的上级医院；同时对患者先做急救处理。
□ 抗菌药物治疗
□ 在尿细菌培养和抗生素敏感试验尚未明确前，根据经验性抗生素予以治疗，可选用喹诺酮类、头孢类、广谱青霉素类药物应用，至少维持 14 天。（据情选用）
□ 头孢唑啉 0.5～1.0g，tid，静脉滴注
□ 头孢曲松 2g，qd，静脉滴注
□ 氧氟沙星 0.5g，qd，静脉滴注
□ 根据尿细菌培养和抗生素敏感试验，选用有效抗生素，病情较重者，可联合应用。
□ 抗菌药物的使用，应持续到体温正常，全身症状消失，细菌培养阴性后 2 周。
□ 若治疗未见好转，考虑并发肾内或肾周围脓肿，需行 B 超或 CT 检查，明确炎症发展情况。
□ 支持治疗
□ 休息，多饮水
□ 维持足够液体量及营养，保持体内水电解质平衡，维持尿量在 1500mL 以上，促进体内毒素排出。
□ 基础疾病治疗
□ 评价治疗效果，调整治疗方案</td></tr>
<tr><td>主要护理</td><td>□ 根据病症表现落实相应学科护理常规及护理等级
□ 根据病症表现选择适宜饮食管理
□ 根据病情需要安排陪护
□ 建立静脉通道
□ 静脉采血、完成相关检查
□ 可致敏感药物皮试
□ 遵医嘱落实治疗，并注意观察病情变化
□ 协助医师尽快做出临床诊断
□ 健康宣教
□ 心理护理
□ 卫生处置
□ 入院护理评估
□ 身份识别，戴腕带</td></tr>
</table>

（续表）

<table>
<tr><td rowspan="6">医疗安全</td><td>监测</td><td>□ 观察呼吸、脉搏、血压、体温
□ 观察神志、精神状况
□ 心电监护（特别是老年、心脏病患者）
□ 观察病情变化，有无腰腹痛症状持续加重
□ 观察有无并发症出现
□ 据情调整治疗方案</td></tr>
<tr><td>用药安全</td><td>□ 抗菌药合理使用</td></tr>
<tr><td>并发症</td><td>□ 肾周脓肿或肾脓肿
□ 肾乳头坏死
□ 感染性休克
□ 感染性结石</td></tr>
<tr><td>警戒值</td><td>□ 体温>39.0℃
□ 血压<90/60mmHg
□ 肾功能进行性恶化</td></tr>
<tr><td>出院标准</td><td>□ 感染控制
□ 心肺肾功能正常
□ 可以口服抗菌药</td></tr>
<tr><td>转院标准</td><td>具备下列 1 项条件者可转上级医院。
1.肾功能差，血钾高，并出现恶心、呕吐、少尿或无尿等症状。
2.伴有尿路感染症状加重并出现高热症状。
3.做好转院途中的应急准备。
□ 具备转院指征者，及时转院
□ 拨打 120 求救支援
注：转出前做好转院途中的应急准备。</td></tr>
<tr><td rowspan="2">医疗沟通</td><td>病情告知</td><td>□ 解释病情，告知严重程度及预后，告知注意事项
□ 签署常规知情同意书
□ 签署自费药品、耗材知情同意书
□ 需要手术者，签署知情同意
□ 签署转诊风险告知</td></tr>
<tr><td>出院告知</td><td>□ 多饮水
□ 根据病情和治疗时间确定随访计划
□ 随诊内容：局部体征、临床表现
□ 血尿、发热时需要随时来诊</td></tr>
</table>

（续表）

疾病预防	1.坚持每天多饮水，勤排尿，以冲洗膀胱和尿道。避免细菌在尿路繁殖，这是最简便又有效的措施。 2.注意阴部清洁，以减少尿道口的细菌群，必要时可用新霉素或呋喃旦啶油膏涂于尿道口旁黏膜或会阴部皮肤，以减少上行性再发感染。 3.尽量避免使用尿路器械，必要时应严格无菌操作。 4.反复发作的肾盂肾炎妇女，应每晚服一个剂量的抗菌药预防，可任选复方新诺明、呋喃旦啶、阿莫西林或头孢拉啶等药物中一种。如发病与房事有关，于性生活后宜立即排尿，也可减少肾盂肾炎的再发。

第四十七章　大隐静脉曲张

<table>
<tr><td>病种</td><td colspan="2">大隐静脉曲张</td><td>ICD-10</td><td>I83.903</td></tr>
<tr><td rowspan="4">医疗常规</td><td>诊断标准</td><td colspan="3">1.明显的临床症状　肢体沉重感、乏力、胀痛、瘙痒等。
2.典型症状　静脉迂曲扩张、色素沉着、血栓性浅静脉炎、皮肤硬化、溃疡等。
3.排除下肢深静脉功能不全及下肢深静脉血栓病史。
4.血管彩色多普勒超声检查或下肢静脉造影检查明确。</td></tr>
<tr><td>入院标准</td><td colspan="3">需要手术治疗者。</td></tr>
<tr><td>辅助检查</td><td colspan="3">必检项
☐ 血常规
☐ 尿常规
☐ 大便常规
☐ 感染性疾病筛查(乙肝、丙肝、艾滋病、梅毒)
☐ 肝肾功能
☐ 血糖
☐ 电解质
☐ 血脂
☐ 凝血功能
☐ D-二聚体
☐ 心电图
☐ 胸片
选检项
☐ 必要时行下肢深静脉造影检查
☐ 心彩超</td></tr>
<tr><td>主要治疗</td><td colspan="3">☐ 仔细询问病史和查体,评估患者病情及危险状态
☐ 村医和乡镇卫生院如因条件限制,不能诊治,可以拨打 120 转入上级医院。
☐ 大隐静脉抽剥术
☐ 手术风险评估、手术安全核查</td></tr>
</table>

（续表）

<table>
<tr><td rowspan="2">医疗常规</td><td>主要治疗</td><td>□ 预防性抗感染治疗(抗菌药物,酌情选用:一代头孢菌素)
　□ 头孢唑啉 0.5~1.0g,bid~tid,静脉滴注
□ 能量补液
□ 活血祛聚治疗:丹参注射液
□ 抗凝治疗 低分子肝素钠 12500U,q12h 或阿司匹林 100mg,po,qn
□ 对症药物:迈之灵 2 片,po,bid</td></tr>
<tr><td>主要护理</td><td>□ 根据病症表现落实相应学科护理常规及护理等级
□ 根据病症表现选择适宜饮食管理
□ 根据病情需要安排陪护
□ 麻醉后护理常规
□ 保留导尿
□ 患肢抬高
□ 氧气吸入
□ 建立静脉通道
□ 健康宣教
□ 心理护理
□ 静脉采血,完成相关检查
□ 术前准备,宣教
□ 术前准备(术前镇静、备皮等)
□ 口腔护理
□ 身份识别,戴腕带
□ 卫生处置
□ 入院护理评估
□ 术后护理
□ 观察切口渗血情况及末梢血运</td></tr>
<tr><td>医疗安全</td><td>监测强化</td><td>□ 心电监护
□ 测血压、脉搏、呼吸,q * h
□ 术后观察生命体征变化
□ 观察病情变化,注意术后切口渗血情况
□ 观察有无并发症发生
□ 基础疾病的监测
□ 根据合并基础疾病情况调整治疗方案
□ 测 5 点血糖</td></tr>
</table>

（续表）

医疗安全	用药安全	□ 抗血小板药或抗凝药:消化道出血
	并发症	□ 血栓性浅静脉炎 □ 瘀积性皮炎 □ 溃疡 □ 出血 □ 感染
	警戒值	□ 深静脉血栓
	出院标准	□ 切口愈合良好:切口无感染,无皮下积液(或门诊可以处理的少量积液)。 □ 无发热。 □ 无须要住院处理的并发症和(或)并发症。
	转院标准	**具备下列1项条件者可转上级医院。** 1.患肢下肢深静脉通畅试验阳性。 2.患者下肢合并巨大静脉性溃疡。 3.双下肢静脉曲张合并胸腹壁或会阴部静脉曲张,或合并肝脾肿大。 4.患者术后出血严重,下肢巨大血肿,生命体征不稳定,需输血治疗,本院不具备配血、输血条件。 5.患者术后下肢肿胀明显,下肢彩超检查诊断下肢深静脉血栓。6.设备、技术不具备手术条件。 □ 具备转院指征者,及时转院 □ 拨打120求救支援 **注**:转出前做好转院途中的应急准备。
医疗沟通	病情告知	□ 解释病情,告知严重程度及预后,告知注意事项 □ 签署常规知情同意书 □ 签署自费药品、耗材知情同意书 □ 签署手术知情同意 □ 签署麻醉知情同意 □ 签署转诊风险告知
	出院告知	□ 多饮水 □ 根据病情和治疗时间确定随访计划 □ 随诊内容:局部体征、临床表现 □ 血尿、发热时需要随时来诊

（续表）

疾病预防	1.久站久坐记得动一动：尽量避免长时间站立不动或久坐。 2.坐在凳子上双腿或单腿不停地抖动、摇晃。 3.不跷二郎腿：因为它会阻碍下肢血液回流，加重静脉曲张。 4.运动：尤其是健走或游泳，可以刺激小腿肌肉群，促进静脉血液回流。 5.抬腿、抬高下肢：每天睡前在床上将双腿抬高超过心脏约 10～15 分钟，或是睡觉时用枕头垫高下肢，促进腿部血液回流。 6.穿弹性袜：选择弹性系数较高的弹性裤袜。 7.热水洗脚：每晚睡觉前，要养成用热水洗脚的习惯，忌用冷水洗脚。 8.避免高温：高温会促使血液扩张，增加静脉曲张的可能。 9.控制体重：过度肥胖者要注意减肥，减轻下半身负荷，因为沉重的身躯会使腿部不堪重负。 10.饮食：以清淡为佳，少吃高脂肪、高胆固醇的食品。适当补充维生素与小麦胚芽、葡萄籽，可促进血液循环、改善血管的弹性。 11.戒烟限酒：烟酒会加速血管的挫伤。

第四十八章　急性甲沟炎

<table>
<tr><td>病种</td><td colspan="2">急性甲沟炎</td><td>ICD-10</td><td>L03.003</td></tr>
<tr><td rowspan="5">医疗常规</td><td>诊断标准</td><td colspan="3">1.创伤史。
2.指甲一侧的皮下组织发生红肿热痛。</td></tr>
<tr><td>入院标准</td><td colspan="3">无并发症者无须住院</td></tr>
<tr><td>辅助检查</td><td colspan="3">必检项
□ 血常规
□ 凝血功能
选检项
□ 免疫八项
□ 怀疑异物可以摄片
□ 脓液或分泌物培养或涂片</td></tr>
<tr><td>主要治疗</td><td colspan="3">□ 评定红肿症状,制定初步治疗方案
□ 早期采用热水浸泡或热敷、贴敷药膏、理疗、抬高患肢等疗法
□ 有脓液时,及时切开引流
□ 若感染已扩散为指甲周围炎或甲下脓肿,视感染部位,切除部分指甲或拔除
□ 细菌培养+药敏试验
□ 抗感染
□ 基础疾病治疗</td></tr>
<tr><td>主要护理</td><td colspan="3">□ 根据病症表现落实相应学科护理常规及护理等级
□ 根据病症表现选择适宜饮食管理
□ 根据病情需要安排陪护
□ 患肢抬高
□ 局部热敷理疗
□ 静脉采血,完成相关检查
□ 卫生处置
□ 入院护理评估
□ 身份识别,戴腕带</td></tr>
<tr><td>医疗安全</td><td>监测强化</td><td colspan="3">□ 局部红肿监测
□ 若手术治疗,注意出血情况</td></tr>
</table>

（续表）

<table>
<tr><td rowspan="4">医疗安全</td><td>用药安全</td><td>□ 抗菌药合理使用</td></tr>
<tr><td>并发症</td><td>□ 慢性甲沟炎
□ 指骨骨髓炎
□ 脓性指头炎</td></tr>
<tr><td>警戒值</td><td>□ 发热
□ 骨髓炎症状</td></tr>
<tr><td>转院标准</td><td>具备下列 1 项条件者可转上级医院。
1.合并并发症。
2.转为慢性炎症或形成窦道。
□ 具备转院指征者，及时转院
□ 拨打 120 求救支援</td></tr>
<tr><td rowspan="2">医疗沟通</td><td>病情告知</td><td>□ 解释病情，告知严重程度及预后，告知注意事项
□ 签署常规知情同意书
□ 签署自费药品、耗材知情同意书
□ 签署手术知情同意书
□ 签署转诊风险告知</td></tr>
<tr><td>离院告知</td><td>□ 根据病情和治疗时间确定随访计划
□ 随诊内容：局部体征、临床表现
□ 红肿热痛再发时需要随时来诊</td></tr>
<tr><td>疾病预防</td><td colspan="2">1.平时爱护指甲周围的皮肤，不使其受到任何损伤，指甲不宜剪得过短，更不能用手拔“倒刺”。
2.防患于未然。木刺、竹刺、缝衣针、鱼骨刺等是日常生活中最易刺伤甲沟的异物，参加劳动或忙于家务时，应格外小心。
3.平时注意手指的养护，洗手后、睡觉前擦点儿凡士林或护肤膏，可增强甲沟周围皮肤的抗病能力。
4.手指有微小损伤时，可涂擦 2% 碘酒后，用创可贴包扎，以防止发生感染。
5.甲沟炎早期可用热敷、理疗，外敷鱼石脂软膏或三黄散，必要时服用磺胺药或抗生素。
6.如已化脓则应到医院及时切开，将脓液引流出来。防止感染蔓延引起指骨骨髓炎
7.如果甲下积脓，应将指甲拔去，以利于充分引流和彻底治愈。</td></tr>
</table>

第四十九章　四肢骨骨折

<table>
<tr><td>病种</td><td colspan="2">四肢骨骨折</td><td>ICD-10</td><td>T02.700</td></tr>
<tr><td rowspan="4">医疗常规</td><td>诊断标准</td><td colspan="3">1.主要症状和体征　肢体活动受限,肢体创伤处畸形 异常活动,有骨擦音或骨擦感。
2.X 线正侧位片　可明确骨折的准确部位、类型和移位情况。</td></tr>
<tr><td>入院标准</td><td colspan="3">骨折均需要住院治疗。</td></tr>
<tr><td>辅助检查</td><td colspan="3">必检项
□ 血常规
□ 尿常规
□ 肝功能
□ 肾功能
□ 电解质
□ X 线正侧位片
选检项
□ 凝血功能
□ 感染性疾病筛查(乙肝、丙肝、艾滋病、梅毒)</td></tr>
<tr><td>主要治疗</td><td colspan="3">□ 仔细询问病史和查体,评估骨折类型和患者病情危险状态,并预判骨折是否合并血管神经损伤
□ 村医因诊治条件限制,立即拨打 120 救援电话,尽快转上级医院;同时做急救处理
□ 手法复位+石膏外固定
□ 患肢抬高,观察末梢血运
□ 固定后复查骨折处 X 线正侧位片
□ 手术处理:根据骨折部分手术适应证确立。技术条件限制者建议转上级医院处理
□ 止痛对症:吲哚美辛栓 0.1g,纳肛或盐酸曲马朵缓释片 100mg,po</td></tr>
</table>

（续表）

<table>
<tr><td rowspan="1">医疗常规</td><td>主要护理</td><td>□ 根据病症表现落实相应学科护理常规及护理等级
□ 根据病症表现选择适宜饮食管理
□ 根据病情需要安排陪护
□ 建立静脉通道
□ 观察患肢末梢血运情况
□ 健康宣教
□ 静脉采血,完成相关检查
□ 心理护理
□ 身份识别,戴腕带
□ 卫生处置
□ 入院护理评估</td></tr>
<tr><td rowspan="3">医疗安全</td><td>监测强化</td><td>□ 抬高患肢
□ 观察患肢末梢血运
□ 观察有无并发症出现
□ 根据并发症情况调整治疗方案</td></tr>
<tr><td>用药安全</td><td>□ 镇痛药合理使用</td></tr>
<tr><td>并发症</td><td>早期并发症
□ 血管神经损伤
□ 出血,严重者休克
□ 脂肪栓塞
□ 合并脏器损伤
□ 骨筋膜室综合征
晚期并发症
□ 坠积性肺炎
□ 褥疮
□ 静脉血栓
□ 感染
□ 损伤性骨化
□ 创伤性关节炎
□ 关节僵硬
□ 急性骨萎缩
□ 缺血性骨坏死
□ 缺血性肌痉挛</td></tr>
</table>

（续表）

医疗安全	警戒值	□ 血压<90/60mmHg □ 血红蛋白<90g/L □ 突发呼吸窘迫,呼吸>30 次/分 □ 合并肝脾肾等脏器挫裂伤 □ 骨折远端缺血表现
	出院标准	□ 骨折固定,位置良好 □ 没有并发症,或并发症已经控制
	转院标准	**具备下列 1 项条件者可转上级医院。** 1.多发性骨折。 2.骨折复位后骨折对位不良或不能达到患者的满意。 3.合并有血管神经损伤。 4.骨折出血过多合并失血性休克。 5.出现上述并发症,经处理无明显好转。 □ 具备转院指征者,及时转院 □ 拨打 120 求救支援 **注:**转出前做好转院途中的应急准备。
医疗沟通	病情告知	□ 解释病情,告知严重程度及预后,告知注意事项 □ 签署常规知情同意书 □ 签署自费药品、耗材知情同意书 □ 签署手术知情同意书、麻醉知情同意 □ 签署转诊风险告知
	出院告知	□ 根据病情和治疗时间确定随访计划 □ 随诊内容:局部体征、临床表现 □ 如有疑问时随时来诊
疾病预防	加强体育锻炼,多补充钙质,多晒太阳利于钙的吸收,预防外伤。	

第五十章　腰椎间盘突出症

<table>
<tr><td>病种</td><td colspan="2">腰椎间盘突出症</td><td>ICD-10</td><td>M51.202</td></tr>
<tr><td rowspan="3">医疗常规</td><td>诊断标准</td><td colspan="3">腰椎间盘突出症是因椎间盘变性,纤维环破裂、髓核突出刺激或压迫神经根、马尾神经所表现的一种综合征。以腰4-5、腰5-骶1间隙发病率最高。
一、症状
1.腰痛伴一侧或两侧下肢放射性疼痛。
2.下肢麻木无力。
3.大小便功能障碍(巨大突出或中央型突出)。
4.腰椎活动受限,姿势异常。
二、体征
1.立位检查　腰椎畸形,生理前凸变小、消失,甚至变为后凸,不同程度侧凸;腰部压痛点,可引发下肢放射痛或麻木感;腰椎活动受限。
2.仰卧位检查　直腿抬高试验及加强试验阳性;下肢受累神经根支配区皮肤感觉、肌力及反射异常。
3.俯卧位检查　腰部压痛点;股神经牵拉试验。
三、辅助检查
1.腰椎正侧位X线片　可提供一些间接征象,对腰椎间盘突出症进行大致定位及初步诊断。同时为鉴别诊断腰椎其他疾病提供依据。
2.CT、MRI检查　可清晰显示椎间盘突出的部位、大小、形态和神经根、硬膜囊受压移位情况,是明确腰椎间盘突出诊断最重要的方法。</td></tr>
<tr><td>入院标准</td><td colspan="3">确诊为腰椎间盘突出症者可入院行非手术治疗或手术治疗。</td></tr>
<tr><td>辅助检查</td><td colspan="3">必检项
☐ 血常规
☐ 尿常规
☐ 大便常规</td></tr>
</table>

（续表）

医疗常规	**辅助检查**	□ 肝功能 □ 肾功能 □ 血糖 □ 血沉 □ C 反应蛋白 □ 抗 O □ RF □ 腰椎正侧位、过伸过屈位 X 线片 □ 腰椎 CT **选检项** □ 腰椎 MRI □ B 超 □ 感染性疾病筛查（乙肝、丙肝、艾滋病、梅毒）
	主要治疗	腰椎间盘突出症多经非手术治疗缓解或治愈。 非手术治疗适应证：年轻、初次发作或病程较短者；休息后症状可自行缓解者；X 线检查无椎管狭窄者。 □ 仔细询问病史和查体，根据患者病情评估危险状态 □ 村医或乡镇医可根据自身技术能力给予非手术保守治疗。因诊治条件限制，对需手术治疗者立即拨打 120 救援电话，尽快转有条件的上级医院。 □ 绝对卧床休息：建议卧床 3 周后带腰围起床；3 个月内不作弯腰持物动作。 □ 持续腰椎牵引 □ 红外线理疗 □ 针灸 □ 按摩 □ 运动治疗 □ 脱水治疗（据情选用） □ 甘露醇 250mL 静脉滴注，qd □ 0.9% NS 250mL+七叶皂苷钠 20mg 静脉滴注，qd □ 肌松药（据情选用） □ 依托度酸缓释片 400~1000mg，po，qd □ 盐酸乙哌立松片 50mg，po，tid

（续表）

医疗常规	主要治疗	□ 非甾体抗感染药（据情选一） 　□ 塞来昔布胶囊 0.2g，po，bid 　□ 布洛芬缓释胶囊 0.3g，po，bid 　□ 盐酸曲马朵缓释片 0.1g，po，bid 　□ 吲哚美辛栓 1 枚，纳肛，bid □ 双氯芬酸钠肠溶片 25～50mg，po，bid/tid □ 营养神经（据情选一） 　□ 甲钴胺 10mg 口服，tid □ 基础疾病治疗 □ 评价治疗效果，调整治疗方案 □ 手术治疗：适用于经严格保守治疗无效，或马尾神经受压者。建议转有条件的上级医院实施。
	主要护理	□ 根据病症表现落实相应学科护理常规及护理等级 □ 根据病症表现选择适宜饮食管理 □ 根据病情需要安排陪护 □ 建立静脉通道 □ 吸氧（prn） □ 心电监护（prn） □ 静脉采血，完成相关检查 □ 平卧硬板床 □ 腰围固定 □ 活动双下肢，预防血栓形成 □ 卫生处置 □ 入院护理评估 □ 健康宣教 □ 心理护理 □ 疼痛评估 □ 身份识别，戴腕带
医疗安全	监测强化	□ 观测血压、呼吸、脉搏 □ 观察神志 □ 心电监测（针对生命体征不稳的老年患者） □ 观察病情变化，注意大小便情况 □ 观察有无卧床并发症的发生 □ 根据卧床并发症情况调整治疗方案

（续表）

医疗安全	用药安全	□ 脱水药：肾功能损耗 □ 镇痛药合理使用
	并发症	□ 后关节退变和骨质增生 □ 黄韧带肥厚、钙化 □ 损伤神经 □ 长期卧床可以产生相应的并发症
	警戒值	□ 大小便功能障碍
	出院标准	1.症状基本消失 2.查体无明显阳性体征
	转院标准	**具备下列 1 项条件者可转上级医院。** 1.病史超过 3 个月，经正规保守治疗无效或保守治疗有效但经常复发且相应根性疼痛较重，影响生活和工作的。 2.首次发作，但疼痛剧烈，尤以下肢症状明显，患者难以行动和入眠，处于强迫体位者。 3.特殊类型椎间盘突出症：诸如脱垂游离型、极外侧裂型。 4.合并马尾神经严重受压同时伴有相应临床表现，大小便功能障碍者。 5.出现单根神经根麻痹，出现足下垂伴有肌肉萎缩、肌力下降者。 6.合并腰椎管狭窄者。 7.合并腰椎滑脱或腰椎不稳者。 8.复发性腰椎间盘突出症状明显，保守治疗无效者。 9.高位及巨大椎间盘突出。 10.经保守治疗症状不缓解或加重者。 □ 具备转院指征者，及时转院 □ 拨打 120 求救支援 **注**：转出前做好转院途中的应急准备。
医疗沟通	病情告知	□ 解释病情，告知严重程度及预后，告知注意事项 □ 签署常规知情同意书 □ 签署自费药品、耗材知情同意书 □ 签署手术知情同意书 □ 签署麻醉知情同意 □ 签署转诊风险告知

（续表）

医疗沟通	出院告知	□ 根据病情和治疗时间确定随访计划 □ 随诊内容：局部体征、临床表现 □ 如有疑问时随时来诊
疾病预防	1.纠正不良体位、姿势。 2.改善工作姿势，注意劳逸结合。 3.注意腰部保暖，防止腰部受寒等不良因素的刺激。 4.加强腰背肌肉锻炼，防止腰扭伤。 5.生活规律，合理膳食。	

第五十一章　带状疱疹

<table>
<tr><td>病种</td><td colspan="2">带状疱疹</td><td>ICD-10</td><td>B02.900</td></tr>
<tr><td rowspan="3">医疗常规</td><td>诊断标准</td><td colspan="3">带状疱疹是一种由水痘-带状疱疹病毒引起的没周围神经分布的、以群集疱疹及神经痛为主要特征的病毒性皮肤病。以肋间神经和三叉神经区多见。
1.皮疹为单侧性。
2.沿周围神经分布而排列成带状、簇集成群的水疱。
3.可伴有神经痛。</td></tr>
<tr><td>入院标准</td><td colspan="3">□ 皮损面积大
□ 疼痛剧烈
□ 出现运动性麻痹症状(如面瘫、耳鸣、耳聋等)
□ 皮损合并感染者</td></tr>
<tr><td>辅助检查</td><td colspan="3">必检项
□ 血常规
□ 尿常规
□ 大便常规
□ 凝血功能
□ 肝功能
□ 肾功能
□ 电解质
□ 血糖
□ 血脂
选检项
□ 感染性疾病筛查(乙肝、丙肝、艾滋病、梅毒)
□ 腹部 B 超
□ 床边胸片(必要时)
□ 心电图
□ 创面细菌培养及药敏试验</td></tr>
</table>

（续表）

医疗常规	主要治疗	**治疗原则** 主要为抗病毒、减少疼痛、预防继发感染及防治并发症等。 □ 仔细询问病史和查体，评定皮损范围和危险状态 □ 村医因诊治条件限制，对符合入院标准者立即拨打120救援电话，尽快转上级医院 □ 抗病毒治疗 □ 阿昔洛韦0.2g，口服，q8h，用药1周 （对眼部带状疱疹可应用0.1%阿昔洛韦眼药水滴眼。） □ 止痛（酌情选一）：用药时间视病情定，疼痛不明显者可不用止痛药 □ 卡马西平0.1g，口服，tid □ 吲哚美辛25mg，口服，bid～tid □ 布洛芬缓释胶囊0.3g，口服，bid □ 加巴喷丁胶囊0.3g，口服，bid □ 盐酸多赛平12.5mg，口服，qn □ 神经营养药（酌情选用）：用药时间视病情定 □ 维生素B_1 0.1g，qd，肌内注射 □ 维生素B_{12} 0.5mg，qd，肌内注射 □ 呋喃硫胺50mg，tid，口服 □ 维生素B_{12} 50μg，tid，口服 □ 甲钴胺10mg，口服，tid □ 局部外用药物治疗（酌情选一）：用药时间视病情定 □ 炉甘石洗剂，外用，4～6次/天 □ 喷昔洛韦乳膏，外用，3～4次/天 □ 阿昔洛韦乳膏，外用，3～4次/天 □ 糖皮质激素 □ 泼尼松10mg，口服，tid，对年老体健者可在起病一周内应用，以减少后遗神经痛的发生率。 □ 西咪替丁0.2g，口服，tid或0.4g，静脉滴注，qd □ 抗细菌感染治疗：伴有创面细菌感染者给相应抗菌药物。 □ 中医中药治疗 □ 物理治疗（有理疗设备单位） □ 病因明确者，进入相应病种路径管理 □ 基础疾病治疗 □ 评价治疗效果，调整治疗方案 □ 支持治疗，维持酸碱平衡及热量补充

（续表）

<table>
<tr><td>医疗常规</td><td>主要护理</td><td>☐ 根据病症表现落实相应学科护理常规及护理等级
☐ 根据病症表现选择适宜饮食管理
☐ 根据病情需要安排陪护
☐ 病重/病危
☐ 建立静脉通道
☐ 吸氧(prn)
☐ 静脉采血,完成相关检查
☐ 可致敏感药物皮试
☐ 遵医嘱落实治疗,并注意观察病情变化
☐ 口腔护理
☐ 皮肤创面护理
☐ 卫生处置
☐ 入院护理评估
☐ 健康宣教
☐ 心理护理
☐ 疼痛评估
☐ 身份识别,戴腕带</td></tr>
<tr><td rowspan="3">医疗安全</td><td>监测强化</td><td>对伴有糖尿病、心脏病及其他并发症者加强监测。
☐ 记出入量
☐ 观测血压、呼吸、脉搏,q * h
☐ 观察神志
☐ 疼痛评分
☐ 心电监测(特别是老年、心脏病患者、休克者)
☐ CVP 测定(必要时)
☐ 观察病情变化,注意有无新发皮损情况
☐ 观察有无并发症出现
☐ 根据并发症情况调整治疗方案</td></tr>
<tr><td>用药安全</td><td>☐ 抗病毒药:肾功能损害
☐ 镇痛药合理使用</td></tr>
<tr><td>并发症</td><td>☐ 并发细菌感染
☐ 疱疹后后遗神经痛
☐ 角膜炎、角膜溃疡、结膜炎
☐ 引发内耳功能障碍</td></tr>
</table>

（续表）

<table>
<tr><td rowspan="3">医疗安全</td><td>警戒值</td><td>□ 神经痛剧烈，常规处理效果不满意者
□ 病毒性脑炎、脑膜炎
□ 肾功能异常，如血清肌酐增高超过 5mg/dl 者
□ 血糖增高
□ 血压增高伴有胸闷、心悸、双下肢肿胀者</td></tr>
<tr><td>出院标准</td><td>1.症状基本消失：水疱干涸或创面已结痂。
2.疼痛症状基本控制。
3.没有需要住院处理的并发症。</td></tr>
<tr><td>转院标准</td><td>具备下列 1 项条件者可转上级医院。
1.带状疱疹伴有并发症者。
2.经过临床治疗后皮损扩散或疼痛仍不能缓解或病情不稳定者。
□ 具备转院指征者，及时转院
□ 拨打 120 求救支援
注：转出前做好转院途中的应急准备。</td></tr>
<tr><td rowspan="2">医疗沟通</td><td>病情告知</td><td>□ 解释病情，告知严重程度及预后，告知注意事项
□ 签署常规知情同意书
□ 签署自费药品、耗材知情同意书
□ 签署转诊风险告知</td></tr>
<tr><td>出院告知</td><td>□ 根据病情和治疗时间确定随访计划
□ 随诊内容：局部体征、临床表现
□ 疼痛剧烈、复发随时来诊</td></tr>
<tr><td>疾病预防</td><td colspan="2">1.注意劳逸结合，避免过劳，劳累过度可使抵抗力下降导致发病。
2.天气的无常很容易让人体容易感染水痘-带状疱疹病毒，则要注意保暖。
3.多喝水、多吃新鲜蔬菜水果，忌吃些辛辣及发物的菜式。
4.平时多做运动，多锻炼身体，提高抵抗力。</td></tr>
</table>

第五十二章　急性荨麻疹

<table>
<tr><td>病种</td><td colspan="2">急性荨麻疹</td><td>ICD-10</td><td>L50.801</td></tr>
<tr><td rowspan="3">医疗常规</td><td>诊断标准</td><td colspan="3">荨麻疹是一种以出现风团为特征的局限性、一过性真皮浅层急性水肿，可由多种因素引起，如药物、食物、食品添加剂、吸入物、感染、昆虫叮咬、内脏疾病以及接触因素、物理因素、精神因素等。
1.皮疹为大小、形态、数量不一的风团，发生突然，消退迅速。单个损害存在时间一般不超过 24 小时，消退后不留痕迹。
2.皮疹无固定好发部位，常伴有不同程度的瘙痒，少数伴刺痛感。
3.少数可伴恶心、呕吐、腹痛、腹泻、发热、胸闷或呼吸困难，甚至窒息。
4.急性荨麻疹一般病程在 6 周之内，超过 6 周的为慢性型。</td></tr>
<tr><td>入院标准</td><td colspan="3">多经门诊处理即可，有以下情况者建议收入院观察治疗。
□ 伴有呼吸困难、喉头水肿、过敏性休克等较严重的表现
□ 经初步处理，生命体征不稳定
□ 药物所致的过敏反应</td></tr>
<tr><td>辅助检查</td><td colspan="3">必检项
□ 血常规
□ 尿常规
□ 大便常规
□ 肝功能
□ 肾功能
□ 电解质
□ 血糖
□ C-反应蛋白
□ 血沉</td></tr>
</table>

（续表）

<table>
<tr><td rowspan="2">医疗常规</td><td>辅助检查</td><td>选检项
□ 感染性疾病筛查（乙肝、丙肝、艾滋病、梅毒）
□ 免疫球蛋白三项
□ 补体两项
□ 腹部 B 超
□ 床边胸片
□ 心电图</td></tr>
<tr><td>主要治疗</td><td>□ 仔细询问病史和查体，根据患者病情评估危险状态
□ 村医或乡镇医因诊治条件限制，对重症或合并并发症者立即拨打 120 救援电话，尽快转上级医院；同时做急救处理
□ 积极去除病因
□ 组胺 H1 受体拮抗剂（酌情选一）：
□ 酮替芬 1mg，口服，qn
□ 马来酸氯苯那敏 4mg，口服，qd
□ 盐酸西替利嗪 5～10mg，qn，口服
□ 氯雷他定 5～10mg，qn，口服
□ 其他抗过敏药物
□ 10%葡萄糖酸钙 5～10mL，缓慢推注，立即
□ 维生素 C 1～3g，静脉滴注 qd，或 0.2g 口服，tid
□ 西咪替丁 0.2g，口服，tid
□ 糖皮质激素（酌情选一）
□ 泼尼松 30～60mg，口服，bid
□ 地塞米松 5～10mg，静脉推注，qd
□ 复方倍他米松 0.5～1mL，肌内注射，st
□ 局部外用药物治疗
□ 炉甘石洗剂，适量，外用，3～6 次/天
□ 病情严重伴有休克、喉头水肿及呼吸困难者（酌情选一）
□ 0.1%肾上腺素注射液 0.5～1mL，皮下注射
□ 0.1%肾上腺素注射液 0.5～1mL+50%葡萄糖注射液 40mL，静脉注射
□ 地塞米松 5～10mg，肌内注射或静脉注射，立即
□ 支持治疗，维持酸碱平衡及热量补充
□ 内科医师、麻醉科医师或五官科医师会诊：必要时邀请协助处理
□ 中医中药治疗
□ 病因明确者，进入相应病种路径管理</td></tr>
</table>

（续表）

<table>
<tr><td rowspan="2">医疗常规</td><td>主要治疗</td><td>□ 基础疾病治疗
□ 评价治疗效果，调整治疗方案</td></tr>
<tr><td>主要护理</td><td>□ 根据病症表现落实相应学科护理常规及护理等级
□ 根据病症表现选择适宜饮食管理
□ 根据病情需要安排陪护
□ 病重/病危
□ 建立静脉通道
□ 吸氧（prn）
□ 静脉采血，完成相关检查
□ 口腔护理
□ 卫生处置
□ 健康宣教
□ 心理护理
□ 入院护理评估
□ 身份识别，戴腕带</td></tr>
<tr><td rowspan="4">医疗安全</td><td>监测强化</td><td>出现呼吸困难、过敏性休克等严重的并发症者注意做好监测。
□ 记出入量
□ 观测血压、呼吸、脉搏，q＊h
□ 观察神志
□ 皮肤黏膜护理
□ 心电监测（特别是老年、心脏病患者、休克者）
□ CVP 测定（必要时）
□ 观察病情变化，注意有无新发皮损情况
□ 观察有无并发症出现
□ 根据并发症情况调整治疗方案</td></tr>
<tr><td>用药安全</td><td>□ 糖皮质激素合理使用</td></tr>
<tr><td>并发症</td><td>□ 过敏性休克
□ 喉头水肿</td></tr>
<tr><td>警戒值</td><td>□ 血压<90/60mmHg
□ 三凹征
□ 声音嘶哑
□ 呼吸困难
□ 口唇发绀</td></tr>
</table>

（续表）

<table>
<tr><td rowspan="2">医疗安全</td><td>出院标准</td><td>1.症状基本消失，观察6小时无新发皮疹
2.可以口服药物</td></tr>
<tr><td>转院标准</td><td>具备下列1项条件者可转上级医院。
出现并发症或警戒值，经初步处理不能稳定。
□ 具备转院指征者，及时转院
□ 拨打120求救支援
注：转出前做好转院途中的应急准备，监测呼吸、血压，保持呼吸道通畅。</td></tr>
<tr><td rowspan="2">医疗沟通</td><td>病情告知</td><td>□ 解释病情，告知严重程度及预后，告知注意事项
□ 签署常规知情同意书
□ 签署自费药品、耗材知情同意书
□ 出现危急值签署病情危重知情同意
□ 签署转诊风险告知</td></tr>
<tr><td>出院告知</td><td>□ 根据病情和治疗时间确定随访计划
□ 随诊内容：皮疹、临床表现
□ 皮疹、胸闷、心悸等随时来诊</td></tr>
<tr><td>疾病预防</td><td colspan="2">1.平时要注意观察过敏源，如发现自己对某种食物或药物过敏时，应立即停用；对可疑致敏原应尽量避免接触。
2.急性发作期在医生指导下用药处理
3.日常生活中注意少吃辛辣刺激性食物。
4.有荨麻疹病史的人，要注意保持室内外的清洁卫生，家中要少养猫、狗之类的宠物。禁放花卉，避免吸入花粉、粉尘等。</td></tr>
</table>

第五十三章　功能失调性子宫出血

<table>
<tr><td>病种</td><td colspan="2">功能失调性子宫出血</td><td>ICD-10</td><td>N93.801</td></tr>
<tr><td>医疗常规</td><td>诊断标准</td><td colspan="3">功能失调性子宫出血是患者全身及生殖器无器质病变，仅由于调节生殖系统的神经内分泌失调引起的子宫异常出血。本病分排卵型和无排卵型功血。
一、临床表现与诊断
1.主要症状和体征　子宫不规则出血，表现为月经周期紊乱，经期长短不一，经量不定或增多，甚至大量出血。出血期间一般无腹痛或其他不适，出血量多或时间长时常继发贫血，大出血可导致休克。体检：患者多有贫血貌，妇检：子宫正常大小或稍增大，
2.基本辅助检查　外周血红细胞计数及血红蛋白下降。
3.临床类型
（1）无排卵型功血：青春期及绝经过渡期常见。因下丘脑-垂体-卵巢轴发育不完善或卵巢功能下降导致无周期性排卵，临床表现为出血失去规律性，间隔时长时短，出血量不能预计，一般出血时间长，不易自止，出血频繁或出血多者可引起严重贫血甚至休克。
（2）有排卵型功血：有周期性排卵，临床有可辨的月经周期，表现为如下。
1）月经过多：指月经周期规则，经期正常，但经量>80mL；
2）月经间期出血：可分为：①黄体功能异常：分为黄体萎缩不全及黄体功能不全两类。前者由于黄体萎缩过程延长引起子宫内膜不规则脱落，临床表现为经期延长，常在点滴出血后才有正式月经来潮，以后又常淋漓数日；后者因黄体期黄体酮分泌不足，黄体期缩短，临床表现为周期缩短，经量可稍增多，黄体功能异常者常合并不孕或者流产；②围排卵期出血：出血期≤7天，出血停止数天后又出血，量少，多数持续1～3天，时有时无。
二、鉴别诊断
临床需与以下疾病相鉴别。</td></tr>
</table>

（续表）

医疗常规	诊断标准	1.生殖系统疾病 （1）妊娠并发症：各种流产，异位妊娠，葡萄胎； （2）肿瘤：子宫肌瘤，宫颈癌，宫体内膜癌，绒毛上皮癌，卵巢肿瘤； （3）炎症：子宫内膜炎； （4）子宫腺肌症，子宫内膜异位症，子宫内膜息肉，生殖道创伤，异物等。 2.全身系统疾病 （1）血液病：血小板减少性紫癜，再障，白血病； （2）内分泌病：如甲减，肾上腺皮质功能异常及糖尿病等引起的持续无排卵； （3）肝功能异常引起的凝血障碍等。
	入院标准	确诊为功能失调性子宫出血患者合并中度以上贫血，经门诊治疗后仍阴道出血量多者均应住院观察治疗。
	辅助检查	**必检项** ☐ 血常规 ☐ 尿常规 ☐ 尿妊娠实验 ☐ 大便常规 ☐ 肝功能 ☐ 肾功能 ☐ 电解质 ☐ 血糖 ☐ 凝血功能 ☐ 心电图 ☐ 盆腔彩超 **选检项** ☐ 感染性疾病筛查（乙肝、丙肝、艾滋病、梅毒） ☐ 血 HCG ☐ 性激素六项测定 ☐ 基础体温测定 ☐ 诊断性刮宫：当异常子宫出血病程超过半年，或超声检查发现子宫内膜厚度>12mm，或患者年龄>40 岁，首次就诊可考虑采用诊刮了解子宫内膜情况。 ☐ 子宫内膜活检 ☐ 甲状腺功能测定

（续表）

<table>
<tr><td rowspan="1">医疗常规</td><td>主要治疗</td><td>治疗原则
1.一般治疗。
2.药物治疗。
3.手术治疗。
□ 仔细询问病史和查体,根据患者病情评估危险状态
□ 村医因诊治条件限制,对重症出血或合并并发症者立即拨打120救援电话,尽快转上级医院;同时对急症做相应处理
□ 止血治疗
□ 无排卵性功血:通常使用孕激素止血
□ 炔诺酮5mg,po,tid,3~7天血止后开始减量,5mg,po bid * 3天,接着3.75mg,po,bid * 3天,之后减至维持量5mg,po,qd到血止后21天停药
□ 丙酸睾酮注射液25mg,肌内注射,qd,单独使用效不佳,每月不超过300mg
□ 曼月乐环:为含左炔诺黄体酮的宫内节育器,使月经减少或不来月经。使用时限5年。
□ 诊刮:药物无效或子宫内膜厚度>12mm,或患者年龄>40岁,首次就诊可考虑采用诊刮了解子宫内膜情况。诊刮结果送检
□ 有排卵性功血:通常使用雌激素或第三代避孕药止血
□ 戊酸雌二醇片1mg,po,tid,3~7天血止后开始减量,1mg po,bid * 3天,之后1mg,po,qd至血止后21天停药,最后7天加用甲羟酮10mg,po,qd
□ 去氧孕烯炔雌醇片1片po,tid,3~7天血止后开始减量1片po,bid * 3天,之后逐渐减量1片po,qd维持到血止后21天停药
□ 炔雌醇环丙黄体酮片1片po,tid,3~7天血止后开始减量1片po bid * 3天,之后逐渐减量1片po,qd维持到血止后21天停药
□ 其他止血药应用:如酚磺乙胺注射液、氨甲苯酸注射液维生素K_1
□ 并发症处理
□ 贫血:加服铁剂
□ 琥珀酸亚铁片0.2,po,bid</td></tr>
</table>

（续表）

医疗常规	主要治疗	□ 维生素 C 0.2，po，tid □ 感染：对出血时间长，贫血严重，抵抗力差或合并感染者，可酌情应用抗菌药物（据情选一） □ 头孢呋辛 0.75g，tid，静脉滴注 □ 克林霉素 0.6g，q12h，静脉滴注（青霉素过敏者） □ 支持处理（酌情选用） □ 据情注意维持水电解质、酸碱平衡及热量补充 □ 基础疾病治疗 □ 评价治疗效果，调整治疗方案
	主要护理	□ 根据病症表现落实相应学科护理常规及护理等级 □ 根据病症表现选择适宜饮食管理 □ 根据病情需要安排陪护 □ 吸氧（prn） □ 建立静脉通道 □ 静脉采血，完成相关检查 □ 卧床休息 □ 卫生处置 □ 身份识别，戴腕带 □ 向患者交代病情 □ 健康教育，疾病相关知识宣教 □ 心理护理 □ 营养咨询
医疗安全	监测强化	**患者有以下情况要加强监测。** 生命体征不平稳；出现并发症。 □ 观察阴道出血量 □ 测尿量 □ 观察生命体征 □ 观察有无并发症出现 □ 根据并发症情况调整治疗方案 □ 心电监测（特别是老年、合并心力衰竭患者） □ 观察病情变化 □ 观察有无并发症出现 □ 根据并发症情况调整治疗方案

（续表）

医疗安全	用药安全	□ 口服避孕药：有血栓病史者禁用。
	并发症	□ 急性心力衰竭 □ 重度贫血
	警戒值	□ 低血压，生命体征不稳定
	出院标准	患者一般情况良好，阴道出血量停止，贫血症状改善。
	转院标准	**具备下列 1 项条件者可转上级医院。** 出血较多，出血性失血性休克，Hb<50g/L 者伴出血量多者，需大量输血治疗等，存在严重并发症，合并器质性病变需要进一步手术者。转出前做好转院途中的应急准备。 □ 具备转院指征者，及时转院 □ 拨打 120 求救支援 **注**：转出前做好转院途中的应急准备。
医疗沟通	病情告知	□ 解释病情，告知严重程度及预后 □ 签署相关知情同意书 □ 签署转诊风险告知
	出院告知	□ 根据病情和治疗时间确定随访计划 □ 随诊内容：月经情况 □ 出院服药的具体用法 □ 服药可能出现的不良反应 □ 出血量多时需要随时来诊
疾病预防	1.保持规律的生活节奏，避免过度劳累。 2.注意情绪调节，避免过度紧张和精神刺激。 3.加强膳食，增加营养，多食铁剂及富含维生素 C 的食物。 4.注意保暖，避免受凉引起内分泌紊乱导致出血量增多。	

第五十四章 原发性痛经

<table>
<tr><td>病种</td><td colspan="2">原发性痛经</td><td>ICD-10</td><td>N94.400</td></tr>
<tr><td rowspan="4">医疗常规</td><td>诊断标准</td><td colspan="3">痛经是指行经前后或月经期出现下腹部疼痛、坠胀，伴有腰酸或其他不适，症状严重影响生活质量者。痛经分原发性和继发性两类，原发性痛经指生殖器官无器质性病变的痛经，占痛经 90%以上，在青春期多见。原发性痛经的发生主要与月经时子宫内膜前列腺素含量增高有关。
1.主要症状和体征　月经来潮前数小时或来潮后出现下腹部痉挛性、阵发性疼痛，持续 2~3 日后缓解。可伴有恶心、呕吐、腹泻、头晕、乏力等，严重时面色苍白、出冷汗。
2.妇科检查无异常发现。
3.排除异位妊娠、子宫内膜异位症、子宫肌腺瘤、黏膜下肌瘤、盆腔炎症等。注意识别继发性痛经。</td></tr>
<tr><td>入院标准</td><td colspan="3">通常患者在乡或村医门诊即可诊疗。当确诊病例止痛效果不明显或证实为器质性病变所致者，可收住进一步诊疗。</td></tr>
<tr><td>辅助检查</td><td colspan="3">必检项
□ 尿常规
□ 血常规
□ 盆腔 B 超
选检项
□ 尿 HCG 试验
□ 血 HCG 检测</td></tr>
<tr><td>主要治疗</td><td colspan="3">□ 仔细询问病史和查体，评估患者病情
□ 精神心理治疗，引导患者月经时轻度不适是生理反应，消除紧张和顾虑
□ 卧床休息
□ 药物治疗(据情选一)
　□ 非甾体抗感染药
　　□ 吲哚美辛栓 25mg，每日 1/3~1/2 栓，置肛门内。</td></tr>
</table>

（续表）

<table>
<tr><td rowspan="2">医疗常规</td><td>主要治疗</td><td>□ 双氯芬酸钾(凯扶兰)25mg/片,每日1~3次,口服。
□ 布洛芬(芬必得)每片300mg,必要时口服。
□ 钙离子通道阻滞药
□ 硝苯地平10mg,3次/d,3~7天或疼痛时用10mg舌下含服
□ 解痉药
□ 山莨菪碱10mg,肌内注射,st
□ 颠茄片10mg,口服,tid
□ 元胡止痛片2片,口服,tid
□ 口服避孕药:适用于要求避孕的痛经妇女。</td></tr>
<tr><td>主要护理</td><td>针对需收住院观察治疗的患者。
□ 根据病症表现落实相应学科护理常规及护理等级
□ 根据病症表现选择适宜饮食管理
□ 根据病情需要安排陪护
□ 静脉采血,完成相关检查
□ 健康宣教
□ 心理护理
□ 身份识别,戴腕带
□ 卫生处置
□ 入院护理评估</td></tr>
<tr><td rowspan="5">医疗安全</td><td>用药安全</td><td>□ 非甾体抗感染药:消化道出血</td></tr>
<tr><td>并发症</td><td>□ 焦虑等精神疾患
□ 需要排除继发性痛经</td></tr>
<tr><td>警戒值</td><td>□ 怀疑异位妊娠时</td></tr>
<tr><td>出院标准</td><td>1.症状基本消失。
2.可以口服药物。
3.继发性性痛经治疗愈合,无并发症。</td></tr>
<tr><td>转院标准</td><td>具备下列1项条件者可转上级医院。
1.经初步处理不能稳定。
2.继发性痛经经处理无缓解,或需住院手术治疗者。
□ 具备转院指征者,及时转院
□ 拨打120求救支援
注:转出前做好转院途中的应急准备。</td></tr>
</table>

（续表）

医疗沟通	病情告知	□ 解释病情，告知严重程度及预后，告知注意事项 □ 签署常规知情同意书 □ 签署自费药品、耗材知情同意书 □ 出现警戒值签署病情危重知情同意 □ 签署转诊风险告知
	出院告知	□ 根据据病情和治疗时间确定随访计划 □ 随诊内容：腹部体征、临床表现 □ 腹痛、发热时等随时来诊
疾病预防	1.注意经期卫生，避免剧烈运动及过冷刺激。 2.平时加强体育锻炼，增强体质。 3.避免不洁性生活，注意避孕，尽量避免宫腔操作。 4.定期行妇科普查，早期发现疾病，早期治疗。	

第五十五章 闭 经

病种	闭经		ICD-10	N91.200
医疗常规	诊断标准	**一、临床表现与诊断** 1.临床发作特点　表现为无月经或月经停止。分为原发性闭经和继发性闭经,原发性闭经指年龄>13岁,第二性征未发育或者年龄>15岁,第二性征已发育,月经未来潮;继发性闭经是指正常月经建立后月经停止6个月以上,或按自身原有月经周期计算停止3个周期以上者。 2.体检　第二性征未发育者见幼女型外阴,乳房无发育,第二性征发育者见:先天性无孔处女膜者妇检见处女膜膨出向外凸出;阴道不全闭锁;周期性下腹痛,宫腔及阴道积血但无月经来潮;或者见阴道完全横膈。 3.辅助检查 1)子宫性闭经:性激素药物撤退实验;子宫内膜活检。 2)卵巢性闭经:阴道细胞学,宫颈黏液结晶,BBT,血雌、孕激素含量。 3)垂体性闭经:①血清FSH>40U/L(相隔一个月,两次以上测定),提示卵巢衰竭,血清FSH>20U/L,提示卵巢功能减退;LH<5IU/L,提示病变在垂体或者下丘脑;②头颅CT,MRI或蝶鞍部CT,MRI:排除颅内肿瘤和空蝶鞍综合征;③垂体兴奋试验:(+),LH升高,说明病变在下丘脑,(-),LH无升高,提示垂体功能减退。 4)B超:了解双附件及子宫病变,有无卵巢肿瘤。 5)染色体核型分析检查:应用于高Gn性闭经或性分化异常者。 6)宫腔镜检查:诊断宫腔粘连,腹腔镜检查:可诊断多囊卵巢综合征。 4.病因分型 1)下丘脑性闭经:分为:①功能性闭经:治疗及时可逆转,包括应激性闭经,运动性闭经,神经性厌食所致闭经和营养相关性闭经;②基因缺陷性闭经,器质性闭经包括下丘脑肿瘤,炎症,创伤等;③药物性闭经。		

（续表）

医疗常规	诊断标准	2）垂体性闭经：垂体肿瘤，空蝶鞍综合征，先天性垂体病变，希恩综合征等。 3）卵巢性闭经：先天性性腺发育不全：特纳综合征，酶缺陷，卵巢抵抗综合征，卵巢早衰。 4）子宫性闭经：包括先天性子宫性闭经：MRKH 综合征，雄激素不敏感综合征，获得性子宫性闭经包括宫腔粘连。 5）下生殖道异常：宫颈闭锁，阴道横隔，阴道闭锁，处女膜闭锁等。 6）雄激素升高的疾病：PCOS，卵巢肿瘤，卵泡膜细胞增生综合征，CAH 等。
	入院标准	确诊闭经的患者常门诊治疗，若药物治疗无效或需手术者可住院观察治疗。
	辅助检查	**必检项** ☐ 测基础体温 ☐ 血常规 ☐ 尿常规 ☐ 大便常规 ☐ 肝肾功能 ☐ 电解质 ☐ 性激素测定 ☐ 凝血功能 ☐ 心电图 ☐ 盆腔彩超 **选检项** ☐ 甲状腺功能 5 项 ☐ 阴道细胞涂片查激素水平 ☐ GnRH 兴奋实验 ☐ 性激素药物撤退实验 ☐ 头颅 CT，MRI ☐ 尿妊娠实验 ☐ 染色体检查 ☐ 宫腔镜检查

（续表）

<table>
<tr><td rowspan="2">医疗常规</td><td>主要治疗</td><td>治疗原则
部分患者去除病因后可恢复月经，如精神，精神应激引起的患者进行心理疏导；过度节食、消瘦所致闭经者应调整饮食，加强营养；运动性闭经者应减少运动量及训练强度，对于下丘脑肿瘤，垂体肿瘤，卵巢肿瘤者手术切除，因生殖道畸形经血引流障碍者，应手术矫正。激素治疗，内分泌治疗，诱发排卵，辅助生育。
□ 评定病情，制定初步治疗方案
□ 全身性治疗：包括治疗全身性疾病，提高机体体质，供约束足够营养，保持标准体重。
□ 激素治疗：明确病变环节及病因后，给予相应激素治疗（据情选用）
□ 戊酸雌二醇 1～2mg/d，po，21 天
□ 结合雌激素 0.625mg/d，po，21 天
□ 甲羟黄体酮 6～10mg，po，qd，10 天
□ 地屈黄体酮 10～20mg，qd，po，10 天
□ 黄体酮胶囊 100mg，bid，po，10 天
□ 促排卵治疗：适用于有生育要求的患者
□ 氯米芬（月经第五天）50～100mg，po，5 天
□ HMG 或 FSH 75～150U（月经第 3～5 天），肌内注射，7～12 天
□ 手术治疗：要有条件的医院进行。根据各种器质性病因，采用相应的手术治疗。
□ 基础疾病治疗
□ 评价治疗效果，调整治疗方案</td></tr>
<tr><td>主要护理</td><td>□ 入院告知，介绍经治医师和责任护理人员、管理制度及病房和病区环境、设施设备等
□ 向患者交代病情
□ 健康教育，疾病相关知识宣教
□ 心理护理
□ 营养咨询
□ 卫生处置
□ 入院护理评估
□ 身份识别，戴腕带</td></tr>
</table>

（续表）

医疗安全	监测强化	□ 注意基础体温情况
	用药安全	□ 口服避孕药：有血栓病史，血栓倾向者禁用。 □ 氯米芬：原因不明的阴道出血，子宫肌瘤，卵巢囊肿，肝功能损害，精神抑郁，血栓性静脉炎者禁用。
	并发症	□ 卵巢过度刺激综合征
	警戒值	
	出院标准	患者一般情况良好，病因解除，月经规律来潮。
	转院标准	**具备下列1项条件者可转上级医院。** 1.宫腔粘连需行宫腔镜检查及治疗者。 2.下丘脑，垂体肿瘤肿瘤需手术治疗。 3.有严重并发症者。 □ 具备转院指征者，及时转院 □ 拨打120及时转院
医疗沟通	病情告知	□ 签署常规知情同意书 □ 使用自费药品、耗材知情同意书 □ 签署特殊检查，治疗知情同意书 □ 签署转诊风险告知
	出院告知	□ 根据据病情和治疗时间确定随访计划 □ 随诊内容：月经情况 □ 出院服药的具体用法 □ 服药可能出现的不良反应
疾病预防	1.规律体检，不适及时就诊。 2.合理膳食，维持正常体重。 3.适当的体力劳动和体育活动。 4.注意休息，避免劳累。 5.提倡不吸烟，不饮烈性酒。	

第五十六章　阴道炎

<table>
<tr><td>病种</td><td colspan="2">阴道炎</td><td>ICD-10</td><td>N95.201</td></tr>
<tr><td rowspan="4">医疗常规</td><td>诊断标准</td><td colspan="3">阴道炎是妇科常见疾病，主要表现为白带增多，脓性或豆渣样，臭味、外阴瘙痒。
主要症状和体征
1.滴虫性阴道炎　阴道分泌物增多，外阴瘙痒，分泌物典型特点为稀薄脓性、黄绿色、泡沫状、有臭味。
2.外阴阴道假丝酵母菌病　外阴瘙痒、灼痛、性交痛以及尿痛，部分患者阴道分泌物增多，分泌物典型特征为白色稠厚呈凝乳或豆腐渣样。
3.细菌性阴道病　30%～40%患者无临床症状。有症状者主要表现为阴道分泌物增多，有鱼腥臭味，尤其性交后加重，可伴有轻度外阴瘙痒或烧灼感。
4.老年性阴道炎　外阴灼热不适、瘙痒及阴道分泌物增多，分泌物稀薄，呈淡黄色。</td></tr>
<tr><td>入院标准</td><td colspan="3">□ 并发症需要治疗</td></tr>
<tr><td>辅助检查</td><td colspan="3">必检项
□ 尿常规
□ 血常规
□ 阴道分泌物涂片
选检项
□ 盆腔 B 超
□ 阴道分泌物细菌培养+药敏</td></tr>
<tr><td>主要治疗</td><td colspan="3">治疗原则
根据病因不同采取相应的药物，主要为局部治疗，部分需配合全身治疗。
□ 仔细询问病史和查体，评估患者病情
□ 村医因诊治条件限制，拨打 120 救援电话，转有条件的上级医院处理</td></tr>
</table>

（续表）

医疗常规	主要治疗	□ 滴虫性阴道炎 □ 全身用药（酌情选一） □ 甲硝唑 2g，单次口服 □ 替硝唑 2g，单次口服 □ 甲硝唑 400mg，每日 2 次，连服 7 日 □ 局部用药 □ 甲硝唑阴道泡腾片 200mg，上入阴道，每晚 1 次，连用 7 日 **注**：滴虫性阴道炎可通过性交传染，治疗时男女双方均应用药，7 天为一疗程。它常于月经后复发，故治疗后虽然滴虫检查阴性，仍应于下次月经后继续治疗两个疗程。每次月经复查白带，三次滴虫检查均为阴性方称治愈。 □ 外阴阴道假丝酵母菌病 □ 硼酸水溶液（3%）冲洗阴道 □ 局部用药（酌情选一） □ 咪康唑栓剂，每晚 1 粒（200mg），塞入阴道深部，连用 7 日 □ 咪康唑栓剂，每晚 1 粒（400mg），塞入阴道深部，连用 3 日 □ 克霉唑栓剂，每晚 1 粒（150mg），塞入阴道深部，连用 7 日 □ 克霉唑栓剂，每日早、晚各 1 粒（150mg），塞入阴道深部，连用 3 日 □ 克霉唑栓剂，1 粒（500mg），塞入阴道深部，单次用药。 □ 制霉菌素栓剂，每晚 1 粒（10 万 U），连用 10~14 日 □ 全身用药（选一） □ 氟康唑 150mg，顿服一次 □ 伊曲康唑 200mg，口服，每日 2 次，用 1 天 **注**： 1.外阴阴道假丝酵母菌病易复发，应于每次月经后连续治疗三疗程。 2.伊曲康唑一天为一疗程，餐后立即服用，孕妇禁用。 □ 细菌性阴道病 □ 局部用药（酌情选一）

（续表）

<table>
<tr><td rowspan="2">医疗常规</td><td>主要治疗</td><td>□ 2%克林霉素软膏阴道涂布，每次 5g，每晚 1 次，连用 7 日
□ 含甲硝唑栓剂 200mg，每晚 1 次，连用 7 日
□ 甲硝唑阴道泡腾片 200mg，上入阴道，每晚 1 次，连用 7 日
□ 全身用药（酌情选一）
□ 甲硝唑 400mg，每日 2 次，口服，共 7 日
□ 替硝唑 2g，每日 1 次，口服，共 3 日
□ 替硝唑 1g，每日 1 次，口服，共 5 日
□ 老年性阴道炎
□ 局部用药（酌情选一）
□ 1%乳酸或 0.5%醋酸冲洗阴道，1 次/天
□ 雌三醇软膏，阴道涂药，每日 1~2 次，连用 14 天
□ 结合雌激素，阴道涂药，每晚一次，连用 7~10 天
□ 普罗雌烯软膏，阴道涂药，每晚一次，连用 10 天
□ 1%乳酸、0.5%醋酸液、3%硼酸液冲洗阴道。
□ 甲硝唑栓剂 200mg 或诺氟沙星栓剂 100mg，放于阴道深处，每日 1 次，持续 7~10 日。
□ 全身用药（酌情选一）
□ 甲硝唑 0.2g，3 次/天，口服，共 5~7 天
□ 克林霉素 300mg，3 次/天，口服，共 5~7 天
□ 己烯雌酚 0.125~0.25mg，每晚一次，口服，共 10 天
□ 结合雌激素片 0.3mg，1 次/日，口服，共 10 天
□ 尼尔雌醇，首次口服 4mg，以后每 1~2 周口服一次，每次 2mg，维持 1~2 月
注：乳腺癌、子宫内膜癌患者禁用雌激素制剂。</td></tr>
<tr><td>主要护理</td><td>□ 根据病症表现落实相应学科护理常规及护理等级
□ 根据病症表现选择适宜饮食管理
□ 根据病情需要安排陪护
□ 静脉采血，完成相关检查
□ 健康宣教
□ 心理护理
□ 戴腕带
□ 卫生处置
□ 入院护理评估</td></tr>
</table>

（续表）

<table>
<tr><td rowspan="5">医疗安全</td><td>用药安全</td><td>□ 服甲硝唑后，偶有胃肠道反应或白细胞减少，该药能通过胎盘进入胎儿体内，并可由乳汁排泄，可能有致畸作用，妊娠早期和哺乳期最好不用。</td></tr>
<tr><td>警戒值</td><td>继发盆腔炎，盆腔脓肿</td></tr>
<tr><td>并发症</td><td>□ 宫颈炎、宫颈糜烂
□ 盆腔炎、附件炎</td></tr>
<tr><td>出院标准</td><td>1.症状基本消失。
2.可以口服药物。</td></tr>
<tr><td>转院标准</td><td>具备下列 1 项条件者可转上级医院。
1.处理后不能缓解。
2.并发症，处理无缓解。
□ 具备转院指征者，及时转院
□ 拨打 120 求救支援</td></tr>
<tr><td rowspan="2">医疗沟通</td><td>病情告知</td><td>□ 解释病情，告知严重程度及预后，告知注意事项
□ 签署常规知情同意书
□ 签署自费药品、耗材知情同意书
□ 签署转诊风险告知</td></tr>
<tr><td>出院告知</td><td>□ 根据据病情和治疗时间确定随访计划
□ 随诊内容：阴道分泌物涂片、临床表现
□ 腹痛、发热时等随时来诊</td></tr>
<tr><td>疾病预防</td><td colspan="2">保持外阴清洁、干燥，勤换洗内裤。</td></tr>
</table>

第五十七章　自然临产阴道分娩

<table>
<tr><td>病种</td><td colspan="2">自然临产阴道分娩</td><td>ICD-10</td><td>O80.000</td></tr>
<tr><td rowspan="3">医疗常规</td><td>诊断标准</td><td colspan="3">一、主要症状和体征
(1)孕龄≥37 周。
(2)规律性子宫收缩(持续 30 秒,间歇 5~6 分钟)、宫颈扩张,宫颈管消退伴胎头进行性下降。
(3)临床检查:腹型与孕周相符,腹部触诊确定胎方位,除外臀位和横位,骨产道检查排除狭窄骨盆,软产道检查排除阴道横隔,阴道纵隔,阴道包块,巨大宫颈肌瘤等。阴道检查了解胎先露高低;
(4)腹部 B 超检查了解胎儿发育,排除中央型前置胎盘,胎盘早剥等严重并发症。血常规检查了解有无贫血等。
二、鉴别诊断
应与假临产相鉴别:假临产的特点:宫缩持续时间短(<30 秒)且不恒定,间歇时间长且不规律,宫缩强度不增加;宫缩时宫颈管不短缩,宫口不扩张,常在夜间出现,清晨消失,给予强镇静药物能抑制宫缩。</td></tr>
<tr><td>入院标准</td><td colspan="3">出现规律宫缩伴宫颈管消退,宫口扩张者或者无宫缩,合并妊娠期高血压疾病,胎膜早破,羊水过少等并发症需要住院待产。</td></tr>
<tr><td>辅助检查</td><td colspan="3">必检项
☐ 血常规
☐ 尿常规
☐ 凝血功能
☐ 血型
☐ 感染性疾病筛查(乙肝、丙肝、艾滋病、梅毒)
☐ 产前三项
☐ 肝肾功能
☐ 血糖
☐ 心电图
☐ 胎儿彩超
☐ 胎心监护</td></tr>
</table>

（续表）

<table>
<tr><td rowspan="2">医疗常规</td><td>辅助检查</td><td>选检项
□ D 二聚体
□ 动态心电图
□ 心脏超声检查
□ 电解质
□ 交叉配血
□ 备血：RBC 4U</td></tr>
<tr><td>主要治疗</td><td>治疗原则
连续定时观察并记录宫缩及胎心，观察产程，处理异常产程，接生。
□ 仔细询问病史和查体，根据孕妇情况评估危急状态
□ 村医因处理条件限制，立即拨打 120 救援电话，尽快转上级医院；同时对急症做相应处理。出现生产明显困难、有较重并发症等，乡镇医院技术限制者，尽快转有条件的上级医院处理。
□ 卧床休息
□ 有条件者吸氧
□ 监测血压
□ 胎心监测
□ 硝苯地平片 10mg，po，tid（有妊娠高血压者）
□ 0.9%NS 500mL+缩宫素 2.5U，静脉滴注（适用于协调性宫缩乏力，宫口扩张>3cm，胎心正常，胎位正常，头盆相称者）
□ 地西泮注射液 10mg，静脉推注（适用于宫口扩张缓慢及宫颈水肿者，或者不协调宫缩者）
□ 缩宫类药物（酌情选一）
　□ 缩宫素针 20u，肌内注射
　□ 米索 600ug，纳肛
　□ 卡前列素氨丁三醇 1mL，肌内注射
　□ 缩宫素 20u 加入 5% GS 500mL，静脉滴注
□ 会阴侧切、接生
会阴切开指征：会阴过紧或胎儿过大，估计分娩时会阴撕裂不能避免者，或母儿有病理情况急需结束分娩者。</td></tr>
</table>

（续表）

医疗常规	主要治疗	□ 预防抗菌药物治疗，酌情选一（第二天停用，适用于会阴裂伤缝合，羊水污染，胎膜早破者） □ 头孢硫脒 2.0，bid，加入 0.9% NS 100mL，静脉滴注 □ 哌拉西林钠 3.0g，bid 加入 0.9% NS 100mL，静脉滴注 □ 阿奇霉素 0.5g 加入 5% GS 500mL，qd，静脉滴注（青霉素过敏者） □ 据情对产妇补液支持处理 □ 新生儿处理 □ 清理呼吸道 □ 处理脐带 □ 新生儿阿普加评分 □ 新生儿体检 □ 打新生儿脚印及产妇拇指印于病历上，并注明性别、体重、出生时间等 □ 将新生儿抱给母亲，进行首次吸吮乳头 □ 协助胎盘娩出，并检查胎盘、胎膜，检查软产道 □ 预防产后出血
	主要护理	□ 根据病症表现落实相应学科护理常规及护理等级 □ 根据病症表现选择适宜饮食管理 □ 根据病情需要安排陪护 □ 建立静脉通道 □ 健康宣教 □ 心理护理 □ 新生儿护理及母乳喂养指导 □ 口腔护理 □ 卫生处置 □ 入院护理评估 □ 观察产程及胎心 □ 身份识别，戴腕带
医疗安全	监测强化	**患者有以下情况要加强监测。** 胎儿宫内窘迫、胎膜早破、羊水异常及妊娠高血压、心脏病、糖尿病等并发症、分娩期出现并发症等。 □ 产妇生命体征变化 □ 胎心胎动变化

（续表）

医疗安全	监测强化	☐ 产程进展 ☐ 有无并发症：胎儿窘迫，脐带脱垂，羊水栓塞，子痫，产后出血等 ☐ 合并胎膜早破，妊娠期高血压，巨大儿，双胎妊娠，早产者。
	用药安全	☐ 抗生素：皮试，防止过敏反应 ☐ 缩宫素：静脉滴注原则上以最小浓度 2.5U 从 4~5 滴/分开始，根据宫缩强弱进行调节，调节间隔为 15~30 分钟，最大滴速不超过 60 滴/分。
	并发症	☐ 胎儿窘迫 ☐ 脐带脱垂 ☐ 子痫 ☐ 产后出血 ☐ 软产道裂伤
	警戒值	☐ 子痫，hellp 综合征 ☐ 中央型前置胎盘，胎盘早剥，羊水栓塞 ☐ 多胎妊娠 ☐ 产后出血>500mL
	出院标准	1.产后恢复良好，会阴伤口愈合良好，生命体征平稳。 2.新生儿反应好，吃奶佳。
	转院标准	**对于孕妇孕检评分 10 分以上到上级医院住院分娩，尤其下面严重并发症者。** 1.重度子痫前期，有子痫征兆者；中央型前置胎盘，胎盘早剥；多胎妊娠合并严重并发症者。 2.产后大出血，出血量>1000mL 以上者。 3.合并严重并发症者；急性心力衰竭等。 4.孕周<36 周者，早产者。 ☐ 具备转院指征者，及时转院 ☐ 拨打 120 求救支援 **注**：转出前做好转院途中的应急准备。

（续表）

<table>
<tr><td rowspan="2">医疗沟通</td><td>病情告知</td><td>□ 签署产科知情同意书
□ 使用自费药品、耗材知情同意书
□ 签署催产知情同意书（必要时）
□ 输血知情同意书（必要时）
□ 签署病重或病危通知
□ 签署转诊风险告知</td></tr>
<tr><td>出院告知</td><td>□ 根据病情和治疗时间确定随访计划
□ 随诊内容：阴道流血情况，子宫收缩情况，腹部 B 超
□ 不适随诊</td></tr>
<tr><td>疾病预防</td><td colspan="2">1.规律产检，有妊娠并发症者及时请相关科室会诊，必要时及时转诊。
2.注意休息，加强营养，避免过度劳累。
3.出现不适及时就诊。</td></tr>
</table>

第五十八章　小儿急性上呼吸道感染

<table>
<tr><td>病种</td><td colspan="2">小儿急性上呼吸道感染</td><td>ICD-10</td><td>J06.900</td></tr>
<tr><td>医疗常规</td><td>诊断标准</td><td colspan="3">一、临床表现
1.一般类型急性上呼吸道感染
常见病原体为鼻病毒、呼吸道合胞病毒、流感和副流感病毒、腺病毒、冠状病毒等。病毒感染后可继发细菌感染，最常见的为溶血性链球菌、流感嗜血杆菌等。肺炎支原体也可引起。该病主要侵犯鼻、鼻咽、和咽部。根据主要感染部位的不同可诊断为急性鼻炎、急性咽炎、急性扁桃体炎等。
局部症状：可喷嚏、鼻塞、流清水样鼻涕、咽痛、咽部不适等，多于3~4天自愈。
全身症状：发热、烦躁不安、头痛、全身不适、乏力等。部分患儿有食欲缺乏、呕吐、腹泻、腹痛等消化道症状。腹痛多为脐周阵发性疼痛，无压痛，可能为肠痉挛所致；如腹痛持续存在，多为急性肠系膜淋巴结炎。
婴幼儿起病急，以全身症状为主，常有消化道症状，局部症状较轻。多有发热，体温可高达39~40℃，热程2~3天至1周左右，起病1~2天内因发热引起惊厥。
体征：体格检查可见咽部充血、扁桃体肿大。有时可见下颌和淋巴结肿大。肺部听诊一般正常。肠道病毒感染可见不同形态的皮疹。
2.两种特殊类型的急性上呼吸道感染
（1）疱疹性咽峡炎：病原体为柯萨奇病毒A组。好发于夏秋季。起病急骤，表现为明显咽痛、高热、流涎、厌食、呕吐等，病程约为1周。检查可见咽充血，咽腭弓、软腭、悬雍垂、咽的黏膜表面有多个2~4mm灰白色疱疹，周围有红晕，1~2日后破溃形成溃疡，周围有红晕。疱疹也可发生于口腔的其他部位。病程约为一周。
（2）咽结膜热：主要由腺病毒3.7型引起，以发热、咽炎、结膜炎为特征。常发生于春、夏季，散发或小流行。临床表现有高热、咽痛、眼部刺痛，有时伴有消化道症状。体检发现咽部充血，可见白色点块状分泌物，周边无红晕，易于剥离；一侧或双侧滤泡性结合膜炎，可伴有结合膜出血；颈后及耳后淋巴结增大。病程1~2周。</td></tr>
</table>

（续表）

<table>
<tr><td rowspan="3">医疗常规</td><td>诊断标准</td><td>二、实验室检查
(1)外周血常规和 CRP:病毒性感染白细胞计数多为正常或偏低,淋巴细胞比例升高,CRP 正常或轻度升高。细菌感染有白细胞计数与中性粒细胞增多和核左移现象,CRP 有不同程度升高。
(2)病原学检查:视需要可进行常见的呼吸道病毒检测、支原体、衣原体,可用免疫荧光法、免疫酶及分子生物学技术等方法确定病毒的类型,前降钙素原可区别病毒和细菌感染。
(3)ASO、ESR 测定:ASO↑、ESR↑常提示有溶血性链球菌感染的证据。
(4)胸部 X-ray:必要时做该项检查,以排除下呼吸道感染。大多数呈双肺纹理清晰、无炎症影像学改变。
(5)心电图:必要时做该项检查,以排除心肌炎。</td></tr>
<tr><td>入院标准</td><td>轻症患者门诊处理,具备以下情况时。
☐ 高热惊厥。
☐ 感染不能控制,伴有精神差者。
☐ 新生儿或日常体弱者。
☐ 怀疑传染性疾病。</td></tr>
<tr><td>辅助检查</td><td>必检项
☐ 血常规
☐ 尿常规
☐ 大便常规
☐ CRP
☐ 心肌酶谱
☐ 胸片
选检项
☐ ESR 测定
☐ 呼吸道病毒
☐ 细菌病原检查
☐ 肝肾功能
☐ 电解质</td></tr>
</table>

（续表）

<table>
<tr><td rowspan="2">医疗常规</td><td>主要治疗</td><td>□ 仔细询问病史和查体，根据患儿病情评估危险状态
□ 村医因诊治条件限制，对高热惊厥患儿，立即拨打 120 救援电话，尽快转上级医院；同时做急救处理。
□ 病程 3 天以下，体温 38℃以下，精神状态良好的患儿无须输液
□ 抗病毒药物：（酌情选一）
　□ 利巴韦林 5~7.5mg/kg，q12h，静脉滴注
　□ 阿糖腺苷 5~10mg/kg，qd，静脉滴注
□ 合并细菌感染加抗生素（酌情选一）
　□ 青霉素 5~20 万 u/kg.d，分 2~4 次静脉滴注
　□ 哌拉西林钠 50~75mg/kg，q8~12h，静脉滴注
　□ 头孢唑林 50~100mg/kg.d，分 2~3 次静脉滴注
　□ 头孢呋辛 50~100mg/kg.d，分 3~4 次静脉滴注
　□ 阿奇霉素 8~10 mg/kg，qd，静脉滴注
□ 止咳剂
　□ 甘草片 1 片 po，tid
　□ 氨溴索 7.5~15mg 静脉推注，bid
　□ 氨溴索口服液 1.2~1.6mg/kg.d，分 3 次口服
　□ 马来酸氯苯那敏片 2~4mg，po，tid
□ 发热时对症处理（酌情选一）
　□ 物理降温
　□ 布洛芬混悬液 5~10mg/kg/次
　□ 对乙酰氨基酚混悬液 10~15mg/kg/次
　□ 注射用赖氨匹林 10~25mg/kg/次
□ 控制惊厥（如伴有高热惊厥，酌情选一）
　□ 地西泮注射液 0.1~0.3mg/kg，缓慢静脉注射
　□ 苯巴比妥钠 5~10mg/kg，肌内注射
□ 有条件者吸氧；高热及惊厥患儿
□ 饮食差时予以补液加强营养</td></tr>
<tr><td>主要护理</td><td>□ 根据病症表现落实相应学科护理常规及护理等级
□ 根据病情需要安排陪护
□ 饮食（酌情选一）
　□ 母乳喂养（≤6 月）
　□ 幼儿饮食（6 月~3 岁）
　□ 清淡饮食（≥3 岁）</td></tr>
</table>

（续表）

医疗常规	主要护理	□ 身份识别，戴腕带 □ 入院护理评估 □ 入院宣教 □ 叮嘱患儿卧床休息 □ 观察体温波动 □ 保持呼吸道畅通，及时清除呼吸道分泌物 □ 可致敏感药物皮试 □ 遵医嘱落实治疗，并注意观察病情变化 □ 协助医师诊治 □ 协助患儿排涕/痰 □ 定时测量体温 □ 保持皮肤清洁 □ 鼓励患儿少食多餐，多饮水，保证液体摄入量
医疗安全	监测强化	□ 观察体温波动 □ 观察药物不良反应（皮疹、胃肠道反应） □ 观察神志 □ 观测呼吸 □ 观察病情变化 □ 观察有无并发症出现 □ 根据并发症情况调整治疗方案
	用药安全	□ 抗菌药合理使用，青霉素、头孢类注意过敏情况 □ 阿奇霉素有恶心、呕吐、腹痛等胃肠道反应 □ 甘草片 2 岁以下患儿慎用 □ 马来酸氯苯那敏片，可能出现嗜睡、口渴等。 □ 解热药合理使用，可能出现大汗、虚脱、低体温等不良反应。 □ 阿糖腺苷不良反应有骨髓抑制、厌食、呕吐、口炎、脱发和腹泻等。
	并发症	□ 肺炎 □ 急性喉炎 □ 中耳炎 □ 脑炎、脑膜炎 □ 呼吸衰竭

（续表）

医疗安全	警戒值	☐ 惊厥 ☐ 精神差，嗜睡 ☐ 头痛、呕吐 ☐ 体温>39.0℃，持续不退 ☐ 呼吸窘迫，呼吸>30 次/分 ☐ 血氧饱和度<90%
	出院标准	1.连续 3 天腋温<37.1℃。 2.症状明显减轻。 3.体征改善。
	转院标准	**具备下列 1 项条件者可转上级医院。** 1.病情较重、病程较久。 2.体弱、营养不良者。 3.高热不退出现抽搐。 4.合并其他疾病需转院者。 ☐ 具备转院指征者，及时转院 ☐ 拨打 120 求救支援 **注：**转出前做好转院途中的应急准备（高热需配有退热药物、物理降温设备，呼吸困难者需要有氧气；有抽搐可能者配备止惊药物）。
医疗沟通	病情告知	☐ 解释病情，告知严重程度及预后，告知注意事项 ☐ 签署常规知情同意书 ☐ 签署自费药品、耗材知情同意书 ☐ 出现危急值签署病情危重知情同意 ☐ 签署转诊风险告知
	出院告知	☐ 根据病情和治疗时间确定随访计划 ☐ 随诊内容：呼吸道症状、临床表现 ☐ 呼吸困难、头痛、发热时等随时来诊
疾病预防		1.加强体格锻炼以增强抵抗力。 2.提倡母乳喂养。 3.避免被动吸烟。 4.防止佝偻病及营养不良。 5.避免去人多拥挤、通风不畅的公共场所。

第五十九章　小儿支气管炎

<table>
<tr><td>病种</td><td colspan="2">小儿支气管炎</td><td>ICD-10</td><td>J20.900</td></tr>
<tr><td rowspan="3">医疗常规</td><td>诊断标准</td><td colspan="3">1.病史　大多数有接触呼吸道感染患者的病史。
2.症状　大多先有上呼吸道感染的症状,多表现为低热、流涕、鼻塞、咳嗽,部分可有高热、精神不振、食欲减退。2~3天出现下呼吸道症状,症状轻重不等,咳嗽明显加重,并有喘息发作。
3.体征　大多数有发热,体温高低不一。听诊呼吸音粗糙,可有。不过定的散在干啰音、粗中湿啰音。婴幼儿有痰不易咳出,可在咽喉部或肺部闻及有痰鸣音。
4.外周血象　外周血白细胞多偏低或正常,合并细菌感染时多增高。
5.胸部 X 线　约半数表现为肺纹理增多。</td></tr>
<tr><td>入院标准</td><td colspan="3">□ 高热惊厥
□ 感染不能控制
□ 合并呼吸困难、神志改变
□ 怀疑传染性疾病
□ 新生儿或日常体弱者</td></tr>
<tr><td>辅助检查</td><td colspan="3">必检项
□ 血常规
□ 尿常规
□ 大便常规
□ CRP
□ 胸片
□ 细菌病原检查
选检项
□ ESR 测定
□ 呼吸道病毒
□ 心肌酶谱
□ 肝肾功能
□ 电解质</td></tr>
</table>

（续表）

医疗常规	主要治疗	□ 仔细询问病史和查体，根据患儿病情评估危险状态 □ 村医或乡镇医因诊治条件限制，立即拨打 120 救援电话，尽快转上级医院；同时做急救处理。 □ 抗病毒药物：（酌情选一） 　□ 利巴韦林 5～7.5mg/kg，q12h，静脉滴注 　□ 阿糖腺苷 5～10mg/kg，qd，静脉滴注 □ 合并细菌感染加抗生素（酌情选一） 　□ 青霉素 5～20 万 u/kg.d，分 3～4 次静脉滴注 　□ 哌拉西林钠 50～75mg/kg，q8～12h，静脉滴注 　□ 头孢唑林 50～100mg/kg.d，分 2～3 次静脉滴注 　□ 头孢呋辛 50～100mg/kg.d，分 3～4 次静脉滴注 　□ 头孢曲松 50～100mg/kg，qd，静脉滴注 　□ 阿奇霉素 8～10mg/kg，qd，静脉滴注 □ 止咳、化痰剂：（酌情选用） 　□ 甘草片 1 片 po，tid 　□ 氨溴索 7.5～15mg，静脉推注，bid 　□ 氨溴索口服液 1.2～1.6mg/kg.d，分 3 次，口服 　□ 溴己新 2～4mg，qd，静脉滴注 　□ 盐酸赛庚啶片 0.05～0.1mg/kg.次，tid 　□ 马来酸氯苯那敏片 1～2mg，po，tid □ 雾化吸入 　□ 痰多黏稠可用氨溴索 15mg、糜蛋白酶 4000u 　□ 伴有气喘者（酌情选一） 　　□ 吸入用布地奈德 0.5～1mg，bid 或 q8h 　　□ 吸入用沙丁胺醇 2.5～5mg，bid 或 q8h 　　□ 吸入用异丙托溴铵 250～500ug，bid 或 q8h □ 发热时对症处理 　□ 物理降温 　□ 布洛芬混悬液 5～10mg/kg.次 　□ 对乙酰氨基酚混悬液 10～15mg/kg.次 　□ 注射用赖氨匹林 10～25mg/kg.次 □ 有条件者吸氧；重症患儿 □ 饮食差时予以补液加强营养

（续表）

<table>
<tr><td rowspan="1">医疗常规</td><td>主要护理</td><td>□ 根据病症表现落实相应学科护理常规及护理等级
□ 根据病情需要安排陪护
□ 饮食（酌情选一）
　□ 母乳喂养（≤6 月）
　□ 幼儿饮食（6 月~3 岁）
　□ 清淡饮食（≥3 岁）
□ 身份识别，戴腕带
□ 入院护理评估
□ 入院宣教
□ 叮嘱患儿卧床休息
□ 观察体温波动
□ 保持呼吸道畅通，及时清除呼吸道分泌物
□ 协助患儿排涕/痰
□ 定时测量体温
□ 保持皮肤清洁
□ 鼓励患儿少食多餐，多饮水，保证液体摄入量</td></tr>
<tr><td rowspan="3">医疗安全</td><td>监测强化</td><td>□ 观察体温波动
□ 观察药物不良反应（皮疹、胃肠道反应）
□ 观察神志
□ 观测呼吸
□ 观察病情变化
□ 观察有无并发症出现
□ 根据并发症情况调整治疗方案</td></tr>
<tr><td>用药安全</td><td>□ 抗菌药合理使用，青霉素、头孢类注意过敏情况
□ 阿奇霉素有恶心、呕吐、腹痛等胃肠道反应
□ 甘草片 2 岁以下患儿慎用
□ 马来酸氯苯那敏片，可能出现嗜睡、口渴等。
□ 解热药合理使用，可能出现大汗、虚脱、低体温等不良反应。
□ 阿糖腺苷不良反应有骨髓抑制、厌食、呕吐、口炎、脱发和腹泻等。</td></tr>
<tr><td>并发症</td><td>□ 肺炎
□ 急性喉炎
□ 中耳炎
□ 脑炎、脑膜炎
□ 呼吸衰竭</td></tr>
</table>

（续表）

医疗安全	警戒值	□ 惊厥 □ 头痛、呕吐 □ 神志精神改变 □ 体温>39.0℃，持续不退 □ 呼吸窘迫，呼吸>30 次/分 □ 血氧饱和度<90%
	出院标准	1.连续 3 天腋温<37.1℃。 2.症状明显减轻。 3.体征改善。
	转院标准	**具备下列 1 项条件者可转上级医院。** 1.病情较重、病程较久。 2.伴有呼吸困难、青紫者。 3.体弱、营养不良者。 4.高热不退出现抽搐。 5.合并其他疾病需转院者。 □ 具备转院指征者，及时转院 □ 拨打 120 求救支援 **注**：转出前做好转院途中的应急准备（高热需配有退热药物、物理降温设备，呼吸困难者需要有氧气；有抽搐可能者配备止惊药物）。
医疗沟通	病情告知	□ 解释病情，告知严重程度及预后，告知注意事项 □ 签署常规知情同意书 □ 签署自费药品、耗材知情同意书 □ 出现危急值签署病情危重知情同意 □ 签署转诊风险告知
	出院告知	□ 根据病情和治疗时间确定随访计划 □ 随诊内容：呼吸道症状、临床表现 □ 呼吸困难、头痛、发热时等随时来诊
疾病预防		1.加强体格锻炼以增强抵抗力。 2.提倡母乳喂养。 3.避免被动吸烟。 4.防止佝偻病及营养不良。 5.避免去人多拥挤、通风不畅的公共场所。

第六十章　小儿支气管肺炎

<table>
<tr><td>病种</td><td>小儿支气管肺炎</td><td>ICD-10</td><td>J18.000</td></tr>
<tr><td>医疗常规</td><td>诊断标准</td><td colspan="2">一、一般肺炎
一般肺炎主要临床表现为发热、咳嗽、气促，肺部固定性的中、细湿啰音，典型的临床表现如下。
1.全身症状　起病急骤或迟缓，骤发的有发热、呕吐、烦躁及喘憋等症状。早期体温多在38～39℃，亦可高达40℃左右，大多为弛张型或不规则发热。
2.咳嗽　咳嗽及咽部痰声一般在早期就很明显。早期为干咳，极期咳嗽可减少，恢复期咳嗽增多、有痰。新生儿、早产儿可无咳嗽，仅表现为口吐白沫等。
3.气促　多发生于发热、咳嗽之后，呼吸浅表，呼吸频率加快（2个月龄内≥60次/分钟，2～12个月≥50次/分钟，1～5岁≥40次/分钟，大于5岁≥30次/分钟），重症者呼吸时呻吟，可出现发绀。
4.呼吸困难　常见呼吸困难，口周或指甲青紫及鼻翼翕动，重者呈点头状呼吸、三凹征、呼气时间延长等。
5.肺部　固定细湿啰音。
二、重症肺炎
重症肺炎除呼吸系统严重受累外，还可累及循环、神经和消化等系统，出现相应的临床表现。
1.呼吸衰竭　由于严重的缺氧及毒血症，月龄2月～5岁儿童出现胸壁吸气性凹陷或鼻翼翕动或呻吟之一表现者，提示有低氧血症，为重度肺炎，需及时进行血气分析。
2.循环系统　较重肺炎患儿常见心力衰竭，表现为：①安静状态下呼吸频率突然加快，超过60次/分钟；②心率突然加快，大于160～180次/分钟；③骤发极度烦躁不安，明显发绀，面色发灰，指（趾）甲微血管充盈时间延长；以上三项不能用发热、肺炎本身和其他并发症解释者。④心音低钝，奔马律，颈静脉怒张；⑤肝脏显著增大或在短时间内迅速增大；⑥少尿或无尿，颜面眼睑或双下肢水肿。</td></tr>
</table>

（续表）

<table>
<tr><td rowspan="2">医疗常规</td><td>诊断标准</td><td>3.神经系统　在确认肺炎后出现下列症状与体征者，可考虑为缺氧中毒性脑病。
4.消化系统　严重者发生缺氧中毒性肠麻痹时表现为频繁呕吐、严重腹胀、呼吸困难加重，听诊肠鸣音消失。重症患儿还可呕吐咖啡样物，大便潜血阳性或柏油样便。
5.弥散性血管内凝血（DIC）　可表现为血压下降，四肢凉，脉速而弱，皮肤、黏膜及胃肠道出血。
三、检查
（一）外周血检查
（1）外周血白细胞计数和分类计数，对判断细菌或病毒有一定价值。细菌性肺炎白细胞计数升高，中性粒细胞增多，并有核左移现象，胞质可有中毒颗粒。病毒性肺炎的白细胞计数大多正常或偏低，亦有少数升高者，时有淋巴细胞增高或出现变异型淋巴细胞。
（2）C 反应蛋白（CRP），细菌感染时血清 CRP 值多上升，而非细菌感染时则上升不明显。
（3）前降钙素（PCT），细菌感染时可升高，抗菌药物治疗有效时，可迅速下降。但对于肺炎患儿，不能单独或联合应用这些指标来预测细菌或病毒感染，需结合临床病史及其他实验室检查综合判断。
（二）特异性病原学检查
1.细菌学检查
（1）细菌培养和涂片
（2）其他检查
2.病毒学检查
（1）病毒分离
（2）病毒血清学试验
3.其他病原学检查
（1）肺炎支原体
（2）衣原体
（三）X 线检查
支气管肺炎的病因不同，因此在 X 线上所表现的变化既有共同点，又各有其特点。早期见肺纹理增粗，以后出现小斑片状阴影，以双肺下野、中内带及心膈区居多，并可伴有肺不张或肺气肿，斑片状阴影亦可融合成大片，甚至波及整个节段。</td></tr>
<tr><td>入院标准</td><td>□ 一般均需要住院治疗</td></tr>
</table>

（续表）

<table>
<tr><td rowspan="2">医疗常规</td><td>辅助检查</td><td>必检项
□ 血常规
□ 尿常规
□ 大便常规
□ CRP
□ 心肌酶谱
□ 肝肾功能
□ 电解质
□ 胸片
□ 呼吸道病毒
□ 细菌病原检查
选检项
□ ASO
□ ESR 测定
□ 血气分析
□ 胸部 CT</td></tr>
<tr><td>主要治疗</td><td>治疗原则
控制感染、改善通气功能、对症治疗、防止和治疗并发症。
□ 仔细询问病史和查体，根据患儿病情评估危险状态
□ 村医和乡镇卫生院如因条件限制，不能诊治，可以拨打 120 转入上级医院；同时做急救处理。
□ 抗感染治疗：根据病原菌选用敏感药，早期、联合、足量、足疗程。
□ 抗病毒药物：（酌情选一）
□ 更昔洛韦 5mg/kg，q12h，静脉滴注
□ 利巴韦林 5～7.5mg/kg，q12h，静脉滴注
□ 阿糖腺苷 5～10mg/kg，qd，静脉滴注
□ 抗细菌感染药物（据情选一）
□ 青霉素 5～20 万 U/kg.d，分 2～4 次静脉滴注（肺炎链球菌感染首选）
□ 哌拉西林钠 50～75mg/kg，q8～12h，静脉滴注
□ 头孢唑林 40～50mg/kg，q8～12h，静脉滴注
□ 头孢呋辛 50～100mg/kg，d，分 3～4 次静脉滴注
□ 头孢曲松 50～100mg/kg，qd，静脉滴注</td></tr>
</table>

（续表）

<table>
<tr><td rowspan="2">医疗常规</td><td>主要治疗</td><td>□ 阿奇霉素 8~10 mg/kg,qd,静脉滴注(用于青霉素过敏或肺炎支原体及衣原体感染者)
□ 对症治疗
□ 吸氧:有缺氧表现者
□ 止咳剂(酌情选用):
□ 甘草片 1 片 po,tid
□ 氨溴索 7.5~15mg,静脉推注,bid
□ 氨溴索口服液 1.2~1.6mg/kg.d,分 3 次口服
□ 溴己新 2~4mg,qd,静脉滴注
□ 异丙嗪按体重口服
□ 马来酸氯苯那敏片 2~4mg,po,tid
□ 发热时对症处理
□ 物理降温
□ 布洛芬混悬液 5~10mg/kg.次
□ 对乙酰氨基酚混悬液 10~15mg/kg.次
□ 注射用赖氨匹林 10~25mg/kg.次
□ 雾化吸入
□ 痰多黏稠可用,氨溴索 15mg、糜蛋白酶 4000U
□ 伴有气喘
□ 吸入用布地奈德 0.5~1mg,bid 或 q8h
□ 吸入用沙丁胺醇 2.5~5mg,bid 或 q8h
□ 吸入用异丙托溴铵 250~500ug,bid 或 q8h
□ 积极处理并发症及并存症(如合并心力衰竭、中毒性脑病等)
□ 饮食差时予以补液加强营养</td></tr>
<tr><td>主要护理</td><td>□ 根据病症表现落实相应学科护理常规及护理等级
□ 根据病情需要安排陪护
□ 饮食(酌情选一)
□ 母乳喂养(6 月≤)
□ 幼儿饮食(6 月~3 岁)
□ 清淡饮食(≥3 岁)
□ 入院护理评估
□ 入院宣教
□ 注意隔离,防交叉感染
□ 叮嘱患儿卧床休息</td></tr>
</table>

（续表）

医疗常规	主要护理	□ 观察体温波动 □ 保持呼吸道畅通，及时清除呼吸道分泌物 □ 有发绀、缺氧者给予吸氧 □ 可致敏感药物皮试 □ 遵医嘱落实治疗，并注意观察病情变化 □ 协助医师诊治 □ 协助患儿排涕/痰 □ 定时测量体温 □ 保持皮肤清洁 □ 鼓励患儿少食多餐，多饮水，保证液体摄入量 □ 身份识别，戴腕带
医疗安全	监测强化	□ 观察体温波动 □ 观察药物不良反应（皮疹、胃肠道反应） □ 观察神志 □ 观测呼吸 □ 观察病情变化 □ 观察有无并发症出现 □ 根据并发症情况调整治疗方案
	用药安全	□ 抗菌药合理使用，青霉素、头孢类注意过敏情况 □ 阿奇霉素有恶心、呕吐、腹痛等胃肠道反应 □ 甘草片 2 岁以下患儿慎用 □ 马来酸氯苯那敏片，可能出现嗜睡、口渴等。 □ 解热药合理使用，可能出现大汗、虚脱、低体温等不良反应。 □ 阿糖腺苷不良反应有骨髓抑制、厌食、呕吐、口炎、脱发和腹泻等。
	并发症	□ 呼吸衰竭 □ 心力衰竭 □ 中毒性脑病 □ 中毒性肠麻痹 □ DIC

（续表）

医疗安全	警戒值	□ 消化道出血 □ 头痛、呕吐 □ 神志精神改变 □ 体温>39.0℃，持续不退 □ 三凹征，呼吸窘迫，呼吸>30 次/分 □ 血氧饱和度<90% □ 血小板$<10\times10^{9}$
	出院标准	1.连续 3 天腋温<37.1℃。 2.无呼吸困难，无脱水或呕吐。 3.体征改善。 4.影像学明显改善。
	转院标准	**具备下列 1 项条件者可转上级医院。** 1.重症肺炎表现者。 2.病情较重、病程较久。 3.体弱、营养不良者。 4.高热不退出现抽搐。 5.合并其他疾病需转院者。 □ 具备转院指征者，及时转院。 □ 拨打 120 求救支援 **注：**转出前做好转院途中的应急准备（包括氧疗、吸痰、退热等）。
医疗沟通	病情告知	□ 解释病情，告知严重程度及预后，告知注意事项 □ 签署常规知情同意书 □ 签署自费药品、耗材知情同意书 □ 出现危急值签署病情危重知情同意 □ 签署转诊风险告知
	出院告知	□ 根据病情和治疗时间确定随访计划 □ 随诊内容：呼吸道症状、临床表现 □ 呼吸困难、发热时等随时来诊

（续表）

疾病预防	1.增强体质。 2.减少被动吸烟。 3.室内通风。 4.积极防治营养不良、贫血及佝偻病等。 5.注意手卫生,避免交叉感染。 6.针对某些常见细菌和病毒病原,疫苗预防接种可有效降低儿童肺炎患病率。目前已有疫苗包括肺炎链球菌疫苗、B 型流感嗜血杆菌结合疫苗、流感病毒疫苗等。

第六十一章　小儿腹泻病

<table>
<tr><td>病种</td><td colspan="2">小儿腹泻病</td><td>ICD-10</td><td>K52.916</td></tr>
<tr><td>医疗常规</td><td>诊断标准</td><td colspan="3">

诊断标准

1.病史　6~24 月龄小儿多见,腹泻,大便为黄稀便、水样或蛋花汤样,每天可达 10 余次,伴或不伴发热、呕吐。

2.根据家长和看护者对患儿大便形状改变(呈稀水便、糊状便、黏液脓血便)和大便次数比平时增多的主诉可做出腹泻诊断。

3.根据病程分类

急性腹泻病:病程在 2 周以内;迁延性腹泻病;病程在 2 周~2 个月;慢性腹泻病:病程在 2 周以上。

4.腹泻病患儿　须评估有无脱水和电解质紊乱。

(1)脱水程度评估:分轻、中、重三度;具体参照下表。

脱水程度对照表

<table>
<tr><td></td><td>丢失体液</td><td>精神状态</td><td>皮肤弹性</td><td>唇舌黏膜</td><td>前囟眼窝</td><td>尿量</td><td>脉搏</td><td>血压</td></tr>
<tr><td>轻度脱水</td><td>占体重 5%</td><td>稍差</td><td>尚可</td><td>稍干燥</td><td>稍有凹陷</td><td>稍少</td><td>正常</td><td>正常</td></tr>
<tr><td>中度脱水</td><td>占体重 5~10%</td><td>萎靡或不安</td><td>差</td><td>干燥</td><td>凹陷</td><td>明显减少</td><td>快</td><td>正常或下降</td></tr>
<tr><td>重度脱水</td><td>占体重 10%以上</td><td>极度萎靡、重症面容</td><td>消失(捏起皮肤回复≥2 秒)</td><td>干燥</td><td>明显凹陷</td><td>极少甚至无尿</td><td>快而弱</td><td>休克</td></tr>
</table>

</td></tr>
</table>

（续表）

<table>
<tr><td rowspan="3">医疗常规</td><td>诊断标准</td><td>（2）尽可能对中、重度脱水患儿行血电解质检查和血气分析。
5.根据患儿粪便性状、粪便的肉眼和镜检所见、发病季节、发病年龄及流行情况初步估计病因，急性水样便腹泻患者（约占70%）多为病毒或产肠毒素性细菌感染，黏液脓性、脓血便患者（约占30%）多为侵袭性细菌感染。必要时进行大便细菌培养以及病毒、寄生虫检测。
6.对慢性腹泻病还须评估消化吸收功能、营养状况、生长发育等。
7.实验室检查　大便常规镜检正常，或见少许白细胞，无吞噬细胞；血常规白细胞正常或轻度升高；大便轮状病毒检测阳性可确诊。</td></tr>
<tr><td>入院标准</td><td>☐ 出现外科情况，如肠套叠、肠出血、肠套叠等
☐ 无法耐受口服补液盐者
☐ 重度脱水患者
☐ 3个月以下婴儿</td></tr>
<tr><td>辅助检查</td><td>必检项
☐ 血常规
☐ 尿常规
☐ 大便常规
☐ 大便培养+药敏
☐ 大便轮状病毒检测
☐ C反应蛋白
☐ 肝肾功能
☐ 电解质
☐ 心肌酶
选检项
☐ 必要时做血气分析
☐ 根据血气分析结果予以纠正酸碱失衡及电解质紊乱
☐ 腹部X线片</td></tr>
</table>

（续表）

<table>
<tr><td>医疗常规</td><td>主要治疗</td><td>
□ 仔细询问病史和查体，根据患儿病情评估危险状态
□ 村医或乡镇医因诊治条件限制，重症患儿立即拨打120救援电话，尽快转上级医院；同时做急救处理。
□ 饮食：轻型不禁食，减少脂肪和不易消化食物，人工喂养的小儿可吃些米汤或者是牛奶，病情好转后逐渐增加入量及浓度，呕吐严重者可禁食1～2次，但不禁水。
□ 口服补液治疗
□ 口服补液盐（ORS）代茶饮，每次腹泻后口服50～100mL
□ 静脉补液支持治疗
补充累积损失：轻度脱水补30～50mL/kg，中度脱水补60～100mL/kg，重度脱水补100～120mL/kg。根据脱水性质不同补不同的液体。
<table>
<tr><td>脱水性质</td><td>血钠浓度</td><td>补液种类</td></tr>
<tr><td>等渗脱水</td><td>血钠130～150mmol/L</td><td>给3∶2∶1液</td></tr>
<tr><td>低渗脱水</td><td>血钠130mmol/L</td><td>给4∶3∶2液</td></tr>
<tr><td>高渗脱水</td><td>血钠150mmol/L</td><td>给3∶2∶1液或适当稀释</td></tr>
</table>
□ 控制感染
□ 病毒性肠炎症状较轻者，支持疗法可自愈，不需用抗生素。抗病毒药物：（酌情选一）
□ 利巴韦林，每公斤10～15mg，qd
□ 阿糖腺苷，每公斤5～10mg，qd
□ 如合并细菌感染加抗菌药物：（酌情选一）
□ 阿莫西林克拉维酸钾40～50mg/kg，bid，静脉滴注
□ 头孢曲松80～100mg/kg，qd，静脉滴注
□ 阿奇霉素10mg/kg，qd，静脉滴注（用于青霉素过敏或支原体感染者）
□ 胃肠黏膜保护剂
□ 蒙脱石散1～3g/次，tid，po
□ 肠道菌群调节剂
□ 枯草杆菌二联活菌1袋，bid，po
□ 双歧杆菌三联活菌片，1片，tid，po
□ 补充锌制剂
□ 葡萄糖酸锌6月龄以下70mg/天，6月龄以上140mg/天
</td></tr>
</table>

（续表）

<table>
<tr><td rowspan="2">医疗常规</td><td>主要治疗</td><td>□ 合并惊厥者(酌情选一)
□ 10%葡萄糖酸钙 1~2mL/kg
□ 地西泮注射液 0.1~0.3mg/kg,缓慢静脉注射
□ 苯巴比妥钠 5~10mg/kg,肌内注射
□ 合并恶心呕吐及饮食差时予以对症处理
□ 小儿氨基酸 0.5~1g/kg,qd
□ 维生素 C 100mg/kg/d,静脉滴注
□ 维生素 B_6 10mg/kg/d,静脉滴注
□ 西咪替丁 5~10mg/kg/d,静脉滴注
□ 发热时对症处理(酌情选一)
□ 物理降温
□ 布洛芬混悬液 5~10mg/kg.次
□ 对乙酰氨基酚混悬液 10~15mg/kg.次
□ 注射用赖氨匹林 10~25mg/kg.次
□ 有条件者吸氧:重症者
□ 如有肝功能损伤时:强力宁 1mL/kg.d 静脉滴注
□ 如有心肌酶损伤时:予以保护心肌:1,6-二磷酸果糖 70~150mg/kg,qd,静脉滴注。</td></tr>
<tr><td>主要护理</td><td>□ 根据病症表现落实相应学科护理常规及护理等级
□ 根据病情需要安排陪护
□ 饮食(酌情选一)
□ 母乳喂养(6 月以下)
□ 幼儿饮食(6 月之 3 岁之间)
□ 清淡饮食(3 岁以上)
□ 入院护理评估
□ 注意隔离,防止交叉感染
□ 指导患儿口服补液
□ 可致敏感药物皮试
□ 遵医嘱落实治疗,并注意观察病情变化
□ 协助医师诊治
□ 定时测量体温
□ 严格记录出入液量
□ 观察记录大便性状、量、次数
□ 观察记录患儿尿量
□ 观察患儿有无脱水情况</td></tr>
</table>

（续表）

医疗安全	监测强化	**对中重度脱水患儿要注意加强监测。** □ 观察体温波动 □ 观察药物不良反应（皮疹、胃肠道反应） □ 观察神志 □ 观测呼吸 □ 观察有无严重脱水情况 □ 观察有无并发症出现 □ 根据并发症情况调整治疗方案
	用药安全	□ 抗菌药合理使用，青霉素、头孢类注意过敏情况 □ 阿奇霉素有恶心、呕吐、腹痛等胃肠道反应 □ 解热药合理使用，可能出现大汗、虚脱、低体温等不良反应。 □ 注意液体张力的配置，注意氯化钾的浓度， □ 阿糖腺苷不良反应有骨髓抑制、厌食、呕吐、口炎、脱发和腹泻等。
	并发症	□ 脱水 □ 电解质紊乱 □ 感染性休克 □ 消化道外感染 □ 鹅口疮 □ 中毒性肝炎 □ 营养不良、维生素缺乏
	警戒值	□ 严重脱水、循环不良 □ 严重营养不良 □ 消化道出血 □ 神志精神改变 □ 体温>39.0℃，持续不退
	出院标准	1.体温正常，腹泻好转。 2.无呕吐，脱水纠正。 3.大便常规、电解质正常。

（续表）

医疗安全	转院标准	**具备下列 1 项条件者可转上级医院。** 1.病情较重、病程较久。 2.严重脱水、循环不良。 3.体弱、营养不良者。 4.高热不退出现抽搐。 5.合并外科情况需要手术者。 □ 具备转院指征者，及时转院 □ 拨打 120 求救支援 **注：**转出前做好转院途中的应急准备（建立静脉通道，途中患儿侧卧位、吸氧，监测呼吸、脉搏、体温及血压等，合并有休克表现者，必须经过有效扩容）。
医疗沟通	病情告知	□ 解释病情，告知严重程度及预后，告知注意事项 □ 签署常规知情同意书 □ 签署自费药品、耗材知情同意书 □ 出现危急值签署病情危重知情同意 □ 签署转诊风险告知
	出院告知	□ 根据病情和治疗时间确定随访计划 □ 随诊内容：腹部症状、临床表现 □ 腹泻、发热时等随时来诊
疾病预防	1.合理喂养，提倡母乳喂养，添加辅助食品时每次限一种，逐步增加，适时断奶。人工喂养者应根据具体情况选择合适的代乳品。 2.对于生理性腹泻的婴儿应避免不适当的药物治疗，或者由于婴儿便次多而怀疑其消化能力，进而不按时添加辅食。 3.养成良好的卫生习惯，注意乳品的保存和奶具、食具、便器、玩具的定期消毒。 4.感染性腹泻患儿，尤其是大肠埃希菌、鼠伤寒沙门菌、诺如病毒肠炎等的传染性强，集体机构如有流行，应积极治疗，做好消毒隔离工作，防止交叉感染。 5.避免长期滥用广谱抗生素。 6.轮状病毒肠炎流行甚广，接种疫苗为理想的预防方法。	

第六十二章　小儿过敏性紫癜

<table>
<tr><td>病种</td><td colspan="2">小儿过敏性紫癜</td><td>ICD-10</td><td>O69.004</td></tr>
<tr><td>医疗常规</td><td>诊断标准</td><td colspan="3">1.病史　多见于2~8岁儿童;男多于女,常无明确诱发因素,但病初1~3周可有上呼吸道感染。
2.体征
(1)皮肤表现:典型皮疹为棕红色斑丘疹,突出于皮表,压之不退色,单独或互相融合,对称性分布,以四肢伸侧及臀部多见,很少侵犯躯干,可伴有痒感或疼痛,成批出现,消退后可遗有色素沉着。偶尔口腔黏膜或眼结合膜也可出现紫癜。
(2)关节表现　关节可有轻微疼痛到明显的红、肿、痛及活动障碍。病变常累及大关节,以膝、踝、肘、腕等关节多见,可呈游走性,常易误诊为“风湿病”。主要是关节周围病变,可反复发作,不遗留关节畸形。
(3)腹部表现:腹痛常见,多呈绞痛,是由血液外渗入肠壁所致。以脐及右下腹痛明显,亦可遍及全腹,但一般无腹肌紧张,压痛较轻,可伴有恶心、呕吐、腹泻与黑便。因肠道不规则蠕动,可导致肠套叠,可扪及包块,多见于儿童。偶可发生肠穿孔。
(4)肾脏表现:肾炎是本病最常见的并发症,发生率在12~65%。一般于紫癜出现后1~8周内发生,轻重不一,有的仅为短暂血尿,有的很快进展为肾功衰竭,但少见。主要表现为血尿、蛋白尿、管型尿、浮肿及高血压等急性肾小球肾炎表现,少数可为慢性肾炎、肾病综合征,个别病例可转入慢性肾功衰竭。
(5)其他:少数患者出现紫癜后,病变累及脑膜血管,表现为头痛、呕吐、谵妄、抽搐、瘫痪和昏迷等。少数可累及呼吸系统,表现为咯血、哮喘、胸膜炎、肺炎等。
3.实验室检查　血常规白细胞正常或轻度升高;血小板正常或增高。免疫球蛋白IgA部分病例可增高,血清补体正常;血沉增快。</td></tr>
</table>

（续表）

<table>
<tr><td rowspan="3">医疗常规</td><td>入院标准</td><td>□ 消化道出血，腹痛明显者
□ 肉眼血尿，紫癜明显者
□ 关节肿痛，活动严重受限
□ 紫癜型肾病，肾功能受损
□ 需要进一步诊断者</td></tr>
<tr><td>辅助检查</td><td>必检项
□ 血常规
□ 尿常规
□ 大便常规+隐血
□ 肝肾功能
□ 电解质
□ 血沉
□ 血清免疫球蛋白
选检项
□ 补体
□ 尿微量蛋白系列、24 小时尿蛋白定量
□ 胸片
□ 心电图
□ 腹部 B 超
□ 抗中心粒细胞抗体、自身免疫疾病筛查(有指征时)</td></tr>
<tr><td>主要治疗</td><td>□ 仔细询问病史和查体，根据患儿病情评估危险状态
□ 村医因诊治条件限制，立即拨打 120 救援电话，尽快转上级医院。
□ 肾上腺皮质激素的应用
□ 泼尼松口服 1～2mg/kg.d，分 2～3 次
□ 甲泼尼龙 2～3mg/ kg.d，分 2～3 次
□ 抗凝治疗
□ 双嘧达莫 2～3mg/kg.d，分 2～3 次口服
□ 肝素钙 10IU/kg，皮下注射，bid
□ 对症治疗
□ 西咪替丁 20～40mg/kg.d，分 3 次，口服
□ 山莨菪碱 2～3mg/kg，口服或静脉滴注
□ 葡萄糖酸钙 1～2mL/kg，静脉滴注</td></tr>
</table>

（续表）

<table>
<tr><td rowspan="2">医疗常规</td><td></td><td>□ 如合并细菌感染加抗生素：（酌情选一）
□ 阿莫西林克拉维酸钾，40～50mg/kg，bid
□ 头孢硫脒 50～100mg/kg，d，分 3～4 次静脉滴注
□ 头孢呋辛 50～100mg/kg，d，分 3～4 次静脉滴注
□ 头孢曲松 80～100mg/kg，qd
□ 支原体感染时
□ 阿奇霉素 80～100mg/kg，qd
□ 反复呕吐及饮食差时或者消化道出血需要禁食时，予以对症处理
□ 奥美拉唑 0.5～1mg/kg，qd 静脉滴注
□ 小儿氨基酸 3～10 mg/kg，qd 静脉滴注
□ 维生素 C 100mg/kg/d 静脉滴注
□ 维生素 B_6 10mg/kg/d 静脉滴注
□ 酌情使用胃肠黏膜保护剂</td></tr>
<tr><td>主要护理</td><td>□ 根据病症表现落实相应学科护理常规及护理等级
□ 根据病情需要安排陪护
□ 饮食（酌情选一）
□ 母乳喂养（6 月以下）
□ 幼儿饮食（6 月之 3 岁之间）
□ 清淡饮食（3 岁以上）
□ 入院护理评估
□ 定时测量体温
□ 严格记录出入液量
□ 可致敏感药物皮试
□ 遵医嘱落实治疗，并注意观察病情变化</td></tr>
<tr><td>医疗安全</td><td>监测强化</td><td>□ 观察药物不良反应（皮疹、胃肠道反应）
□ 消化道出血者注意血压变化
□ 根据临床表现注意紫癜、关节、腹痛、尿等变化
□ 观察病情变化
□ 观察有无并发症出现
□ 根据并发症情况调整治疗方案</td></tr>
</table>

（续表）

医疗安全	用药安全	□ 糖皮质激素合理使用 □ 感染指征明确时使用抗菌药，不作为常规使用
	并发症	□ 消化道出血 □ 支气管哮喘 □ 肾炎或肾病
	警戒值	□ 黑便或血便 □ 血尿、蛋白尿、肾功能异常 □ 并发肠套叠
	出院标准	1.腹痛消失，无消化道出血。 2.尿常规正常。 3.关节肿痛减轻。 4.可以在门诊服药观察。
	转院标准	**具备下列 1 项条件者可转上级医院。** 1.暴发性紫癜，合并消化道出血或者失血性休克者。 2.合并肾脏症状较重者等症状。 3.关节肿胀明显。 □ 具备转院指征者，及时转院 □ 拨打 120 求救支援 **注：**转出前做好转院途中的应急准备。
医疗沟通	病情告知	□ 解释病情，告知严重程度及预后，告知注意事项 □ 告知糖皮质激素的必要性以及不良反应 □ 签署常规知情同意书 □ 签署自费药品、耗材知情同意书 □ 出现危急值签署病情危重知情同意 □ 签署转诊风险告知
	出院告知	□ 根据病情和治疗时间确定随访计划 □ 随诊内容：腹部症状、临床表现、尿常规，关节影像学改变 □ 紫癜、血尿、蛋白尿等随时来诊

（续表）

疾病预防	1.开窗通风　保证室内空气流通。 2.控制饮食　很多过敏性紫癜患儿是由进食特殊食物引起，如鸡蛋、牛奶、零食、鱼虾等。急性期只吃素食，并且尽可能不吃蘑菇、木耳、土豆、番茄等食物。待病情稳定后，逐渐开始食用瘦肉、鸡蛋、牛奶、蘑菇等，要一种一种逐渐加用。 3.易复发的时间适当抗过敏治疗　过敏性紫癜的发病和复发有明显的季节性，大多数在每年的 9～12 月份，家长可以在易复发的时间给予一点点抗过敏药物。 4.预防和控制感染　过敏性紫癜病因复杂，其中感染是一重要因素，因此要增强体质预防感染，如果孩子反复感冒可适当应用免疫调节剂。 5.短时间内不要注射疫苗　部分孩子是在注射疫苗后发病的，临床可以见到，注射疫苗后紫癜反复的情况。

第六十三章 小儿病毒性脑炎

<table>
<tr><td>病种</td><td colspan="2">小儿病毒性脑炎</td><td>ICD-10</td><td>A86.400</td></tr>
<tr><td rowspan="3">医疗常规</td><td>诊断标准</td><td colspan="3">病毒性脑炎是由多种病毒引起的颅内急性炎症。若病变主要累及脑膜,临床表现为病毒性脑膜炎;若病变主要累及大脑实质,则以病毒性脑炎为临床特征。
1.急性或亚急性起病,病前 1~3 周有/无病毒感染史。
2.主要表现为发热、头痛、癫痫发作、精神改变、意识障碍和/或神经系统定位体征等脑实质受损征象。
3.脑电图(EEG)显示局灶性或弥散性异常。
4.头颅 CT/MRI 检查可显示脑水肿、局灶性或弥散性病变。
5.腰穿检查脑脊液压力正常或升高,白细胞和蛋白质正常或轻度增高,糖和氯化物正常;无细菌、结核菌和真菌感染依据。</td></tr>
<tr><td>入院标准</td><td colspan="3">□ 怀疑脑炎者均需要住院治疗</td></tr>
<tr><td>辅助检查</td><td colspan="3">必检项
□ 血常规
□ 尿常规
□ 大便常规
□ C 反应蛋白
□ 肝肾功能
□ 电解质
□ 心肌酶
□ 脑脊液常规+生化
□ 支原体抗体检查
□ 衣原体抗体检查
□ 结合抗体检查
□ 脑电图
□ 头颅 CT 或头颅 MRI(平扫+增强)
选检项
□ 必要时做血气分析
□ 根据血气分析结果予以纠正酸碱失衡及电解质紊乱</td></tr>
</table>

（续表）

医疗常规	主要治疗	□ 仔细询问病史和查体，根据患儿病情评估危险状态 □ 村医或乡镇医因诊治条件限制，立即拨打 120 救援电话，尽快转上级医院；同时做急救处理。 □ 有条件者吸氧 □ 控制脑水肿和颅内高压：除严格限制液体入量外，酌情选用以下药物 □ 20%甘露醇 3～5mL/kg，q6～8h □ 地塞米松 0.2～0.3mg/kg，q6～8h □ 控制惊厥（酌情选一） □ 地西泮注射液 0.1～0.3mg/kg，缓慢静脉注射 □ 苯巴比妥钠 5～10mg/kg，肌内注射 □ 抗病毒药物：（酌情选一） □ 利巴韦林，5～7.5mg/kg，q12h 静脉滴注 □ 阿糖腺苷，每公斤 5～10mg，qd □ 阿昔洛韦 5mg/kg，bid □ 更昔洛韦，5～10mg/kg，q12h □ 如合并细菌感染加抗生素：（酌情选一） □ 青霉素 5～20 万 u/kg，d，分 2～4 次静脉滴注 □ 苯唑西林，40～50mg/kg，q6～8h □ 头孢呋辛，50～100mg/kg，d，分 3～4 次静脉滴注 □ 头孢曲松 80～100mg/kg，qd，静脉滴注 □ 为支原体感染时：予以阿奇霉素 80～100mg/kg，qd，静脉滴注 □ 发热时对症处理（酌情选用） □ 物理降温 □ 布洛芬混悬液 5～10mg/kg，次 □ 对乙酰氨基酚混悬液 10～15mg/kg，次 □ 注射用赖氨匹林 10～25mg/kg，次 □ 饮食差并呕吐时予以支持对症处理（酌情选用） □ 小儿氨基酸 3～10mg/kg，qd 静脉滴注 □ 维生素 C 100mg/kg/d、维生素 B_6 10mg/kg/d、氯化钾 1～2mL/kg，d 静脉滴注 □ 注意呼吸道和心血管功能的监测与支持

（续表）

<table>
<tr><td rowspan="2">医疗常规</td><td>辅助检查</td><td>必检项
☐ 血常规
☐ 尿常规
☐ 大便常规
☐ C 反应蛋白
☐ 肝肾功能
☐ 电解质
☐ 心肌酶
☐ 脑脊液常规+生化
☐ 支原体抗体检查
☐ 衣原体抗体检查
☐ 结合抗体检查
☐ 脑电图
☐ 头颅 CT 或头颅 MRI（平扫+增强）
选检项
☐ 必要时做血气分析
☐ 根据血气分析结果予以纠正酸碱失衡及电解质紊乱</td></tr>
<tr><td>主要护理</td><td>☐ 根据病症表现落实相应学科护理常规及护理等级
☐ 根据病情需要安排陪护
☐ 饮食（酌情选一）
☐ 母乳喂养（6 月以下）
☐ 幼儿饮食（6 月之 3 岁之间）
☐ 清淡饮食（3 岁以上）
☐ 入院宣教及护理评估
☐ 可致敏感药物皮试
☐ 正确执行医嘱
☐ 严密观察患者病情变化</td></tr>
<tr><td>医疗安全</td><td>监测强化</td><td>☐ 观察药物不良反应（皮疹、胃肠道反应）
☐ 观察神志变化
☐ 观察体温变化
☐ 观察病情变化
☐ 观察有无并发症出现
☐ 记录 24 小时出入液量
☐ 根据并发症情况调整治疗方案</td></tr>
</table>

（续表）

医疗安全	用药安全	□ 甘露醇:肾功能损害 □ 抗菌药合理使用,青霉素、头孢类注意过敏情况 □ 阿奇霉素有恶心、呕吐、腹痛等胃肠道反应 □ 解热药合理使用,可能出现大汗、虚脱、低体温等不良反应。 □ 阿糖腺苷不良反应有骨髓抑制、厌食、呕吐、口炎、脱发和腹泻等。
	并发症	□ 脑疝 □ 吸入性肺炎 □ 肾功能损害
	警戒值	□ 抽搐或惊厥 □ 意识障碍进行性加重 □ 体温>39.0℃
	出院标准	1.病情平稳,神经功能缺损表现有所好转或基本恢复。 2.并发症得到有效控制。 3.重症患者可能需要进一步的康复治疗。
	转院标准	**具备下列 1 项条件者可转上级医院。** 1.意识障碍程度较重者。 2.频繁抽搐或惊厥。 3.反复高热。 □ 具备转院指征者,及时转院 □ 拨打 120 求救支援 **注:**转出前做好转院途中的应急准备(氧气、静脉通道、抗惊厥药物等)。
医疗沟通	病情告知	□ 解释病情,告知严重程度及预后,告知注意事项 □ 签署常规知情同意书 □ 签署自费药品、耗材知情同意书 □ 出现危急时签署病情危重知情同意 □ 签署转诊风险告知

（续表）

<table>
<tr><td>医疗沟通</td><td>出院告知</td><td>□ 根据病情和治疗时间确定随访计划
□ 随诊内容：神经体征、临床表现。定期复查脑电图，一旦出现发热头痛、呕吐、惊厥等症状及早就医，以免延误病情。
□ 保持室内空气新鲜，每天开窗通风1~2次，每次30分钟，避免直吹和对流风。
□ 有肢体瘫痪患儿，应保持肢体功能位，及早加强功能锻炼和肌肉按摩，以促进康复，有语言障碍者，指导家长协助患儿进行语言训练。</td></tr>
<tr><td>疾病预防</td><td colspan="2">1.平时多锻炼，提高抗病能力，预防感冒与肠道感染。
2.孩子出生后按时接种计划免疫，这些预防疫苗能防止因感染某些病毒（如麻疹脑炎、流行性乙型脑炎）而造成的脑炎。
3.孩子要远离家中的小动物，如猫、狗、松鼠等。因这些小动物身上可能带有不同种类的病毒，一旦被其咬伤，就可能有病毒进入体内。
4.对正在流行的传染病（如腮腺炎、脑炎、疱疹性脑炎）而又没有接种疫苗的，要尽可能做好隔离工作。
5.对于以节足动物为媒体的病毒性脑炎（如流行性乙型脑炎）除流向预防疫苗外，还要防蚊虫叮咬，积极采取灭蚊防蚊措施。</td></tr>
</table>

第六十四章　手足口病

<table>
<tr><td>病种</td><td colspan="2">手足口病</td><td>ICD-10</td><td>B08.401</td></tr>
<tr><td rowspan="2">医疗常规</td><td>诊断标准</td><td colspan="3">一、临床诊断
1.在流行季节发病，常见于学龄前儿童，婴幼儿多见。
2.发热伴手、足、口、臀部皮疹，部分病例可无发热。
极少数重症病例皮疹不典型，临床诊断困难，需结合病原学或血清学检查做出诊断。无皮疹病例，临床不宜诊断为手足口病。
二、确诊病例
临床诊断病例具有下列之一者即可确诊。
1.肠道病毒（CoxA16、EV71 等）特异性核酸检测阳性。
2.分离出肠道病毒，并鉴定为 CoxA16、EV71 或其他可引起手足口病的肠道病毒。
3.急性期与恢复期血清 CoxA16、EV716 或其他可引起手足口病的肠道病毒中和抗体有 4 倍以上的升高。
三、临床分类
1.普通病例　手、足、口、臀部皮疹，伴或不伴发热。
2.重症病例
（1）重型：出现神经系统受累表现。如：精神差、嗜睡、易惊、谵妄；头痛、呕吐；肢体抖动，肌阵挛、眼球震颤、共济失调、眼球运动障碍；无力或急性弛缓性麻痹；惊厥。体征可见脑膜刺激征，腱反射减弱或消失。
（2）危重型：出现下列情况之一者。
1）频繁抽搐、昏迷、脑疝。
2）呼吸困难、发绀、血性泡沫痰、肺部啰音等。
3）休克等循环功能不全表现。</td></tr>
<tr><td>入院标准</td><td colspan="3">□ 高热者
□ 白细胞总数偏高
□ 皮疹明显
□ 合并心脏、脑、肺脏等并发症者
□ 有可能出现重症表现者</td></tr>
</table>

（续表）

<table>
<tr><td rowspan="2">医疗常规</td><td>辅助检查</td><td>必检项
□ 血常规
□ 尿常规
□ 大便常规
□ 肝肾功能
□ 电解质
□ 心肌酶
□ CRP
□ 血糖
选检项
□ 心电图
□ 胸片
□ 脑电图</td></tr>
<tr><td>主要治疗</td><td>□ 仔细询问病史和查体,根据患儿病情评估危险状态
□ 村医或乡镇医因诊治条件限制,特别是重症患儿,立即拨打 120 救援电话,尽快转有条件的上级医院;同时做急救处理。
□ 抗病毒治疗
□ 利巴韦林 10~15mg/kg.d,静脉滴注,分 2 次
□ 支持治疗
□ 维生素 C 50~100mg/kg,静脉滴注,qd
□ 合并细菌感染者(酌情选一)
□ 头孢硫脒 50~100mg/kg.d,静脉滴注,分 3~4 次
□ 头孢曲松钠 50~80mg/kg.d,静脉滴注,qd
□ 阿奇霉素 0.1~0.25g,静脉滴注,qd(头孢药物过敏者使用)
□ 发热时对症处理(酌情选用)
□ 物理降温
□ 布洛芬混悬液 5~10mg/kg.次
□ 对乙酰氨基酚混悬液 10~15mg/kg.次
□ 注射用赖氨匹林 10~25mg/kg.次
□ 吸氧:重症患儿
□ 基础疾病治疗
□ 评价治疗效果,调整治疗方案
□ 支持治疗,维持酸碱平衡及热量补充</td></tr>
</table>

（续表）

医疗常规	主要护理	□ 根据病症表现落实相应学科护理常规及护理等级 □ 根据病情需要安排陪护 □ 饮食（酌情选一） 　□ 母乳喂养（6 月以下） 　□ 幼儿饮食（6 月之 3 岁之间） 　□ 清淡饮食（3 岁以上） □ 建立静脉通道 □ 吸氧（prn） □ 静脉留置针管理 □ 静脉采血，完成相关检查 □ 戴腕带 □ 卫生处置 □ 入院护理评估 □ 住院患儿隔离治疗 □ 可致敏感药物皮试 □ 遵医嘱落实治疗，并注意观察病情变化 □ 紫外线消毒房间 15min，qd
医疗安全	监测强化	**对重症患儿患者要加强监测** □ 观察药物不良反应（皮疹、胃肠道反应） □ 观察皮疹变化 □ 观察体温变化 □ 观察神志及精神状态变化 □ 观察有无并发症出现 □ 根据并发症情况调整治疗方案
	用药安全	□ 利巴韦林：溶血性贫血 □ 抗菌药合理使用
	并发症	□ 脑炎、脑干脑炎 □ 肺水肿 □ 心肌炎
	警戒值	□ 抽搐或惊厥 □ 精神或意识改变 □ 体温持续>39.0℃ □ 呼吸困难 □ 休克

（续表）

<table>
<tr><td rowspan="2">医疗安全</td><td>出院标准</td><td>1.皮疹消退。
2.体温正常。
3.无神经系统受累症状和心肺功能异常。</td></tr>
<tr><td>转院标准</td><td>具备下列 1 项条件者可转上级医院。
1.患儿有神经源性肺水肿、脑膜脑炎、呼吸衰竭、心力衰竭等严重并发症。
2.高热持续不退、治疗无效者。
3.具有以下特征，尤其 3 岁以下的患者，有可能在短期内发展为危重病例，应密切观察病情变化，进行必要的辅助检查，有针对性地做好救治工作。
（1）持续高热不退。
（2）精神差、呕吐、易惊、肢体抖动、无力。
（3）呼吸、心率增快。
（4）出冷汗、末梢循环不良。
（5）高血压。
（6）外周血白细胞计数明显增高。
（7）高血糖。
□ 具备转院指征者，及时转院
□ 拨打 120 求救支援
注：转出前做好转院途中的应急准备。</td></tr>
<tr><td rowspan="2">医疗沟通</td><td>病情告知</td><td>□ 解释病情，告知严重程度及预后，告知注意事项
□ 签署常规知情同意书
□ 签署自费药品、耗材知情同意书
□ 出现危急值签署病情危重知情同意
□ 签署转诊风险告知</td></tr>
<tr><td>出院告知</td><td>□ 根据病情和治疗时间确定随访计划
□ 随诊内容：皮疹、临床表现
□ 皮疹、发热等随时来诊</td></tr>
<tr><td>疾病预防</td><td colspan="2">1.饭前便后一定要给孩子洗手，最好用一些消毒液为好。
2.不要让孩子喝生水、吃一些凉拌的生冷食物。
3.婴幼儿使用的奶瓶、奶嘴等直接进口的用具一定要在使用前后充分清洗。
4.手足口病高发季节不要带孩子去人群密集的公共场所。
5.注意提升孩子抵抗力，给孩子适当增加优质蛋白的摄入，多吃富含维生素 C 的水果。</td></tr>
</table>

第六十五章　急性农药中毒

<table>
<tr><td>病种</td><td colspan="2">急性农药中毒</td><td>ICD-10</td><td>T60.000</td></tr>
<tr><td rowspan="3">医疗常规</td><td>诊断标准</td><td colspan="3">1.主要症状和体征　根据不同农药有不同表现。有机磷表现如下。
(1)毒蕈碱样症状:主要是副交感神经兴奋所致,类似毒蕈碱作用,表现平滑肌痉挛和腺体分泌增加。临床表现先有恶心、呕吐、腹痛、多汗,尚有流泪、流涕、流涎、腹泻、尿频、大小便失禁、心跳减慢和瞳孔缩小。支气管痉挛和分泌物增加、咳嗽、气促,严重患者出现肺水肿。
(2)烟碱样症状:乙酰胆碱在横纹肌、神经肌肉接头处过多蓄积和刺激,使面、眼睑、舌、四肢和全身横纹肌发生肌纤维颤动,甚至全身肌肉强直性痉挛。全身紧缩和压迫感,而后发生肌力减退和瘫痪。可因呼吸肌麻痹引起周围性呼吸衰竭而死亡。
(3)中枢神经系统:中枢神经系统受乙酰胆碱刺激后有头晕、头痛、疲乏、共济失调、谵妄、抽搐、昏迷,可因中枢性呼吸衰竭而死亡。
2.基本/辅助检查　全血或血清胆碱酯酶检查。</td></tr>
<tr><td>入院标准</td><td colspan="3">农药中毒病情变化快,一般均需要住院观察。</td></tr>
<tr><td>辅助检查</td><td colspan="3">必检项
☐ 血常规
☐ 尿常规
☐ 大便常规+潜血
☐ 胆碱酯酶
☐ 凝血功能
☐ 肝功能
☐ 肾功能
☐ 电解质
选检项
☐ 床边胸片(怀疑误吸)
☐ 心电图
☐ 免疫八项(血液净化治疗者)</td></tr>
</table>

（续表）

医疗常规	主要治疗	□ 仔细询问毒物接触史和查体，根据患者病情评估危险状态 □ 村医或乡镇医因诊治条件限制，立即拨打 120 救援电话，尽快转有条件的上级医院；同时做急救处理。 □ 评定中毒种类和服毒量，制定初步治疗方案 □ 清除毒物（酌情选用）：洗胃、清洗皮肤、清洗头发、更换污染衣物 □ 导泻（酌情选用） □ 大黄 10g，泡饮，tid □ 甘露醇 250mL，口服，tid □ 硫酸镁 10～20mL，口服，tid □ 肥皂水灌肠（根据临床反应可以重复） □ 促进排泄（酌情选用） □ 甘露醇 125～250mL，静脉滴注，q12h～q6h □ 呋塞米 20～40mg，q12h～q6h □ 阿托品化或长托宁化（有机磷杀虫剂中毒者选用） □ 阿托品 1～5mg/h，静脉注射 □ 长托宁 1～3mg，肌内注射，qd～q6h □ 复能剂（酌情选一）（有机磷杀虫剂中毒者选用） □ 氯磷定 0.5～1.0g，肌内注射，q12h～q6h □ 解磷定 1.0g，静脉注射，q12h～q6h □ 出现抽搐或惊厥 □ 地西泮 10mg，静脉注射，必要时 5～10 分钟重复 □ 胞磷胆碱 0.5g，静脉滴注，qd □ 保肝（酌情选一） □ 还原性谷胱甘肽 1.2～1.8g，静脉滴注，qd □ 甘草酸二铵 150mg，静脉滴注，qd □ 保护心肌 □ 二磷酸果糖 2.5～5g，静脉滴注，qd □ 极化液，静脉滴注，qd □ 胃黏膜保护剂（酌情选一） □ 西咪替丁 0.4g，静脉滴注，bid □ 奥美拉唑 20mg，静脉推注，bid □ 泮托拉唑 40mg，静脉推注，bid

（续表）

医疗常规	主要治疗	□ 补液 　□ 乳酸林格氏液 500mL,静脉滴注 　□ 生理盐水 500mL,静脉滴注 □ 有条件者吸氧:重症患者 □ 血液净化 □ 基础疾病治疗 □ 评价治疗效果,调整治疗方案 □ 支持治疗,维持酸碱平衡及热量补充
	主要护理	□ 根据病症表现落实相应学科护理常规及护理等级 □ 根据病症表现选择适宜饮食管理 □ 根据病情需要安排陪护 □ 病重/病危 □ 建立静脉通道 □ 吸氧(prn) □ 反复洗胃 □ 反复清洗受污染的皮肤、头发 □ 更换污染的衣物 □ 保留胃管(prn) □ 静脉留置针管理 □ 静脉采血,完成相关检查 □ 体位护理 □ 口腔护理 □ 健康宣教、心理护理 □ 卫生处置 □ 入院护理评估 □ 身份识别,戴腕带
医疗安全	监测强化	□ 记出入量 □ 观测血压、呼吸、脉搏、血氧饱和度,q * h □ 观察神志 □ 测尿量 □ 监测导泻效果 □ 心电监测 □ CVP 测定 □ 观察有无并发症出现 □ 根据并发症情况调整治疗方案

（续表）

医疗安全	用药安全	□ 复能剂：早期、足量，碱性溶液中不稳定 □ 阿托品或长托宁：注意随时调整用量，避免不足或过量
	并发症	□ 中毒性脑病 □ 中毒性休克 □ 中毒性肝病 □ 消化道出血
	警戒值	□ 抽搐或惊厥 □ 精神或意识改变 □ 体温持续>39.0℃ □ 呼吸困难 □ 休克
	出院标准	1.器官功能恢复，并发症控制，中毒症状消失。 2.有机磷中毒者胆碱酯酶活力基本正常。
	转院标准	**具备下列1项条件者可转上级医院。** 1.中毒程度较重。 2.合并心肺肝等并发症。 3.需要行血液净化治疗者。 □ 具备转院指征者，及时转院 □ 拨打120求救支援 **注**：转出前做好转院途中的应急准备。
医疗沟通	病情告知	□ 解释病情，告知严重程度及预后，告知注意事项 □ 签署常规知情同意书 □ 签署自费药品、耗材知情同意书 □ 出现危急值签署病情危重知情同意 □ 签署转诊风险告知
	出院告知	□ 根据病情和治疗时间确定随访计划 □ 随诊内容：临床表现，根据器官损伤情况选择复查项目 □ 恶心呕吐等随时来诊
疾病预防	1.注意农药的保管。 2.注意安全使用。	

第六十六章　镇静催眠药中毒

<table>
<tr><td>病种</td><td colspan="2">镇静催眠药中毒</td><td>ICD-10</td><td>F13.100</td></tr>
<tr><td rowspan="3">医疗常规</td><td>诊断标准</td><td colspan="3">1.镇静催眠药接触史。
2.主要症状和体征
(1)中枢神经症状 神志障碍,表现模糊、嗜睡甚至昏迷;抗组胺药中毒可有中枢兴奋症状。
(2)循环系统　皮肤湿冷、心悸、气急、低血压等。
(3)呼吸缓慢或不规则,严重出现呼吸停止。
(4)恶心、食欲缺乏、肝功能异常、黄染等。
(5)血小板减少或粒细胞减少,部分可有溶血。
3.基本辅助检查　毒物检测。</td></tr>
<tr><td>入院标准</td><td colspan="3">1.意识障碍程度较重。
2.合并器官功能衰竭。
3.需要血液净化。</td></tr>
<tr><td>辅助检查</td><td colspan="3">必检项
□ 血常规
□ 尿常规
□ 大便常规+潜血
□ 凝血功能
□ 肝功能
□ 肾功能
□ 电解质
□ 血糖
选检项
□ 床边胸片(怀疑误吸)
□ 心电图
□ 免疫八项</td></tr>
</table>

（续表）

医疗常规	主要治疗	□ 仔细询问毒物接触史和查体，根据患者病情评估危险状态 □ 村医或乡镇医因诊治条件限制，立即拨打 120 救援电话，尽快转有条件的上级医院；同时做急救处理。 □ 评定中毒种类和服毒量，制定初步治疗方案 □ 清除毒物 □ 洗胃，清洗皮肤、头发及更换污染衣物 □ 导泻（酌情选用） □ 大黄 10g，泡饮，tid □ 甘露醇 250mL，口服，tid □ 硫酸镁 10～20mL，口服，tid □ 肥皂水灌肠（根据临床反应可以重复） □ 促进排泄（酌情选用） □ 甘露醇 125～250mL，静脉滴注，q12h～q6h □ 甘油果糖 250mL，qd～q12h □ 呋塞米 20～40mg，q12h～q6h □ 5%碳酸氢钠 250mL，静脉滴注（碱化尿液） □ 出现抽搐或惊厥 □ 地西泮 10mg，静脉注射，st，必要时 5～10 分钟重复 □ 中枢兴奋剂（酌情选用） □ 胞磷胆碱 0.5g，静脉滴注，qd □ 纳洛酮 0.4mg～0.8mg，静脉注射，q12h～q4h □ 保肝（酌情选一） □ 还原性谷胱甘肽 1.2～1.8g，静脉滴注，qd □ 甘利欣 150mg，静脉滴注，qd □ 保护心肌 □ 二磷酸果糖 2.5～5g，静脉滴注，qd □ 极化液静脉滴注，qd □ 胃黏膜保护剂（酌情选一） □ 奥美拉唑 20mg，静脉推注，bid □ 泮托拉唑 40mg，静脉推注，bid □ 补液 □ 乳酸林格氏液 500mL，静脉滴注 □ 生理盐水 500mL，静脉滴注 □ 血液净化 □ 基础疾病治疗 □ 评价治疗效果，调整治疗方案 □ 支持治疗，维持酸碱平衡及热量补充

（续表）

<table>
<tr><td rowspan="20">医疗常规</td><td rowspan="20">主要护理</td><td>□ 根据病症表现落实相应学科护理常规及护理等级</td></tr>
<tr><td>□ 根据病症表现选择适宜饮食管理</td></tr>
<tr><td>□ 根据病情需要安排陪护</td></tr>
<tr><td>□ 去枕平卧,头偏向一侧,清除口鼻腔内异物</td></tr>
<tr><td>□ 病重/病危</td></tr>
<tr><td>□ 建立静脉通道</td></tr>
<tr><td>□ 吸氧(prn)</td></tr>
<tr><td>□ 反复洗胃</td></tr>
<tr><td>□ 导泻</td></tr>
<tr><td>□ 保留胃管(prn)</td></tr>
<tr><td>□ 静脉留置针管理</td></tr>
<tr><td>□ 静脉采血,完成相关检查</td></tr>
<tr><td>□ 体位护理</td></tr>
<tr><td>□ 注意保暖</td></tr>
<tr><td>□ 口腔护理</td></tr>
<tr><td>□ 健康宣教</td></tr>
<tr><td>□ 心理护理</td></tr>
<tr><td>□ 身份识别,戴腕带</td></tr>
<tr><td>□ 卫生处置</td></tr>
<tr><td>□ 入院护理评估</td></tr>
<tr><td rowspan="15">医疗安全</td><td rowspan="9">监测强化</td><td>□ 记出入量</td></tr>
<tr><td>□ 观测血压、呼吸、脉搏、血氧饱和度,q＊h</td></tr>
<tr><td>□ 观察神志</td></tr>
<tr><td>□ 测尿量</td></tr>
<tr><td>□ 监测导泻效果</td></tr>
<tr><td>□ 神志监测</td></tr>
<tr><td>□ CVP 测定</td></tr>
<tr><td>□ 观察有无并发症出现</td></tr>
<tr><td>□ 根据并发症情况调整治疗方案</td></tr>
<tr><td rowspan="2">用药安全</td><td>□ 中枢兴奋剂:抽搐或惊厥患者避免使用</td></tr>
<tr><td>□ 抗惊厥药:主要用于有兴奋作用的抗组胺药中毒</td></tr>
<tr><td rowspan="4">并发症</td><td>□ 中毒性脑病</td></tr>
<tr><td>□ 中毒性休克</td></tr>
<tr><td>□ 中毒性肝病</td></tr>
<tr><td>□ 消化道出血</td></tr>
</table>

（续表）

<table>
<tr><td rowspan="3">医疗安全</td><td>警戒值</td><td>□ 抽搐或惊厥
□ 精神或意识改变
□ 体温持续>39.0℃
□ 呼吸困难
□ 休克</td></tr>
<tr><td>出院标准</td><td>1.器官功能恢复，并发症控制，中毒症状消失。
2.意识恢复。</td></tr>
<tr><td>转院标准</td><td>具备下列1项条件者可转上级医院。
1.中毒程度较重。
2.合并心肺肝等并发症。
3.出现警戒值。
□ 具备转院指征者，及时转院
□ 拨打120求救支援
注：转出前做好转院途中的应急准备。</td></tr>
<tr><td rowspan="2">医疗沟通</td><td>病情告知</td><td>□ 解释病情，告知严重程度及预后，告知注意事项
□ 签署常规知情同意书
□ 签署自费药品、耗材知情同意书
□ 血液净化知情同意书
□ 出现危急值签署病情危重知情同意
□ 签署转诊风险告知</td></tr>
<tr><td>出院告知</td><td>□ 根据病情和治疗时间确定随访计划
□ 随诊内容：临床表现，根据器官损伤情况选择复查项目
□ 精神神志障碍等随时来诊</td></tr>
<tr><td>疾病预防</td><td colspan="2">严格镇静催眠药的管理和使用，防止滥用、误用。</td></tr>
</table>

第六十七章　急性乙醇中毒

<table>
<tr><td>病种</td><td colspan="2">急性乙醇中毒</td><td>ICD-10</td><td>F10.001</td></tr>
<tr><td rowspan="4">医疗常规</td><td>诊断标准</td><td colspan="3">1.主要症状和体征　呼出气及呕吐物有醇味;兴奋期:面潮红,言语错乱,共济失调,攻击性,恶心呕吐;昏迷期:皮肤湿冷,脉搏细速,呼吸缓慢,大小便失禁,反射消失。严重者呼吸中枢麻痹、血压下降、体温下降。甚至死亡。
2.基本辅助检查　毒物检测。</td></tr>
<tr><td>入院标准</td><td colspan="3">1.误吸严重,出现窒息或消化道出血。
2.合并呼吸循环衰竭需要进一步监测治疗。
3.需要血液净化。</td></tr>
<tr><td>辅助检查</td><td colspan="3">必检项
□ 血常规
□ 尿常规
□ 大便常规+潜血
□ 呕吐物潜血
□ 凝血功能
□ 肝功能
□ 肾功能
□ 电解质
□ 血糖
选检项
□ 头颅、上腹部 CT(怀疑创伤者)
□ 床边胸片(怀疑误吸)
□ 心电图
□ 感染性疾病筛查(乙肝、丙肝、艾滋病、梅毒)(血液净化者)</td></tr>
<tr><td>主要治疗</td><td colspan="3">□ 仔细询问毒物接触史和查体,根据患者病情评估危险状态
□ 村医或乡镇医经观察处理症状无改善,意识不清或有呼吸减慢者,立即拨打 120 救援电话,尽快转有条件的上级医院;同时做急救处理。</td></tr>
</table>

（续表）

<table>
<tr><td rowspan="2">医疗常规</td><td>主要治疗</td><td>□ 有条件者吸氧
□ 防止误吸
□ 清除毒物(酌情选用)
　□ 尚能配合着,给予催吐
　□ 意识障碍程度深者,胃管引流或洗胃
□ 促进排泄或合并脑水肿者(酌情选用)
　□ 甘露醇 125～250mL,静脉滴注,q12h～q6h
　□ 呋塞米 20～40mg,q12h～q6h
□ 出现抽搐或惊厥或极度不配合治疗者
　□ 地西泮 10mg,静脉注射,st,必要时 5～10 分钟重复
□ 促苏醒
　□ 纳洛酮 0.4mg～0.8mg,静脉注射,q12h～q4h
□ 保肝(酌情选一)
　□ 还原性谷胱甘肽 1.2～1.8g,静脉滴注,qd
　□ 甘草酸二铵 150mg,静脉滴注,qd
□ 促进乙醇代谢
　□ 极化液,静脉滴注,qd
　□ 维生素 B_6 0.3g,静脉滴注,qd
□ 胃黏膜保护剂(酌情选一)
　□ 奥美拉唑 20mg,静脉推注,bid
　□ 泮托拉唑 40mg,静脉推注,bid
□ 补液
　□ 乳酸林格氏液 500mL,静脉滴注
　□ 生理盐水 500mL,静脉滴注
□ 血液净化
□ 基础疾病治疗
□ 评价治疗效果,调整治疗方案
□ 支持治疗,维持酸碱平衡及热量补充</td></tr>
<tr><td>主要护理</td><td>□ 根据病症表现落实相应学科护理常规及护理等级
□ 根据病症表现选择适宜饮食管理
□ 根据病情需要安排陪护
□ 病重/病危
□ 建立静脉通道</td></tr>
</table>

（续表）

医疗常规	主要护理	□ 吸氧（prn） □ 保留胃管（prn） □ 静脉留置针管理 □ 静脉采血，完成相关检查 □ 体位护理 □ 口腔护理 □ 健康宣教 □ 心理护理 □ 戴腕带 □ 卫生处置 □ 入院护理评估
医疗安全	监测强化	**对重度中毒者要加强监测。** □ 记出入量 □ 观测血压、呼吸、脉搏、血氧饱和度，q * h □ 观察神志 □ 测尿量 □ 神志监测 □ 呕吐物监测 □ 观察有无并发症出现 □ 根据并发症情况调整治疗方案
	用药安全	□ 抗惊厥药：评估病情及监测手段后慎重使用
	并发症	□ 饮酒后误吸 □ 头部外伤或其他部位外伤 □ 脑血管意外 □ 低血糖反应 □ 电解质紊乱 □ 心肌梗死 □ 胰腺炎 □ 消化道出血或穿孔 □ 合并其他中毒

（续表）

医疗安全	警戒值	□ 抽搐或惊厥 □ 长时间昏迷 □ 严重误吸 □ 呼吸困难 □ 休克
	出院标准	1.清醒,生命体征平稳。 2.无并发症或并发症已经控制。
	转院标准	**具备下列1项条件者可转上级医院。** 1.低血压、心律失常、心力衰竭、血流动力学不稳定。 2.肺水肿、呼吸肌麻痹、呼吸功能不全,需要呼吸支持。 3.出现昏迷、抽搐等中枢症状。 4.需要血液净化,不具备血液净化治疗条件。 5.合并严重脑、肝、肾、消化道等器官并发症。 □ 具备转院指征者,及时转院 □ 拨打120求救支援 **注:**转出前做好转院途中的应急准备。
医疗沟通	病情告知	□ 解释病情,告知严重程度及预后,告知注意事项 □ 签署常规知情同意书 □ 签署自费药品、耗材知情同意书 □ 血液净化知情同意书 □ 出现危急值签署病情危重知情同意 □ 签署转诊风险告知
	出院告知	□ 根据病情和治疗时间确定随访计划 □ 随诊内容:临床表现,根据器官损伤情况选择复查项目 □ 怀疑并发症等随时来诊
疾病预防	1.主张适量饮酒,反对酗酒。 2.不宜空腹饮酒。	

第六十八章　电击伤

<table>
<tr><td>病种</td><td>电击伤</td><td>ICD-10</td><td>T75.400</td></tr>
<tr><td rowspan="3">医疗常规</td><td>诊断标准</td><td colspan="3">主要症状和体征
1.全身表现　轻度头晕、心悸、恶心、四肢无力、肌肉疼痛;重症昏迷、休克等。
2.神经系统 急性呼吸中枢麻痹、昏迷、呼吸衰竭、四肢麻痹。
3.循环系统 心律失常、心肌损害、心脏骤停。
4.其他　呼吸衰竭、肾功能损伤、肌肉损伤、骨骼肌收缩造成的骨折或关节脱位、眼角膜损伤、视神经损伤等。</td></tr>
<tr><td>入院标准</td><td colspan="3">1.初步处理无缓解。
2.血流动力学不稳。
3.新发心电图异常。
4.明显皮肤烧伤或疑似深部烧伤。
5.肾功能不全。
6.病情不明,需要进一步检查。</td></tr>
<tr><td>辅助检查</td><td colspan="3">必检项
□ 血常规
□ 尿常规
□ 大便常规+潜血
□ 凝血功能
□ 肝功能
□ 肾功能
□ 电解质
□ 血糖
选检项
□ 床边胸片(怀疑误吸)
□ 心电图
□ X 线检查(合并创伤)</td></tr>
</table>

（续表）

<table>
<tr><td rowspan="2">医疗常规</td><td>主要治疗</td><td>□ 立即切断电源
□ 简要询问病史和查体，根据患者病情评估危险状态
□ 心跳呼吸骤停者，现场应立即行心肺复苏术。
□ 有条件者吸氧
□ 重症电击伤，立即拨打 120 救援电话，尽快转有条件的上级医院；同时做急救处理。
□ 合并中枢症状（酌情选用）
□ 甘露醇 125～250mL，静脉滴注，q12h～q6h
□ 呋塞米 20～40mg，q12h～q6h
□ 地塞米松 5～10mg，静脉滴注，q12h
□ 脑细胞保护剂
□ 胞磷胆碱 0.5g，静脉滴注，qd
□ 保护心肌（酌情选用）
□ 二磷酸果糖 2.5～5g，静脉滴注，qd～bid
□ 极化液，静脉滴注，qd
□ 横纹肌溶解（酌情选用）
□ 碳酸氢钠 250mL，静脉滴注，qd（维持血 pH 在 7.5）
□ 补液：根据尿量控制滴速，维持尿量在 1mL/kg/h
□ 血液净化：有条件单位在患者出现肾功能不全时
□ 包扎制动（合并创伤时，按创伤处理）
□ 补液（注意总入量，防止肺水肿）
□ 乳酸林格氏液 500mL，静脉滴注，st
□ 生理盐水 500mL，静脉滴注，st
□ 基础疾病治疗</td></tr>
<tr><td>主要护理</td><td>□ 根据病症表现落实相应学科护理常规及护理等级
□ 根据病症表现选择适宜饮食管理
□ 根据病情需要安排陪护
□ 病重/病危
□ 建立静脉通道
□ 吸氧（prn）
□ 吸痰
□ 保留胃管（prn）
□ 静脉留置针管理</td></tr>
</table>

（续表）

医疗常规	主要护理	□ 静脉采血，完成相关检查 □ 体位护理 □ 口腔护理 □ 创伤皮肤护理 □ 创伤包扎固定 □ 健康宣教 □ 心理护理 □ 戴腕带 □ 卫生处置 □ 入院护理评估
医疗安全	监测强化	□ 记出入量 □ 观测血压、呼吸、脉搏、血氧饱和度，q * h □ 观察神志 □ 测尿量 □ 监测 CVP □ 心律监测 □ 皮肤监测 □ 观察有无并发症出现 □ 根据并发症情况调整治疗方案
	用药安全	□ 大量补液时，注意心脏功能评估 □ 甘露醇：肾功能损害时不要使用
	并发症	□ 组织坏死或烧伤 □ 骨折 □ 横纹肌溶解 □ 电解质紊乱、肾功能损伤
	警戒值	□ 抽搐或惊厥 □ 精神或意识改变 □ 心脏骤停 □ 呼吸困难 □ 休克
	出院标准	1.病情平稳，并发症控制。 2.无须进一步检查。

（续表）

<table>
<tr><td rowspan="1">医疗安全</td><td>转院标准</td><td>具备下列 1 项条件者可转上级医院。
1.低血压、心律失常、心力衰竭、血流动力学不稳定。
2.明显的皮肤烧伤、疑似深部组织损伤、横纹肌溶解、肾功能衰竭。
3.合并严重创伤。
4.合并严重脑、肝、肾、消化道等器官并发症或存在进一步检查的必要。
□ 具备转院指征者，及时转院
□ 拨打 120 求救支援
注：转出前做好转院途中的应急准备。</td></tr>
<tr><td rowspan="2">医疗沟通</td><td>病情告知</td><td>□ 解释病情，告知严重程度及预后，告知注意事项
□ 签署常规知情同意书
□ 签署自费药品、耗材知情同意书
□ 血液净化知情同意书
□ 出现危急值签署病情危重知情同意
□ 签署转诊风险告知</td></tr>
<tr><td>出院告知</td><td>□ 根据病情和治疗时间确定随访计划
□ 随诊内容：临床表现，根据器官损伤情况选择复查项目
□ 心悸、胸闷、神经功能缺损等随时来诊</td></tr>
<tr><td>疾病预防</td><td colspan="2">1.普及用电安全知识，严格安全用电制度。
2.经常检查电器的安全性。
3.雷电时不要躲在大树下，在平原地带不站在高处等。</td></tr>
</table>

第六十九章　溺　水

<table>
<tr><td>病种</td><td colspan="2">溺水</td><td>ICD-10</td><td>T75.100</td></tr>
<tr><td rowspan="3">医疗常规</td><td>诊断标准</td><td colspan="3">主要症状和体征
呼吸困难、缺氧,严重者意识障碍、烦躁不安、昏迷,可出现肺水肿、心律失常。皮肤黏膜苍白湿冷,腹部常有胃扩张。</td></tr>
<tr><td>入院标准</td><td colspan="3">1.初步处理无缓解。
2.血流动力学不稳。
3.肺水肿或误吸。
4.合并癫痫、骨折、脑血管疾病等严重并发症。
5.需要进一步检查。</td></tr>
<tr><td>辅助检查</td><td colspan="3">必检项
☐ 血常规
☐ 尿常规
☐ 大便常规+潜血
☐ 凝血功能
☐ 肝功能
☐ 肾功能
☐ 电解质
☐ 血糖
☐ 血气分析:有条件者
选检项
☐ 床边胸片:怀疑误吸
☐ 颈椎片
☐ 心电图
☐ X 线检查:合并创伤</td></tr>
</table>

（续表）

<table>
<tr><td rowspan="2">医疗常规</td><td>主要治疗</td><td>□ 简要询问病史和查体,根据患者病情评估危险状态
□ 迅速救出患者
□ 立即清除口鼻内异物,、污水、污物及分泌物,保持呼吸道通畅,必要者气管插管
□ 心跳呼吸停止者现场立即行心肺复苏术
□ 有条件者吸氧
□ 村医或乡镇医急救同时,立即拨打 120 救援电话,尽快转有条件的上级医院。
□ 颈椎保护
□ 合并中枢症状(酌情选用)
□ 甘露醇 125～250mL,静脉滴注,q12h～q6h
□ 呋塞米 20～40mg,q12h～q6h
□ 地塞米松 5～10mg,静脉滴注,q12h
□ 脑细胞保护剂
□ 胞磷胆碱 0.5g,静脉滴注,qd
□ 复温
□ 保护心肌
□ 二磷酸果糖 2.5～5g,静脉滴注,qd～bid
□ 极化液,静脉滴注,qd
□ 包扎制动(合并创伤)
□ 补液(注意总入量,防止肺水肿)
□ 乳酸林格氏液 500mL,静脉滴注,st
□ 生理盐水 500mL,静脉滴注,st
□ 基础疾病治疗
□ 评价治疗效果,调整治疗方案
□ 支持治疗,维持酸碱平衡及热量补充</td></tr>
<tr><td>主要护理</td><td>□ 根据病症表现落实相应学科护理常规及护理等级
□ 根据病症表现选择适宜饮食管理
□ 根据病情需要安排陪护
□ 病重/病危
□ 建立静脉通道
□ 吸氧(prn)
□ 吸痰
□ 保留胃管(prn)</td></tr>
</table>

（续表）

医疗常规	主要护理	□ 静脉留置针管理 □ 静脉采血,完成相关检查 □ 体位护理 □ 口腔护理 □ 去除湿物 □ 保暖 □ 创伤皮肤护理 □ 创伤包扎固定 □ 健康宣教 □ 心理护理 □ 戴腕带 □ 卫生处置 □ 入院护理评估
医疗安全	监测强化	□ 记出入量 □ 观测血压、呼吸、体温、血氧饱和度,q＊h □ 观察神志 □ 测尿量 □ 监测 CVP □ 末梢皮肤监测 □ 观察有无并发症出现 □ 根据并发症情况调整治疗方案
	用药安全	□ 甘露醇:肾功能损害时不要使用
	并发症	□ 脑水肿 □ 急性肺水肿 □ 溶血性贫血 □ 电解质紊乱、酸碱失衡 □ 继发性感染
	警戒值	□ 抽搐或惊厥 □ 心脏骤停 □ 肺水肿 □ 休克
	出院标准	1.病情平稳,无呼吸窘迫或神志改变。 2.无须进一步检查。

（续表）

医疗安全	转院标准	**具备下列1项条件者可转上级医院。** 1.低血压、心律失常、心力衰竭、血流动力学不稳定。 2.动脉血气严重异常、胸部影像学严重异常。 3.合并严重创伤。 4.存在进一步检查的必要。 ☐ 具备转院指征者，及时转院 ☐ 拨打120求救支援 **注：**转出前做好转院途中的应急准备。
医疗沟通	病情告知	☐ 解释病情，告知严重程度及预后，告知注意事项 ☐ 签署常规知情同意书 ☐ 签署自费药品、耗材知情同意书 ☐ 气管插管或机械通气注意知情同意 ☐ 出现危急时签署病情危重知情同意 ☐ 签署转诊风险告知
	出院告知	☐ 根据病情和治疗时间确定随访计划 ☐ 随诊内容：临床表现，根据器官损伤情况选择复查项目 ☐ 呼吸困难或神志变化等随时来诊
疾病预防	1.向游泳者宣传游泳安全知识，不要单独行动，防止意外发生。 2.年老体弱或有严重慢性病患者最好不要去游泳。	

第七十章　急性一氧化碳中毒

<table>
<tr><td>病种</td><td colspan="2">急性一氧化碳中毒</td><td>ICD-10</td><td>T58.400</td></tr>
<tr><td rowspan="3">医疗常规</td><td>诊断标准</td><td colspan="3">1.主要症状和体征　轻度 头痛、头晕、恶心呕吐、意识障碍;中度 昏迷;重度 深昏迷或合并肺水肿、心肌损伤、休克、呼吸衰竭或肾功能损害;其他 皮肤红斑水肿、筋膜间隙综合征、肝肾损害等。
2.基本辅助检查　血碳氧血红蛋白检测,合并脏器损害表现各脏器的功能损害。</td></tr>
<tr><td>入院标准</td><td colspan="3">1.初步处理无缓解。
2.昏迷患者,需要监测治疗。
3.肺水肿或误吸或脑水肿或筋膜间隙综合征。
4.合并癫痫、骨折、脑血管疾病等严重并发症。</td></tr>
<tr><td>辅助检查</td><td colspan="3">必检项
□ 血常规
□ 尿常规
□ 大便常规+潜血
□ 凝血功能
□ 肝功能
□ 肾功能
□ 电解质
□ 血糖
选检项
□ 头颅、上腹部 CT 或 MRI
□ 脑电图
□ 床边胸片(怀疑误吸)
□ 心电图</td></tr>
</table>

（续表）

<table>
<tr><td rowspan="2">医疗常规</td><td>主要治疗</td><td>□ 简要询问接触史和查体,根据患者病情评估危险状态
□ 迅速将患者移至新鲜空气处,取平卧位,解开领口、裤带等
□ 保持呼吸道通畅
□ 有条件者吸氧
□ 心跳呼吸停止者,现场立即行心肺复苏术
□ 立即拨打 120 救援电话,尽快转有条件的上级医院
□ 合并中枢症状
□ 甘露醇 125~250mL,静脉滴注,q12h~q6h
□ 呋塞米 20~40mg,q12h~q6h
□ 地塞米松 5~10mg,静脉滴注,q12h
□ 脑细胞保护剂
□ 胞磷胆碱 0.5g,静脉滴注,qd
□ 出现抽搐或惊厥
□ 地西泮 10mg,静脉注射,st,必要时 5~10 分钟重复
□ 保肝(酌情选一)
□ 还原性谷胱甘肽 1.2~1.8g,静脉滴注,qd
□ 甘草酸二铵 150mg,静脉滴注,qd
□ 保护心肌(酌情选用)
□ 二磷酸果糖 2.5~5g,静脉滴注,qd~bid
□ 极化液,静脉滴注,qd
□ 高压氧:有条件者
□ 基础疾病治疗
□ 评价治疗效果,调整治疗方案
□ 支持治疗,维持酸碱平衡及热量补充</td></tr>
<tr><td>主要护理</td><td>□ 根据病症表现落实相应学科护理常规及护理等级
□ 根据病症表现选择适宜饮食管理
□ 根据病情需要安排陪护
□ 病重/病危
□ 建立静脉通道
□ 吸氧(prn)
□ 吸痰
□ 保留胃管(prn)</td></tr>
</table>

(续表)

医疗常规	主要护理	□ 静脉留置针管理 □ 静脉采血,完成相关检查 □ 体位护理 □ 口腔护理 □ 健康宣教 □ 心理护理 □ 戴腕带 □ 卫生处置 □ 入院护理评估
医疗安全	监测强化	□ 记出入量 □ 观测血压、呼吸、脉搏、血氧饱和度,q * h □ 观察神志 □ 测尿量 □ 神志监测 □ 皮肤监测 □ 观察有无并发症出现 □ 根据并发症情况调整治疗方案
	用药安全	□ 甘露醇:肾功能损害时不要使用
	并发症	□ 脑水肿 □ 急性肺水肿 □ 心肌损伤 □ 继发性感染
	警戒值	□ 抽搐或惊厥 □ 心脏骤停 □ 肺水肿 □ 休克
	出院标准	1.病情平稳,无呼吸窘迫或神志改变。 2.并发症控制。

（续表）

医疗安全	转院标准	**具备下列1项条件者可转上级医院。** 1.低血压、心律失常、心力衰竭、血流动力学不稳定。 2.肺水肿、呼吸肌麻痹、呼吸功能不全，需要呼吸支持。 3.出现昏迷、抽搐等中枢症状。 4.合并严重脑、肝、肾、消化道等器官并发症。 □ 具备转院指征者，及时转院 □ 拨打120求救支援 **注：**转出前做好转院途中的应急准备。
医疗沟通	病情告知	□ 解释病情，告知严重程度及预后，告知注意事项 □ 签署常规知情同意书 □ 签署自费药品、耗材知情同意书 □ 气管插管或机械通气注意知情同意 □ 高压氧知情同意 □ 出现危急值签署病情危重知情同意 □ 签署转诊风险告知
	出院告知	□ 根据病情和治疗时间确定随访计划 □ 随诊内容：临床表现，根据器官损伤情况选择复查项目 □ 反复交代可能发生的迟发型神经病变 □ 呼吸困难或神志变化等随时来诊
疾病预防	1.加强预防煤气中毒宣传，住房内火炉要安装烟囱或要通风好。 2.煤气热水器沐浴，一定要通风好，或把炉安装在室外。 3.厂矿执行安全操作规程，经常测室内CO浓度。	